AF486148

VALERIO SARMATI

ENTERAMENTE

Prefacio de Alfonso Maurizio Iacono

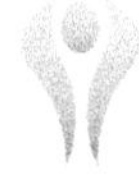

Stroke Therapy Revolution

La traducción del libro de la versión italiana a la versión española fue realizada por profesionales de la rehabilitación, miembros de Neurocognitive Academy.

Alicia Margoth Unda Vernelle, Amisadai Andrea Armas Figuera,
Andrea Maritza Contreras Olaya, Angélica María González Sánchez,
Carlos Leonardo Carmona Rodríguez, Diana Scarlett Ulbrich Millar,
Enrique Covarrubias García, Guillermo Hernández Moreno,
José Omar Toxqui Estrada, Karen Gabriela Cahueñas Jácome,
Marco Antonio Kantún Chan, Mayra Antonio Urquidi,
Mónica Hernández Arellano, Mónica Ruiz Leyva,
Patricia Amalia Mier Rodriguez, Percy Oswaldo Zapata Ruidias,
Samuel Gutiérrez Moreno, Tatiana González Ortiz,
Wendy Jaqueline Moreno Trujillo

ÌNDICE

ENTERAMENTE

Dedico este libro a mi Maestro Perfetti

PREFACIO

He estado involucrado en rehabilitación, y en este caso, rehabilitación neurocognitiva, desde 1984, año en el que con mi amigo Carlo Perfetti comenzamos a discutir desde un punto de vista teórico, sistemas, circuitos sensorio-motores y aprendizaje en condiciones patológicas. Perfetti se refirió a las teorías de Anochin y me interesaron las teorías biológicas de la auto-organización y en particular la idea de autopoiesis propuesta por los neurobiólogos Humberto Maturana y Francisco Varela. Fueron los años en los cuales se discutió el concepto de complejidad, gracias a la iniciativa que Mauro Ceruti y Gianluca Bocchi, llevaron a cabo en Milán; donde involucraron a algunos de los más grandes científicos del mundo, en lo que ellos llamaron (así sonaba el título del libro que recogieron las intervenciones realizadas en la casa de la cultura de Milán) "El desafío de la complejidad". Dentro de los mencionados científicos se encontraba Francisco Varela, a quien encontré en París y entrevisté para la revista Science Experience, y con quien hice amistad. Perfetti comprendió de inmediato la importancia del concepto sistémico de autopoiesis para la rehabilitación neurocognitiva, ya que encontró correspondencia en su idea de circuito sensorio-motor que rompía con el antiguo modelo mecanicista basado sustancialmente en una visión anatómica y no fisiológica de los nervios y músculos. También se organizó una conferencia en Bérgamo en la que tuvimos una estrecha discusión entre Perfetti,

Varela, Ceruti, Puccini, Pieroni, y otros. En el campo de la rehabilitación, la crítica a la visión mecanicista del cuerpo, permitió la inserción de otros elementos teóricos y prácticos que resumiré con un ejemplo de Paola Puccini: «Cuando un niño con discapacidad neurológica intenta agarrar una manzana frente a mí, lo que pregunta quizás no es solo el deseo legítimo de tomarla, sino también una solicitud para relacionarse conmigo». Esta observación de Puccini me impactó mucho; entendí que en un enfoque terapéutico sistémico, la relación es al menos tan decisiva como la acción. Por lo tanto, el problema ya no era que el niño hiciera mil ejercicios con los brazos para fortalecerlos, sino comprender el sentido relacional y simbólico del aferramiento en la relación entre paciente y terapeuta. Pasaron los años y el enfrentamiento teórico con Carlo Perfetti y otros rehabilitadores de Schio, Roma, Pisa y Massa, se hizo continuo, y como dicen, siguió en marcha. Valerio Sarmati recuerda su forma de proceder cuando, en su libro, cuenta de qué trataban las visitas y reflexiones sobre las patologías de los pacientes: lugares de elaboración. Después de todo, el laboratorio fue llamado gimnasio y en este cambio de nombre hay toda una visión del mundo de la rehabilitación tal como él lo concibe. Pasan los años y me vienen a la cabeza los mundos intermedios, es decir, la idea de que en nuestra mente vivimos muchos mundos que también involucran relaciones con los demás y que surgen de otros mundos. Planteé la hipótesis de que actividades como el juego son formas de aprender a construir y cruzar mundos. Perfetti, en una entrevista con Luca Mori, habla extensamente sobre los mundos intermedios, y a veces los discutimos públicamente. La idea de la relación terapeuta-paciente como construcción de un mundo intermedio se ha abierto camino en el campo de la rehabilitación neurocognitiva (de otra forma, claro, pero una escuela que no implique diversidad y conflicto, sería una escuela de clones) a partir del Centro de Estudios de Villa Miari que fue fundado por Carlo Perfetti; quien tiene una importancia internacional y que hoy ve a algunos de sus mejores estudiantes, como Carla Rizzello y Marina Zernitz, continuar su investigación y docencia en la escuela de formación, así como Franca Panté con su presencia internacional y Walter Noccioli con sus cursos en la Universidad de L'Aquila, por nombrar algunos históricos, así como Sergio Vinciguerra que impartió clases en este sentido en la Universidad de Roma La Sapienza y es maestro de Valerio Sarmati, Silvia Bizzarri y Marcella D'Ambrosio, que ya no están, Ludovica Cardellini; quienes juntos organizaron un curso de estudio y formación en Roma. Alessandra Vecoli, Valeria Rota, Stefania Briganti, Paola Reggiani, Pia Magnusson, Sonia Fornari, Ines Breghi, Rita Tavella, Paola Caruso y muchos más y más. ¡Un mundo! Ennio Spadini. No todo salió bien en la escuela de Perfetti, pero para mí, que no soy rehabilitador y que puedo ver el panorama desde fuera, más allá de las diferentes propensiones individuales y los casi inevitables conflictos internos, aquí es importante dar una mirada global y su historia para preservar el valor sustancial de su lección. Cuando Vincenzo Saraceni me invitó a impartir la Lectio Magistralis en la Universidad Católica de Roma en presencia del entonces presidente de la República Giorgio Napolitano, hice resonar el nombre de Carlo Perfetti con gran placer como punto de referencia fundamental para la rehabilitación neurocognitiva en un entorno científico y clínico, digamos, no particularmente sensible a su método innovador.

Ciertamente, el método Perfetti va en contra del modelo de negocio que se ha consolidado en la salud y del que estamos viendo y sufriendo todos los límites ante el drama de la pandemia actual. Al fin y al cabo, Valerio Sarmati señala estos límites en particular en el campo de la rehabilitación, imaginando poner su mensaje en la botella clásica.

Pero las cosas que me llamaron la atención y que me gustaría señalar en este libro de Sarmati, son esencialmente dos: el método narrativo y la práctica teórica de cuestionar las experiencias terapéuticas propias.

El método narrativo: Sarmati no solo describe en su narración (y por eso es una verdadera narración), hay personas, vidas, existencias, dolor, sufrimiento, esperanza. Lo que cuenta es lo contrario de los protocolos que hoy cada vez son más, no solo en la rehabilitación sino también en toda la medicina, están reemplazando a los diagnósticos y por tanto a esa forma descriptiva donde, sin embargo, los primeros rasgos fundamentales de la persona emergen como tal y no de las partes del cuerpo separadas del todo. Cada experiencia terapéutica es una experiencia humana que, precisamente por su singularidad (su mundo intermedio), puede compararse con otras vivencias. Es lo cualitativo lo que choca con la cantidad dominante. Puede parecer contradictorio pero no lo es. La comparación o el compartir experiencias solo tiene sentido si se mantiene la singularidad de cada una, si se pierde ya no hay semejanza ni comparación, sino conformismo y convención; la persona desaparece, ese es el verdadero protagonista de una acción terapéutica. Como recordaba el padre de la fisiología (Perfetti nació como fisiólogo científico) Claude Bernard, la medicina no tiene que ver con la enfermedad, sino con el paciente. La rehabilitación, como la medicina, es una ciencia intermedia: necesita el conocimiento que proviene de las ciencias naturales, teóricas y aplicadas, pero tiene que ver con las personas, no con datos, números o gráficos.

Después de todo, la idea de complejidad y las teorías de la auto-organización han cambiado el concepto mismo de objetividad que hoy debe incluir al observador en el contexto de la observación. Y así llego al segundo punto: El cuestionamiento del terapeuta en la relación con el paciente. Este es precisamente el método y la práctica que implica la inclusión del observador en el contexto de la observación. Incluir la investigación en la práctica terapéutica, involucrar al paciente en la construcción de un mundo intermedio.

Lo que cuenta Valerio Sarmati son historias y cada historia implica cambio e irreversibilidad. No hay vuelta atrás, pero para mirar hacia adelante hay que hacerse cargo de que las cicatrices no se quitan ni desaparecen. Como diría Perfetti, es necesario asegurarse de que la siguiente neurona reemplace a la lesionada, porque esta última no puede reconstituirse. Crear un nuevo mundo intermedio es necesario precisamente porque no hay vuelta atrás al viejo mundo. No se puede copiar, sino imitar en el mismo sentido según el cual, a diferencia de una copia, una imitación implica una diferencia en la semejanza. Es la diferencia la que determina el marco y el límite dentro del cual puede surgir ese nuevo mundo intermedio.

Alfonso Maurizio Iacono

1. CERVEZA SIN VASO

*Esas gentes que vivieron sin gloria y
sin infamia*

D. Alighieri

Entre los clientes habituales de la cervecería también estaba Cerveza sin vaso. Cualquiera que haya trabajado en un bar sabe que a los clientes se les llama por el nombre de lo que piden; está el exigente café con leche, con poco café y en una taza grande, también el práctico vino macerado, y Massimo, que antes de ser Massimo, era sin duda Cerveza sin vaso; figura silenciosa y solitaria que cuando entraba a la habitación no necesitaba cortesías y formalidades como: «¡Hola!» o «Buenas noches». Cerveza sin vaso se acercaba al taburete frente al mostrador y mientras yo había destapado su cerveza y la servía estrictamente sin vaso, él acompañaba el gesto con un movimiento de la cabeza hacia abajo como diciendo: «Salud».

Hasta ese momento, estos habían sido los intercambios más comunicativos entre nosotros. Sin embargo, ese día, Massimo agregó:

«Dame otro, que hoy una señora del trabajo me rompió la espalda»

Intrigado, le respondí a Massimo:

«Bueno, al menos es interesante un trabajo en el que una dama te rompe la espalda, ¿no?»

Quién sabe qué ideas tenía en ese momento, probablemente todas, incluida la de la lucha libre, excepto la más obvia y la más familiar para mí, de hecho Massimo dijo:

«Soy fisioterapeuta y hoy ha sido un día complicado».

Mientras Massimo sacaba la segunda cerveza de la nevera, sonriendo respondí:

«¡Qué casualidad! Soy pasante de la licenciatura de fisioterapia, únicamente me falta realizar mi tesis para titularme; y en este lugar, trabajo por las noches solo por diversión».

Massimo claramente intrigado respondió:

«¿Ah sí? ¿Cuál es el tema de tu tesis?»

No era una pregunta que despertara mi entusiasmo, claramente estaba feliz de graduarme y terminar de estudiar, pero estaba mucho más interesado en contratar una banda de rock para realizar el próximo concierto en el club.

«Bueno, no sé, inventaré algo.

Massimo, sacó un as bajo su manga:

«Te doy la mía, la hice sobre el tratamiento de las lesiones periféricas del plexo braquial».

Creo que ni siquiera tuvo tiempo de decir la palabra «braquial» y Massimo ya tenía su tercera cerveza destapada frente a él, estrictamente sin vaso y obviamente ofrecida por la casa.

Regalo del destino; un trabajo confeccionado al que hubieran bastado unos retoques y otro nombre nuevo: el mío.

¡Perfecto! Esto es lo que pensé: puedo continuar fácilmente toda la temporada de verano aquí en la cervecería y concluir mis estudios; ciertamente sin gloria y con mucha infamia. Massimo habría conseguido algunas cervezas y yo habría resuelto el problema de la tesis.

SIEMPRE HAY UN PERO

Solo faltaba un pequeño detalle, tenía que elegir al director de tesis con sumo cuidado. Este debía pertenecer al campo de la neurología, y además, estar lo suficientemente ocupado con su profesión para no presionarme con el estudio, de lo contrario todo habría sido en vano. Mientras planeaba el vil y diabólico proyecto, fui iluminado…. ¡Lo tengo! El director de la escuela… ¿Quién está más ocupado que el propio director? El profesor Sergio Vinciguerra, terapeuta experto en Ejercicio Terapéutico Cognoscitivo (E.T.C.), teoría que todos conocíamos en ese momento como el Método Perfetti; siempre muy ocupado entre las lecciones y la gestión de la carrera: ¡el candidato perfecto! Sí, el profesor Vinciguerra no me haría pasar un mal rato y no se daría cuenta del plagio. Y así fue: Vinciguerra me aceptó como candidato a tesis.

De hecho Massimo ya me había traído su manuscrito y estaba en mi escritorio. Pasé unos días para darle a Vinciguerra la ilusión de que realmente estaba trabajando en ello y luego me presenté en su oficina con mi manuscrito. Vinciguerra lo tomó y dijo que lo leería con atención ya que estábamos cortos de tiempo. Unos días después volví a su oficina para averiguar qué pensaba, obviamente estaba un poco agitado, no sabía qué sistemas de control o procedimientos existían en ese momento para prevenir irregularidades como la que estaba a punto de emprender yo mismo, pero toda la preocupación se disolvió cuando con una mueca de satisfacción Vinciguerra dijo:

«Hiciste un buen trabajo Sarmati».

Ya sabía que por la noche, Massimo recibiría al menos 3 merecidas rondas de cerveza que ofrece la casa.

«Pero...» añadió el director.

Todos sabemos que el "pero" en una oración es la línea divisoria entre educación y verdad. Todo lo que está antes del pero, sirve para endulzar la pastilla que después del pero inevitablemente tendrás que tragar.

«Hiciste un buen trabajo Sarmati... Pero... Yo enriquecería este primer capítulo con algo sobre el E.T.C.».

¡Es verdad! !Fui un tonto por no pensar en ello, Vinciguerra es un usuario del método Perfetti y también de los comprometidos! Era de asumirse que él me guiaría para hacer una tesis sobre E.T.C. Sin embargo, mientras todavía me lo decía, se levantó de su silla y se dirigió a una biblioteca. En el camino de regreso desde la biblioteca hasta mis manos, escaneé el libro que me entregó para contar el número de páginas, afortunadamente ese momento tan inesperado no parecía tan pesado, eran aproximadamente unas 200 páginas. Solo tenía que leer rápidamente ese librito, cambiar, reemplazar, hacer un buen copiado y pegado y mi plan diabólico habría permanecido en pie, más hermoso e innoble que antes.

«Este es uno de los primeros libros escritos por el profesor Perfetti. Como puedes ver, se trata del tema del paciente hemipléjico. No te preocupes, si tu tesis se trata del tema de una lesión periférica, aquí puedes encontrar algunas ideas excelentes para entender la rehabilitación neurológica en general y te ayudarán a mejorar tu primer capítulo».

Estos nombres de personajes en la rehabilitación neurológica, en la época de la universidad eran un poco como figuras mitológicas difíciles de ubicar en el tiempo y el espacio, oíste hablar de Vojta, Bobath, Kabat y Perfetti y te parecieron figuras que vivieron en otra época, en otra dimensión, un poco como esos Newton, Napoleon Bonaparte y Simón Bolívar, de cuando estabas en la secundaria. Pero ese libro era nuevo, no tuve que soplar una capa de polvo para revelar su título, no estaba erosionado ni carcomido y la cubierta no era de cuero real como un manuscrito antiguo. Era un libro nuevo. Sí, Perfetti es un personaje contemporáneo, nunca lo había visto retratado en una foto y no sé por qué me lo imaginé un poco como el ensayo multi-centenario de *Yoda* sobre Star Wars.

Leamos este libro, hagamos las correcciones necesarias a este bendito primer capítulo y luego nos vamos; este verano tengo muchas ganas de contratar al grupo de covers de Vasco Rossi, son buenos y tienen un buen número de seguidores, llenaremos el club y tenemos que prepararnos cuidadosamente. El libro era *Conductas terapéuticas para la reeducación motora del hemipléjico* (1986), y, aunque el enfoque de la lectura estaba entre los más apáticos, ya en la introducción percibí una diferencia respecto a los textos escolares leídos para los exámenes ya realizados. Estaba escrito con personalidad, y, lo más importante, hablaba de rehabilitación.

Al asistir a un curso sobre la licenciatura en fisioterapia, alguien podría preguntarse dónde están las novedades, todo habla sobre rehabilitación. De hecho, aunque la licenciatura implementada sea sobre rehabilitación, toda la enseñanza que recibe el alumno está fragmentada en el ámbito médico y tal parece que quisieran formar un ejército de pequeños ortopedistas, cardiólogos, fisiólogos e incluso químicos; pero rara vez pretenden forjar grandes rehabilitadores.

En ese entonces no tenía mucho interés en lo que estaba estudiando, había elegido la licenciatura en fisioterapia porque en mi imaginación pensaba en una figura muy preparada capaz de hacer que la gente se pusiera de pie incluso después de accidentes muy graves, pero al asistir a las prácticas me encontré con una realidad completamente diferente. A mis ojos todo parecía muy pobre en significado, sin importar la patología que padeciera el paciente porque al final siempre recibía las aplicaciones habituales: masaje, movilización, estiramiento, fortalecimiento muscular y terapia física. Ese deseo inicial de recuperar a la persona se estaba muriendo, sofocado por el peso de la inconsistencia de las propuestas de rehabilitación que vi empleadas durante las pasantías en clínicas y hospitales.

Por eso, este texto que hablaba sobre rehabilitación, golpeó mi mente y llamó mi atención de forma total. Esto provocó que lo leyera en tan solo dos días.

Parecía imposible que unos gramos de celulosa, teñidos de tinta negra, pudieran cambiar el rumbo de una existencia. Sin saberlo aún, ese libro ya lo había hecho propio. El tema tratado en el libro de Perfetti era particular y no iba bien con el primer capítulo de la tesis de Massimo, por lo que tuve que reescribir por completo partiendo de cero.

Envié el manuscrito a Vinciguerra con un nuevo primer capítulo con la esperanza de que pusiera fin a mi estudio y me pidiera que finalmente la imprimiera. Después de unos días me llamó a su oficina para discutir qué hacer. Estábamos sentados uno frente al otro y me dijo:

«Sarmati, yo diría que hemos mejorado, pero, ya que hablamos del plexo braquial y por lo tanto de la funcionalidad del miembro superior incluido el hombro, podemos enriquecer este segundo capítulo con los estudios presentados en el libro de Perfetti».

Una vez más en la frase de Vinciguerra hubo otro "pero" demasiado grande. Fue como vivir un déjà vu; Vinciguerra se levantó de su silla con la misma elegancia británica y fluidez de la vez anterior, fue a la biblioteca y tomó un libro nuevo y una vez más en este caso el volumen que sostenía pasó bajo mi probado escáner visual, capaz de medir peso, páginas y tiempo necesario para la lectura. Además esta vez me había ido de lujo ya que pensé:

«Vamos, no llega a las 200 páginas».

Esta vez no me sorprendió ver que se tratara de una nueva edición, ya estaba reconceptualizando mi imagen de Perfetti como figura mitológica y una imagen más realista y contemporánea de un erudito apasionado y brillante comenzaba a hacerse espacio.

El libro en cuestión era: *Ejercicio terapéutico cognoscitivo en patología ortopédica del hombro* (2002), escrito por Carlo Perfetti y Maria Angela Ligazzolo y cuando estaba a punto de hojear el primer capítulo del libro, me di cuenta de que otro capítulo estaba terminando: mi trabajo en la cervecería.

Por otro lado, ese estudio que hasta unos días antes no despertaba mi interés estaba empezando a avivar mi curiosidad, así que dejé mi trabajo en la cervecería.

El primer capítulo de *Cerveza sin vaso* ya no existía porque ahora fue reescrito a la luz del libro de Perfetti sobre el paciente hemipléjico. Hasta ese día había aprendido sobre los aspectos físicos del brazo y el hombro, sabía el nombre de los huesos, cómo se formaban las articulaciones, la disposición de los ligamentos y el papel de cada músculo individual, pero en ese libro encontré algo más que hasta ese momento no se me había planteado, es decir, que el valor del hombro no radica solo en su complejidad biomecánica, sino que gracias a esta obra maestra de la ingeniería somos capaces de dialogar de manera tan refinada con el entorno que nos rodea. Se vio que el tema del hombro, a pesar de ser el tema central del libro, era también un pretexto para delinear una relación diferente entre cuerpo y mente, a menudo dividida en nuestro modelo de pensamiento, pero que en cambio representa una unidad indisoluble.

En ese momento todavía tenía una abuela, la última sobreviviente de la epidemia de abuelos que cada uno de nosotros experimenta durante nuestra vida. Resulta que la abuela Luigina tuvo problemas con su hombro, me parece que fue periartritis, que significa todo y no significa nada, pero que en cualquier caso la convirtió en una conejilla de indias perfecta para experimentar con ella, todo lo que aprendí con este segundo librito que era genial. Parecía satisfecha con el trabajo, probablemente no curada, pero para dar satisfacción a un nieto también pudo haber fingido estar mejor a pesar de que el dolor aún estaba presente. Incluso el segundo capítulo de Massimo no sobrevivió a los cambios realizados tras leer el libro sobre el tratamiento del hombro y como era de esperar le envié el nuevo manuscrito a Vinciguerra y nos reunimos en su oficina para discutirlo.

IMAGINERÍA MOTORA

En ese momento estaba desgarrado, no sabía si realmente lamentaría escuchar otro "pero" de Vinciguerra o si tenía el deseo de recibir un tercer libro para cambiar otro capítulo. De hecho, fue así:

«Sarmati, ya casi terminamos, sin embargo, cuando nos enfrentamos a lesiones de nervios periféricos tenemos que considerar lo que sucede en las representaciones corticales del movimiento; así que estoy seguro te ayudará este libro sobre la "imaginería motora", con él podrás mejorar tu tercer capítulo».

No entendí a qué se refería Vinciguerra con el término representaciones corticales del movimiento, pero el término imaginería motora, sí me sonaba familiar; él mismo lo había hablado en una de sus lecciones, lo más probable es que me haya distraído durante la explicación, pero el término lo recordaba.

Este fue para mí el libro del punto de inflexión, el que desencadenó el cambio real: *La imaginería motora como herramienta para el ejercicio terapéutico* (1999), escrito por Paola Reggiani y Perfetti.

Nunca había pensado que cada movimiento, incluso el más banal, estuviera precedido por una predicción de este. Sin embargo, hasta ese día siempre me había movido y nunca lo noté. ¡Por supuesto que necesitas una previsión antes de hacer un movimiento! No podemos permitirnos hacer el mismo y darnos cuenta de que no lo hemos hecho bien basándonos solo en el resultado final. Si ese fuera el caso, habría muchas más personas lesionadas en casa y quizás menos personas viviendo afuera. Imaginemos salir de casa una mañana y darnos cuenta de que llovió durante la noche, caminamos y encontramos en nuestro trayecto una serie de charcos de diferentes formas y diferentes tamaños; algunos, decidiremos pasarlos por un lado, mientras que otros los evitaremos.

La razón por la que nos damos cuenta de que un charco es demasiado largo para atravesarlo sin entrar necesariamente con el pie y mojarse, está precisamente garantizado por nuestro aparato de previsión que es capaz de procesar todos los parámetros de la acción que está a punto de producirse y crea una vista previa fiel del movimiento.

La fascinación de estudiar cómo está hecho un ser humano y cómo se desarrolla su comportamiento te expone a una sensación de asombro perpetuo, porque descubres cosas que tú mismo siempre has guardado y explotado para vivir tu vida cotidiana; pero que tímidamente nunca se revelaron.

La imaginería motora siempre ha sido parte de mí, me ha acompañado desde que era niño cuando aprendí a caminar, me acompañó en los deportes cuando tuve que aprender gestos técnicos y obviamente también cuando iba al colegio para evitar charcos. El término imagen es ambiguo, parece algo que tiene que ver con la vista y su adjetivo motor en cambio sugiere movimiento.

¿Cómo puede una imagen ser motora? Cuando explico la imagen motora al segundo año del curso de fisioterapia, abro la lección de esta manera:

«Cierra los ojos e imagina que estás caminando».

No hay año en el que no deba repetirles a algunos de ellos:

«¡Dije ojos cerrados!»

Pasados unos diez segundos rompo el silencio en el que estaban inmersos todos los alumnos mientras se imaginaban caminando:

«Ahora díganme lo que imaginaban».

Hay quienes dicen verse desde atrás mientras caminan, algunos de lado, algunos dicen haber visto sus pies y otros afirman ver solo el paisaje frente a ellos. Todas son principalmente imágenes visuales, con diferentes perspectivas. Curiosamente, siempre hay alguien que se imagina caminando descalzo por una hermosa playa.

En este punto pregunto:

«¿Cuál es su platillo favorito?»

A menudo divertidos e intrigados por esta pregunta extraña e inusual para una lección universitaria, se prestan al juego y responden de buena gana. Siempre compitiendo entre la lasaña casera y la pizza.

«Ahora intenten cerrar los ojos e imaginen una lasaña o una pizza».

Si lo notaron, su salivación ya ha aumentado un poco, porque pueden imaginar estos platillos, así como lo imaginaron en el caminar, evocando diferentes características. Entonces pueden verlos, olerlos, recordar cómo el tomate quema los labios y finalmente ese inconfundible sabor a lasaña o pizza que solo mamá puede hacer.

«El mapa no es el territorio».

Esta célebre frase del académico polaco Alfred Korzybski nos ayuda a reflexionar sobre las múltiples dimensiones de nuestra imagen. Una vez más, el término imagen corre el riesgo de confundir este proceso con algo menos tangible como la fantasía. De hecho, un mismo territorio puede representarse a través de infinidad de mapas, el político, el geomorfológico, el climático, etc. Incluso en el caso de nuestro cuerpo podemos crear muchas representaciones diferentes. Cuando construimos la imagen de una acción, podemos imaginarla a través de métodos visuales, pero también somáticos (corporales) y dentro de cada modo elegimos en qué aspectos específicos enfocar nuestra atención.

Después de esta explicación, les pido de nuevo que se imaginen caminando; pudiendo notar que cada vez es mayor el número de alumnos que en lugar de imaginar visualmente la acción, finalmente llaman su atención sobre aspectos relacionados con la sensación:

«He sentido el peso en mis pies».

«He sentido el movimiento de los brazos».

«He sentido la arena bajo mis pies».

«He sentido la frescura de la hierba bajo mis pies».

Una vez aclarado el concepto de imaginería motora, distinto al visual, sus descripciones comienzan con:

«He sentido».

«[…] La imaginería motora se puede definir como un estado dinámico durante el cual el sujeto simula mentalmente una acción determinada. Este tipo de experiencia implica que el sujeto sienta que realiza la acción […]» (Decety 1996)

Jean Decety, autor de esta definición y profesor de psicología en la Universidad de Chicago, estudió algunos aspectos importantes de la imaginería motora, demostrando que la imagen mental induce cambios metabólicos en nuestro organismo incluso antes de que comience el movimiento en sí.

El investigador de este estudio tenía un objetivo claro, el de confiar a las representaciones mentales un valor biológico y científico, porque como hemos visto el riesgo era catalogar este proceso como algo poco concreto y no digno de ser estudiado con métodos científicos. Decety pidió a un grupo de sujetos que se imaginaran caminando, explicando claramente que la imagen tenía que ser sensorial y no visual. El resultado fue que aumentaron la frecuencia cardíaca y respiratoria.

Entonces la imagen tiene un impacto en la biología de nuestro cuerpo. El aumento de la frecuencia cardíaca y respiratoria entre otras cosas, fue proporcional a la solicitud del investigador de aumentar mentalmente la velocidad de la marcha.

La imaginería motora no es un proceso para ser designado a la imaginación, sino un acto preliminar de nuestras acciones que también repercute en la biología de nuestro cuerpo. Por segunda vez tuve que enfatizar que la imagen motora no tiene nada que ver con la fantasía y puede parecer que no considera la misma como un proceso notable de nuestra mente ¡ni mucho menos!

Sin embargo, me veo obligado a hacer esta distinción, porque cuando se trata de rehabilitación, al menos hasta la fecha, para ser entendido y aceptado por la comunidad científica uno debe permanecer en un nivel material, físico y cuantificable lo más posible, de lo contrario existe el riesgo de ser mal entendido. No olvidemos que aunque las cosas en rehabilitación están cambiando, siempre nos encontramos en un contexto en el que la reeducación del paciente hemipléjico es puramente física y se realiza con ejercicios que no consideran las funciones cognitivas alteradas por la lesión. He escuchado médicos en rehabilitación y/o fisioterapeutas demeritar en muchas ocasiones, años de investigación de campo con la frase:

«¿Perfetti? Son puras cosas psicológicas».

Sin embargo, los procesos cognitivos y la imaginería motora, a pesar de ser conceptos poco palpables desde el punto de vista físico y tan difíciles de medir, son propiedad de nuestro intelecto que también afecta nuestra parte física y biológica. Algunos estudios revelan resultados sorprendentes sobre cómo la imagen motora, no acompañada de ningún movimiento, puede provocar cambios en nuestro organismo, como un aumento de la frecuencia cardíaca y respiratoria.

Stephen Michael Kosslyn, psicólogo y neurocientífico, profesor de ciencias cognitivas y del comportamiento en las universidades de Stanford y Harvard, demostró una propiedad excepcional de la imagen visual. Durante la evocación de imágenes visuales, nuestro cerebro activa las mismas áreas de la corteza que se activan cuando estamos realmente involucrados en la visión. Como ocurre por ejemplo en el área 17 de Brodmann, una región posterior del lóbulo occipital involucrada en el manejo de la información durante la visión.

Entonces, los datos que surgieron de estos estudios, que deberían hacernos reflexionar, son los que nos dicen que una región del cerebro involucrada en el procesamiento de la información visual durante el acto real de "ver", también está involucrada durante el acto de "imaginar ver", ¡incluso si nuestros ojos están cerrados!

Cuando leí sobre los estudios de la imaginería motora en el libro de Perfetti y Reggiani, sentí como cuando tienes que resolver un acertijo; donde cuanto más intentas resolverlo, más te alejas de la solución; o como cuando te quedas atascado en cálculos de ciencia ficción y luego ruegas que revelen la solución y te sientes como un tonto por lo simple que esta era.

Está claro que una lesión en el cerebro altera la función cerebral, al igual que una en el hígado la función hepática mientras que una a nivel pulmonar, altera la función respiratoria. Pero si para recuperarnos de una lesión cerebral tenemos que trabajar en el cerebro de quienes han sufrido daños, entonces es necesario considerar la imaginería motora entre todas las funciones mentales que participan en el movimiento. Me sorprendió gratamente el resultado de estos estudios que mostraban la activación de las mismas áreas del cerebro cuando se realiza realmente la acción o cuando se imagina. Incluso en ausencia de movimiento, el cerebro todavía nos permite activar esas mismas áreas que funcionan durante el acto real. Este razonamiento me pareció muy importante y digno de ser considerado cuando el fisioterapeuta debería haber elaborado un plan de tratamiento. ¿Qué le sucede al paciente cuando sufre una lesión cerebral?, ¿mantiene la misma capacidad de crear imagines y representaciones mentales?

Un ejemplo de cómo después de una lesión cerebral, incluso la imagen mental sufre repercusiones, se muestra en un interesante estudio de Edoardo Bisiach y Luzzatti quienes investigaron las alteraciones de la imagen visual en pacientes que a raíz de una lesión cerebral del hemisferio derecho sufrían de negligencia.

La negligencia es un trastorno muy conocido en el ámbito clínico y a los no familiarizados les puede parecer bastante extraño, de hecho los pacientes que la padecen, parecen no darle importancia a todo lo que sucede a su lado izquierdo, por ello también se define como negligencia espacial unilateral.

Los autores del estudio pidieron a los sujetos en cuestión, nativos de Milán, que imaginaran la Plaza de la Catedral, indicándoles que la describieran colocándose mentalmente en la parte trasera de la misma. Los sujetos con negligencia, quienes presentaban dificultades para prestar atención al lado izquierdo, describieron todo en el lado derecho del cuadro y algunos detalles en el lado izquierdo. Lo relevante fue que al pedirles que se colocaran mentalmente al final de la plaza y por lo tanto esta vez frente a la catedral, describieron entonces todos los detalles previamente no listados, y, que con esta nueva perspectiva ahora estaban a su derecha.

Parafraseando la definición de Marsel Mesulam de esta omisión de una mitad del universo, el paciente puede comportarse como si nada hubiera pasado en el hemicuerpo izquierdo y que no hay nada importante qué esperar de esa zona. El mundo de la izquierda pierde sentido e interés no sólo en la información visual, sino también en la información proveniente del cuerpo. Por esta razón debemos hacernos las siguientes preguntas: si el paciente con negligencia construye una representación visual incompleta, ¿qué pasará cuando tenga que predecir un movimiento y sea llamado a construir una representación de su cuerpo?, ¿será capaz de considerar su cuerpo en su totalidad? La respuesta a las mismas lo da el resultado de las acciones realizadas por el paciente con negligencia, por ejemplo cuando solo se afeita o maquilla el lado derecho de la cara, cuando come solo el alimento presente en el lado derecho del plato o lee las páginas derechas de un libro. Por esta razón, el fisioterapeuta que se acerca a un paciente con lesión cerebral también debe considerar este aspecto invisible del movimiento.

A pesar de todas estas investigaciones que mostraron lo que parecía obvio, es decir, que una lesión cerebral determina además de los déficits de movimiento también los cognitivos, todavía quedaba abierta la cuestión de cómo poder explotar este conocimiento para fines de la recuperación. Un estudio que me impactó y me ayudó a comprender mejor el potencial de la rehabilitación, fue el realizado por el español, profesor en neurología Álvaro Pascual-Leone de la Universidad de Harvard; quien demostró que ejercitando la imagen motora en el cerebro, este sufría cambios plásticos.

El autor de este estudio buscaba cambios en las áreas de la corteza motora relacionadas con el dedo índice de la mano. En el cerebro existe una especie de mapa donde está representado nuestro cuerpo, y cada parte de este tiene diversas representaciones en la corteza cerebral. El experimento en cuestión comparó 3 grupos de estudio, a 2 se les pidió que aprendieran una melodía para tocar el piano, con los 5 dedos por un período de 5 días por 2 horas diarias; solo al primer grupo se le pidió que lo practicara realmente, mientras que al segundo se le solicitó que pusiera el mismo esfuerzo en el ejercicio repitiendo el movimiento solo en la mente y no físicamente. El tercer grupo fue el control, a quienes se les utilizó para permitir la comparación, sin solicitarles que realizaran alguna actividad. El resultado fue fascinante, la extensión del área cortical que representa los movimientos del segundo dedo había aumentado en los sujetos del primer grupo que habían tocado físicamente la melodía que aprendieron. Pero aún más increíble fue que los investigadores notaron que incluso en el segundo grupo donde el movimiento no se realizó físicamente, sino solo con el uso de la imaginería motora, hubo el mismo aumento significativo en el tamaño de las áreas corticales del segundo dedo. Finalmente para el grupo control, no existió crecimiento significativo. La misma suerte corrió el grupo de un estudio posterior al que se le había pedido que tocara el piano al azar sin aprender ninguna melodía, incluso en esta circunstancia no se detectó un crecimiento significativo de la zona cortical del segundo dedo.

Vinciguerra tenía razón al hacerme leer este libro, de hecho mi tesis trató el tema de las lesiones de los nervios periféricos, que imposibilitan el movimiento de una parte en el paciente. Entonces comprendí que era necesario que el rehabilitador trabajara con las áreas cerebrales importantes para el movimiento, de tal manera que estas no disminuyan de tamaño en el cerebro del paciente.

¡ESTA NO ES TU TESIS!

Como me pidió Vinciguerra, modifiqué el tercer capítulo de la tesis de Cerveza sin vaso, aunque no fue una modificación verdadera y propia porque el tema de la imagen motora era tan diferente e innovador en comparación con el contenido original que tuve que rehacer todo desde el principio. Vinciguerra leyó el manuscrito y continuó con su obra, en cada capítulo pronunciaba su pero; iba a la biblioteca y puntualmente me entregaba un libro de Carlo Perfetti. Según él, cada uno de esos libros debería haber sido enriquecedor, pero en realidad fue diferente, porque distorsionaron por completo mi tesis y mi forma de razonar.

Teseo, al regresar de sus aventuras en el mar, confió su barco al carpintero que de vez en cuando sustituía las partes dañadas. Llegó un día en que el barco original ya no existía, ya que cada parte había sido reemplazada por completo. La misma paradoja se aplica a la obra de Massimo: su tesis ya no existía, ninguno de sus trabajos había sobrevivido a la furia de la librería de Vinciguerra, era un trabajo totalmente diferente, se había convertido en una tesis sobre la reeducación de las lesiones del plexo braquial a través del Ejercicio Terapéutico Cognitivo de Perfetti. Estaba satisfecho con mi trabajo y pensé que era adecuado; con un toque de orgullo cuando llegué a la oficina de Vinciguerra estaba preparado para escuchar su opinión luego de enviarle mi última versión. Ese día él tuvo una actitud diferente hacia mí, extrañamente severa, no entendía por qué, sin embargo, sin decir una palabra había seguido al pie de la letra todas sus directivas y revolucionado la tesis una pieza a la vez como él me lo había pedido. ¿Qué no le gustará de mi trabajo?, ¿Habré malinterpretado ese Ejercicio Terapéutico Cognitivo del que todos en la escuela sabían que era particularmente devoto?

¿Qué le parece, profesor? ¿Sugiere algunos cambios?   Pregunté un poco preocupado.

¡Esta no es tu tesis! Exclamó.

Obviamente mi conciencia estaba más que sucia, así que una acusación de ese tipo estaba bien fundada, pero,   ¿por qué tan tarde me lo había hecho notar?

El manuscrito que tenía en su mano no tenía nada que ver con el que había obtenido de Massimo; fue escrito por mí mismo y en mis propias palabras, sin ayuda de nadie más.

De nuevo en tono hostil agregó:

«Es evidente que este no es tu trabajo, es demasiado diferente al primero que me diste y puedes ver que no es tu estilo de escritura pero sobre todo de contenido».

¡Casi en mi defensa hubiera saltado de mi silla para decirle que no entendía! Esta última versión, que estaba bien hecha era mía, en cambio la primera sí era un plagio.

Sin embargo, pensándolo un instante, no me pareció buena idea y preferí callar y parecer tonto, que hablar y despejar las dudas definitivamente.

Entonces lo dejé continuar; ya que esa parte en donde él mencionó que el trabajo que había leído era de su agrado, comenzaba a interesarme. «Tengo curiosidad por saber de dónde copiaste estos contenidos porque son excelentes, me gustaría saber quién lo hizo por ti».

Qué hermosa es la vida cuando sientes que eres el más inteligente de todos, pero te reduce de tamaño al ponerte frente a personas infinitamente más ingeniosas e inteligentes que tú.

¡Por supuesto! Era obvio que había entendido todo y aquí es donde las universidades utilizan la tecnología para detectar el plagio. Ese mismo escáner que yo había utilizado para sopesar el libro en manos de Vinciguerra, ahora él lo había refinado y lo utilizó en mi contra para analizar la veracidad de mi manuscrito cuando se lo entregué por primera vez. Cualquier otro comportamiento por parte de Vinciguerra nunca habría producido el resultado de obligarme a estudiar cómo lo hizo él. Su forma de hacerme cambiar la tesis de Massimo (capítulo por capítulo) y confiarme uno de los libros de Perfetti, tuvo el efecto de despertar en mí un gran interés por la fisioterapia, la rehabilitación neurológica e introducirme en el fascinante mundo de la Teoría Neurocognitiva de Carlo Perfetti.

No menos importante fue su papel para evitar que mi primera producción literaria fuera plagio.

Una vez que las aguas se calmaron y lo peor se había evitado, después de sus falsas acusaciones de haber copiado la versión final de la tesis, Vinciguerra dio paso al segundo acto de su plan.

«Si realmente disfrutaste estudiar los textos de Perfetti, ¿sabes que existe la posibilidad de hacer una pasantía de una semana en su centro de investigación después de graduarte?».

Esta fue una prueba concreta de que Perfetti era un investigador contemporáneo, incluso más sólida que el hecho de que sus libros no eran pergaminos. Dirige su propio centro de investigación.

La idea me gustó de inmediato, por lo que rápidamente respondí de manera afirmativa y nos despedimos con la promesa de hablar de esto, toda vez que la tesis hubiera sido concluida.

Mantuvo su palabra; unos días después de la discusión de la tesis y de la obtención del título, me llamó y me dijo que en realidad no era posible hacer una sola semana de prácticas, ya que por motivos de seguridad, el mínimo era un mes. Treinta días fuera de casa estaba empezando a ser desafiante, pero si una semana estaba bien, un mes también lo estaría. No entendí bien la naturaleza de las razones de la seguridad, pero acepté de todos modos. Aún menos clara fue la noticia que me dio Vinciguerra durante la siguiente llamada telefónica en donde me dijo que desafortunadamente no era posible hacer ese mes de prácticas en el centro de investigación de Perfetti.

Estaba decepcionado, porque en esos días crecía mi deseo de conocer finalmente al autor de esos increíbles libros, y con la oportunidad de sacarme de la cabeza la imagen del multi-centenario *Yoda* de Star Wars.

«Debo comentarte que el centro de investigación trabaja con becas, así que no hacen pasantías cortas de un mes porque alterarían los flujos de formación, pero... ».

Afortunadamente, en cierto punto, el "pero" llegó a borrar la sensación de las veces anteriores, porque incluso con todo el esfuerzo que hice, no la entendí.

«Pero... me dijeron que por un período de cuatro meses pueden hacer una excepción».

Haber decidido entre una semana o un mes no fue difícil, sin embargo entre uno y cuatro meses las cosas se complicaron un poco. Todos mis compañeros estaban comenzando a ser contratados; unos en la clínica, otros en el hospital y algunos ya estaban trabajando al interior de un equipo de fútbol; por mi parte tuve esa sensación de estar parado en la estación y ver partir los trenes sin saber en cuál subirme.

En cuanto llamé al profesor Vinciguerra para darle mi respuesta positiva y que con mucho gusto haría esos cuatro meses de pasantía, me congeló diciéndome que desafortunadamente no me podían permitir acceder a la pasantía ya que era exclusivo para becarios; entonces y como de costumbre dijo:

«Pero...Podrías considerar la beca Perfetti, misma que es muy popular; por lo que puedes postularte y realizar el examen para obtenerla. Sin embargo, como es muy difícil aprobarlo, mejor toma solo los 4 meses y regresas a casa».

2. LAS NEURONAS NO RESUCITAN

*Los seres humanos no nacen para
siempre el día en que sus madres los
alumbran, sino que la vida los obliga
a parirse a sí mismos una y otra vez*

G. G. Márquez

Una vez que llegué al centro de investigación del Prof. Perfetti para asistir a la pasantía, inmediatamente me di cuenta de la brecha de preparación que existía entre todos los colegas que participaron en el concurso de becas y yo. No era solo una cuestión de preparación técnica, también había una diferencia sustancial en la forma de pensar, yo solía interpretar el movimiento como un conjunto de fuerzas y vectores, como resultado de contracciones musculares bien coordinadas, solo veía su naturaleza mecánica, y tenía mucha dificultad para conectarlo con las funciones cerebrales.

La tesis que le había gustado a Vinciguerra, trataba el tema de la Teoría Neurocognitiva elaborada por Carlo Perfetti, pero desde la teoría hasta el razonamiento rehabilitador con el paciente, la distancia parecía inalcanzable. Las coordinadoras de la estructura también se habían quejado con Vinciguerra por mi falta de preparación, ya que era él quien me había recomendado. Tres de los cuatro meses de prácticas previstos ya habían pasado y pronto iba a hacer el examen para acceder a la beca. No puedo recordar cuántos estaban compitiendo por esos tres lugares libres, pero yo era ciertamente el último en términos de preparación, así que decidí tomar la prueba como una experiencia personal, pero sin ninguna esperanza.

Era 1 de agosto, 30 días antes de las selecciones y algo estaba a punto de suceder… Ese día en la clínica había un poco de nerviosismo y excitación, vi a las coordinadoras bastante agitadas y se estaban llevando a todos los becarios uno por uno para hablar con ellos en privado, pero no entendí lo que estaba pasando hasta que se difundió la noticia de que uno de los becarios salientes tenía que terminar su año un mes antes porque había recibido una oferta de trabajo del equipo nacional de esgrima. El colega estaba al final de su ciclo como becario y no quería perder esta nueva oportunidad profesional, así que decidió terminar su curso antes de tiempo, esto generó un hueco por llenar, por lo que los coordinadores necesitaban a alguien que reemplazara al becario saliente. No estaba escrito en ninguna parte, pero estaba claro que el aprendiz que reemplazará al renunciante, tendría muchas más posibilidades de pasar las selecciones.

Como era de esperar, no fui una de las primeras elecciones, nadie me llevó a un lado para pedir mi disponibilidad para este reemplazo, no me sorprendió, ni siquiera lo lamenté y probablemente ni siquiera quise involucrarme en un rol operativo: sentí que todavía faltaba mucho estudio y tal vez en mi caso un reemplazo tendría incluso el efecto contrario en mis posibilidades de obtener la beca.

Desde un punto de vista teórico mis defectos eran evidentes y sustituir a mi colega también habría significado mostrar mi deficiencia práctica. Mientras tanto, las coordinadoras siguieron buscando, lo que significaba que aún no habían encontrado un sustituto; el aviso fue muy breve y agosto es un mes de vacaciones, a menudo planificadas y reservadas durante meses. Yo era el último de la lista, pero una de las coordinadoras se me acercó, me llevó a un lado y me dijo:

«Valerio, ¿estarás en agosto para este reemplazo temporal?»

No podría decir por su cara si realmente esperaba un sí, o si otro rechazo en este caso sería un mayor alivio para ella.

Ocultando mi sonrisa, respondí de manera serena:

«Sí, por supuesto, con mucho gusto».

Aunque había notado que detrás de la palabra "sustitución" ligada a su adjetivo "temporal", había una clara alusión al hecho de que esto no garantizaba ninguna ventaja para la selección.

Al día siguiente ya llevaba el uniforme oficial del centro de estudios y me enfrentaba al primer paciente cuya responsabilidad estaba toda sobre mí. Había hecho los deberes y ya había preparado los ejercicios que debía proponer a Alessio: un hombre de unos cincuenta años con hemiparesia izquierda. Estaba preparado para realizar ejercicios de recuperación de la percepción de la mano que todavía no se movía y que estaba rígida y espástica, y luego por la tarde, me concentraría en el caminar, con ejercicios que había visto hacer docenas de veces durante esos tres meses de entrenamiento: podía hacerlo.

Llegué y Alessio ya me estaba esperando en el gimnasio; por suerte, no parecía muy agitado por el cambio de terapeuta o al menos no lo demostró; ya nos conocíamos, porque en los días anteriores como aprendiz había podido asistir a sus terapias:

«Buenos días Sr. Alessio, ¿cómo está? Me gustaría empezar a practicar los ejercicios de las regletas para los dedos ¿qué le parece?» Mi pregunta era retórica, de hecho mientras esperaba la respuesta ya había preparado las regletas sobre la mesa y también la mano de Alessio para que pudiéramos empezar nuestro primer ejercicio. No esperaba una respuesta, porque estaba demasiado concentrado en llevar a cabo el esquema de trabajo que había preparado durante la noche.

«Valerio escucha, el neurólogo del hospital me dijo que donde tuve el derrame cerebral mi cerebro murió, ¿qué piensas?»

Me quedé impávido con una regleta en la mano: esto no estaba dentro de mi plan y no estaba dispuesto a responder una pregunta tan difícil. Estaba tan ocupado haciendo mi trabajo sobre él, que ni siquiera me dio tiempo de escuchar la pregunta de forma correcta; seguramente se dió cuenta de que me tomó desprevenido y se dirigió nuevamente con un tono de voz más alto:

«¿Es cierto que el cerebro está muerto y las neuronas no renacen?»

Quién sabe cómo respondió el colega que había estado a cargo antes que yo, porque también le debe haber hecho esta pregunta. La segunda vez, escuchando mejor sus palabras y observando su expresión, me di cuenta de que la respuesta que le diera tendría un impacto aún mayor que todos los ejercicios que tenía en mente hacerle, pero de su pregunta a mi respuesta ya había pasado demasiado tiempo y ese silencio que nos dividía de alguna manera ya estaba respondiendo por mí. Estaba preparado para los ejercicios, pero no para esta pregunta. Pensando en ello, la lesión de Alessio realmente había dañado su tejido cerebral y de lo que conocemos en este mundo: las neuronas no renacen. Tuve que sopesar bien mis palabras, sabía que podían cambiar la forma en que Alessio habría afrontado todo nuestro trabajo por eso decidí sacar una respuesta que había escuchado mil veces de parte de los tutores de las clínicas donde realicé mis prácticas universitarias:

«Sabes Alessio, todavía sabemos muy poco sobre el cerebro y utilizamos solo un pequeño porcentaje del mismo, y, aunque existan daños en una región de este, hay muchas otras partes que pueden asumir de forma indirecta las funciones de las áreas afectadas por la lesión».

Alessio estaba en promedio satisfecho, había obtenido una respuesta que dejaba un rayo de esperanza abierto a un cambio en su cerebro. También me sentí satisfecho, había hablado el lenguaje que se define como "términos técnicos en medicina"; aquel donde basta con lucir una serie de palabras y donde al final el contenido real de la respuesta queda absolutamente vago; sabiendo que a menudo funciona. Personalmente, aunque sentí que había superado un obstáculo con cierta diplomacia, me di cuenta de que había dicho algunos anacronismos, que sonaban bien y no los había inventado. La diversidad de las áreas del cerebro es sin duda una de las propiedades de la neuroplasticidad, pero ¿realmente funciona así? ¿La naturaleza, a lo largo de millones de años de evolución, ha diseñado realmente nuestro sistema nervioso central para que solo usemos un pequeño porcentaje de él? ¿Nuestro cerebro realmente se parece a un estacionamiento, como aquel que en una final del mundial de fútbol, tiene espacios libres que se pueden ocupar a voluntad? Este dictamen cometido sobre la muerte de las neuronas también me dejó perplejo y debería haber sido estudiado.

Finalmente comencé los ejercicios con Alessio, pero una parte de mí fue secuestrada por ese tema que debería haber explorado a toda costa.

EL DOGMA "NO NEW NEURONS"

El ictus cerebral, isquémico o hemorrágico, provoca daños en el tejido cerebral y por ende, la muerte de las células nerviosas. El mismo fenómeno de muerte celular lo encontramos durante cualquier evento que dañe nuestro cuerpo; por ejemplo, cuando nos cortamos con un cuchillo en la cocina, dañando el tejido de la piel o también, cuando las células óseas sufren la misma suerte después de una fractura. Que un ictus provoque la muerte de una región celular, es una verdad absoluta; sin embargo, la siguiente frase, referida a que las neuronas no renacen, genera un malentendido que ha sido la base de un debate científico durante más de cien años. La célula nerviosa en el momento de su muerte no renace, como tampoco lo hace la epitelial o la ósea. Sin embargo, cuando nos lesionamos una mano en la cocina, veremos fenómenos de reparación que también consisten en el nacimiento de nuevas células que sustituyen a las que están irreparablemente muertas. Nos sometemos a un proceso de continuo reemplazo de nuestra herencia celular. Pensemos que la piel necesita ser renovada, las células muertas son continuamente reemplazadas por las recién formadas y el mismo proceso de regeneración tiene lugar en el tejido óseo y en el cartilaginoso; sin embargo, esta propiedad plástica de generar nuevas células que es válida para todos los tejidos de nuestro cuerpo, ha sido negada al sistema nervioso. El origen del dogma de que el sistema nervioso no es capaz de generar nuevas células se remonta a principios de 1900.

Santiago Ramon y Cajal fue uno de los pioneros en establecer el concepto de neuroplasticidad. En 1906 fue galardonado con el Premio Nobel por arrojar a la luz muchos aspectos de la estructura del sistema nervioso y es pilar de la neurociencia. El neurocientífico Ramón y Cajal planteó la hipótesis de que en la base de los cambios en la estructura nerviosa estaba en el aprendizaje; según él mismo, dio el nombre de "gimnasia cerebral" a este evento; siendo además capaz de promover el desarrollo de conexiones y terminaciones nerviosas, pero no la generación de nuevas neuronas. Esto es lo que dijo el médico español en uno de sus famosos textos:

«En adultos, las vías nerviosas están fijas e inmutables. Todo puede morir. Nada puede regenerarse. Corresponde a la ciencia del futuro cambiar, si es posible, este cruel decreto». (Ramón y Cajal, 1914). Aunque Ramón y Cajal opinaba que nuestro sistema nervioso no gozaba de la propiedad de la autogeneración, dejó la ardua tarea de demostrar lo contrario a los investigadores del futuro. Generalmente, el comienzo del dogma del cerebro inmutable se identifica precisamente en el pensamiento autoritario de este científico. Sin embargo, personalmente considero que esta declaración es de gran generosidad y apertura al tema de la plasticidad. Por los medios de la época, el científico no poseía suficientes pruebas para afirmar la regeneración del tejido nervioso, pero no la excluyó a priori al pasar la estafeta a sus colegas del futuro.

En el mismo período Eugenio Tanzi, un eminente psiquiatra italiano, definió en qué términos el sistema nervioso central estaba dotado de plasticidad. Tanzi hipotetizó que como resultado de la continua estimulación de ciertos circuitos nerviosos, éstos reducían la distancia entre ellos, facilitando así la comunicación mutua. Aún se necesitarán más de cuarenta años para desafiar el dogma del cerebro inmutable. A principios de la década de los 60's, el biólogo Joseph Altman publicó un trabajo en el que demostró la evidencia de nuevas neuronas presentes en diferentes estructuras del cerebro de la rata y el gato adulto.

«Se reconoce comúnmente que la neurogénesis en los vertebrados superiores es un fenómeno relegado a las primeras etapas del desarrollo embrionario».

Así inicia afirmando el investigador estadounidense de origen húngaro Joseph Altman, en 1962 cuando publicó su investigación en la revista Science, «[...] Sin embargo», continúa el autor, «esto no excluye definitivamente la neurogénesis del sujeto adulto». El experimento que Altman realizó en su laboratorio, consistió en inducir una lesión cerebral a 10 ratas adultas para identificar la posible presencia de nuevas células nerviosas. A los animales se les dio timidina, un marcador que podía detectar la presencia de nuevas células. Las regiones de la lesión mostraron la presencia de células nerviosas que contenían el marcador administrado. Estas eran nuevas células nerviosas nacidas en los cerebros de sujetos adultos. Además de las regiones dañadas en el laboratorio, otras áreas del cerebro también mostraron la presencia de nuevas células y éstas eran áreas que estaban íntimamente conectadas con las regiones dañadas. Una primera hipótesis sobre la importancia de la neurogénesis era que la neurogénesis es un mecanismo de defensa del cuerpo en respuesta a una lesión. Sin embargo, el propio Altman identificó la presencia de células nerviosas recién formadas incluso en regiones del cerebro no necesariamente asociadas con las áreas dañadas.

El descubrimiento de Altman, sobre la neurogénesis del sujeto adulto que podría haber infligido un desgarro definitivo al dogma del cerebro inmutable, fue en cambio descuidado durante unos veinte años hasta 1983, cuando el científico argentino Fernando Nottebohm y su colega Goldman publicaron un brillante estudio sobre la producción neural del canario que sancionaba definitivamente la existencia de la neurogénesis en el sujeto adulto. Los autores habían notado que las hembras canarias adultas, cuando se sometían a un tratamiento hormonal con testosterona, veían duplicarse el volumen de una parte de su cerebro, el núcleo de control vocal. Los autores formularon la hipótesis de que la neurogénesis, es decir, la producción de nuevas neuronas, estaba detrás del aumento de volumen. Para comprender mejor esta investigación hay que considerar un aspecto importante, que el canto melodioso que conocemos del canario proviene sólo de sujetos masculinos y no de hembras, éstas últimas en cambio comenzaron a imitar el canto de sus compañeros después de la estimulación con hormonas masculinas. También en este caso, los científicos utilizaron la timidina radioactiva como marcador, para desenmascarar la proliferación de nuevas células nerviosas y su posible migración.

Después de 48 horas de la estimulación, los estudiosos ya buscaron la presencia de nuevas células nerviosas. En el núcleo del canto todavía no podían verlas, pero en las zonas laterales de los ventrículos ya se podían ver las primeras células nerviosas que contenían el marcador. En el núcleo del canto, como los autores hipotetizaron, las células recién formadas aparecieron sólo 3 semanas después de la estimulación hormonal. Esta diferencia sugiere que la proliferación de las células nerviosas que aún se encuentran en forma de células precursoras se produjo en algunas regiones del cerebro, como los ventrículos, y que luego migraron a otras regiones del cerebro, en este caso, al núcleo del canto, donde luego completarán su proceso de diferenciación.

En conclusión, la estimulación hormonal del canario hembra ha facilitado el desarrollo de sus habilidades de canto y este desarrollo funcional ha estimulado el aumento de las células nerviosas. La necesidad de refuerzo celular se satisface entonces mediante un proceso de neurogénesis que consiste en el nacimiento de nuevas células y su migración al tejido diana.

Este estudio de Nottebohm y Goldman representó una contribución científica fundamental que vinculó el aprendizaje de la nueva actuación con la neurogénesis. El dogma del cerebro inmutable estaba a punto de colapsar para siempre, al menos en el mundo científico. Aunque la idea de que el cerebro adulto también era capaz de generar nuevas neuronas iba ganando terreno, siempre hubo una sombra de escepticismo.

Al mismo tiempo se publicaron trabajos cuyos resultados, por el contrario, no encontraron ningún aumento de la población neuronal del sujeto adulto. Además, si en el ámbito científico el dogma estaba a punto de ser definitivamente reestructurado, el entorno clínico, el que gira en torno al manejo diario del paciente, en cambio, seguía ligado a la idea de que el cerebro no era capaz de generar nuevas neuronas.

El esfuerzo de los investigadores a finales de los años noventa ya no era verificar la existencia de la neurogénesis, que ahora se ha convertido en una propiedad evidente incluso en el sujeto adulto, sino comprender su significado. *¿Qué papel jugaría la producción de nuevas neuronas para el ser vivo?* Nottebohm y Goldman, con el canto del canario, ya intuían que el aprendizaje de una actuación estimulaba la presencia de nuevas neuronas, pero obviamente era fundamental para aclarar la relación entre el aprendizaje y la neurogénesis. Estos estudios abrieron las puertas a un sin fin de preguntas que debían ser resueltas; porque la comprensión de los aspectos específicos de la neurogénesis, ofrecerían ayuda en el tratamiento de enfermedades neurológicas como el ictus o las degenerativas.

EN BUSCA DE LA PLASTICIDAD

¿Cuál es la relación entre el ambiente y la neuroplasticidad? Michele Vincenzo Malacarne, un estudioso italiano que vivió entre 1700 y 1800, ya estaba tratando de responder a esta pregunta. Percibió una estrecha relación entre algunos aspectos morfológicos del cerebelo y las capacidades cognitivas. Esta intuición fue particularmente avanzada, considerando el conocimiento científico disponible en ese momento; darse cuenta de que determinadas estructuras cerebrales y su morfología eran responsables de determinadas funciones cognitivas supuso un cambio de paradigma para el conocimiento de la época. En particular, el intelectual Piamontés al estudiar varios casos de cretinismo e hidrocefalia, destacó que estas personas, cuyas facultades cognitivas eran deficientes, tenían un número menor de láminas cerebelosas que las intelectualmente sanas.

El promedio de láminas cerebelares que tenía la persona sana era de 600 en comparación con las 340 que tenían las que sufrían de cretinismo. La hipótesis de Malacarne era que el propio entorno en el que se insertaba la persona, era el que influía en la biología del cerebelo y por consiguiente, en las funciones intelectuales. Por esta razón concibió un experimento que se hizo famoso; él mismo, sugería estudiar diferentes parejas de animales de diversas especies y provenientes de la misma cría. Uno de los sujetos debería haber sido sometido a un ambiente rico en estímulos, mientras que el otro gemelo, era relegado en cambio a un ambiente pobre en estímulos.

Vincenzo Malacarne durante una intensa correspondencia con el naturalista francés Charles Bonnet escribió:

«¿Quiere usted que nos aseguremos, que el ejercicio continuo y muy enérgico sobre las facultades intelectuales, no afecta con el paso del tiempo, el desarrollo primitivo de ciertas partes del cerebro? ¿Quién puede saber, si después de varios intentos: en gemelos de diferentes especies como perros, jilgueros, loros, mirlos, etc., siendo cada uno de ellos de la misma cría, alimentados con la misma comida y viviendo bajo el mismo techo, que similares intenciones vendrían a enseñarnos? ¿Quizás algo positivo sobre nuestra duda?

Entonces, uno de cada par debe ser cuidadosamente educado, y el otro abandonado en perfecta inactividad, para que al cabo de unos años sea sometido al cincel anatómico.»

La carta se publicó en 1791 en Neuroencefalotomía, pero sólo 170 años más tarde esta idea intuitiva se tradujo en investigaciones científicas. Mark Rosenzweig, David Krech, Bennet y Diamond analizaron qué cambios biológicos, químicos y físicos se producirían en el cerebro de las ratas si, como sugirió Malacarne, un gemelo se sumergiera en un entorno lleno de estímulos, laberintos y problemas por resolver y el otro en un contexto de aislamiento con iluminación reducida, sometido así a una experiencia empobrecida. Según la hipótesis de Malacarne, los dos grupos de sujetos presentaron después de unos meses cambios tanto en el peso del cerebro como en la concentración de colinesterasa, una enzima fundamental para la transmisión de los impulsos nerviosos.

Es evidente cómo esta línea de investigación puede tener una gran importancia para quienes participan en la recuperación del paciente que ha sufrido una lesión cerebral, porque la posibilidad de manipular el entorno y la experiencia en la que se inserta el paciente permite, a su vez, afectar a la biología del cerebro.

Estos estudios sobre los efectos del medio ambiente enriquecido se reprodujeron luego en las últimas décadas y se hicieron más precisos gracias a las modernas técnicas de investigación de laboratorio.

Gerd Kempermann, profesor de genómica de la regeneración, demostró un aumento de las neuronas en el cerebro de los ratones que viven en un entorno enriquecido en comparación con las que se mantienen en un entorno estándar. Kempermann observó durante un período de 40 días que en los ratones sometidos a un ambiente rico en estímulos, había una parte del cerebro que aumentaba su volumen en un 15%. Esta región del cerebro es el hipocampo, al que se le atribuye un papel clave en la gestión de la memoria y la gestión de la información espacial, sin embargo, en este estudio los autores notaron un hecho muy interesante, que el número de nuevas células nerviosas producidas, fue similar en ambos grupos de ratones. La diferencia en el número de nuevas neuronas fue apreciable sólo unas semanas después y esto, como los autores formularon la hipótesis, sugirió que la neurogénesis es una propiedad intrínseca del sistema nervioso central, independientemente del entorno, pero también que es éste el que afecta al grado de supervivencia de las células recién formadas. Un entorno rico en experiencia proporcionaría el contexto ideal para asegurar la supervivencia de las células recién nacidas, en contraposición a un entorno empobrecido.

Incluso con los canarios de Nottebohm sucedió algo similar, de hecho los investigadores habían notado que incluso los canarios de control que no fueron estimulados con hormonas, produjeron nuevas neuronas, pero no sobrevivieron y no migraron al núcleo del control vocal. En este caso los autores plantearon la hipótesis de que el canario, durante su existencia, debe mantener en continuo entrenamiento sus habilidades de canto y adaptarlas a las de sus compañeros canarios, por lo que siempre necesitaría renovar su herencia neuronal con respecto a la actividad del canto.

Nos encontrábamos a finales de los noventa, y aunque la idea de que el cerebro era tan plástico que podía autogenerar células neuronales, no faltó la duda o la crítica, lo que tuvo como resultado estimular a la ciencia a producir más pruebas sobre la existencia de la neurogénesis.

Una de las críticas que se hizo al respecto, fue que todos los estudios realizados hasta ese momento utilizaban animales y no seres humanos. Peter Eriksson decidió en 1998 estudiar la neurogénesis en los seres humanos. Los sujetos humanos estudiados por el neurocientífico sueco tenían una media de 64 años y permitieron al investigador y a sus colegas confirmar lo que ya se había destacado en el mundo animal, a saber, que el hipocampo humano mantiene su capacidad de generar nuevas neuronas a lo largo de la vida. Sin embargo, este impulso autogenerativo se vuelve menos vivo con el paso de los años del sujeto.

Una vez confirmada la existencia de la neurogénesis también en el ser humano, era el momento de comprender su naturaleza y significado, con la esperanza de poder utilizarla para el tratamiento de las enfermedades neurológicas: la pérdida de neuronas es uno de los signos más evidentes en muchas patologías.

Elizabeth Gould, una de las investigadoras más prolíficas de los últimos veinte años en el campo de la neurogénesis, ha realizado varios estudios de absoluto interés. Si bien se ha demostrado que un entorno rico en estímulos promueve la supervivencia de las células nerviosas recién formadas, habría sido importante averiguar qué condiciones podrían limitarlo.

La profesora Gould identificó el estrés como un elemento capaz de afectar negativamente el proceso de neurogénesis y por lo tanto indujo un estado de estrés agudo en las tupaias, pequeños mamíferos similares a las ardillas, poniendo dos ejemplares en la misma jaula, pero divididos por una separación opaca que no les permitía verse entre sí. Al eliminarse la división, los dos sujetos comenzaron la contestación del territorio con la necesidad de imponerse la supremacía el uno al otro, determinando claramente entre los dos cuál era el sujeto dominante y cuál el subordinado.

Fue el sujeto más débil el que sufrió el mayor nivel de estrés. La producción de nuevas neuronas en el hipocampo de la tupaia que generalmente son visibles en condiciones normales, tras la exposición a un estrés agudo como el que se vive en un desafío inminente (luchar contra el sujeto más fuerte), redujo significativamente el número de nuevas neuronas. Una vez más, fue la supervivencia de las nuevas células lo que se alteró: no todas las neuronas recién formadas sobreviven y se unen a las demás formando parte de la red nerviosa. El desafío se convirtió así en entender cómo facilitar la supervivencia de estas nuevas neuronas. El neurocientífico británico Richard Graham Michael Morris ya en 1982 utilizó una prueba de comportamiento, un laberinto acuático llamado laberinto de agua de Morris, en el que el ratón estaba inmerso en un tanque lleno de agua en el que había una plataforma que emergía de la superficie del agua de 2,5 cm. El ratón fue entrenado para alcanzar la plataforma para ser rescatado. Después, la plataforma se sumergió más y más hasta que ya no era visible y al mismo tiempo el líquido del tanque se hizo opaco, de modo que el animal no podía ver dónde estaba la plataforma, sino que se veía obligado a recordar, estimulando así su memoria espacial. Entonces Morris identificó, graves dificultades de orientación, en las ratas que tenían lesiones en el hipocampo.

Este mismo laberinto fue utilizado una vez más por Gould y sus colegas para estimular las funciones específicas del hipocampo y evaluar el impacto del aprendizaje en la neurogénesis. Los autores demostraron que el entrenamiento específico de esta región del cerebro, el hipocampo, no afectaba al número de nuevas neuronas producidas, sino más bien, el grado de supervivencia; mismo que se redujo drásticamente en dos semanas para las nuevas neuronas, después de su génesis sin realizar entrenamiento específico.

En los últimos años el tema de la implantación de células madre directamente sobre el tejido cerebral dañado ha tenido un gran impacto en el mundo clínico. Lo anterior es una posibilidad interesante para el futuro de la recuperación del paciente hemipléjico; sin embargo, a la luz de los estudios relacionados con la supervivencia de células nuevas me pregunto entonces: ¿debe prestarse mayor atención a la naturaleza de la rehabilitación realizada después de la implantación o más bien sólo a esta última? Me refiero, a que si la naturaleza ya ha predispuesto la posibilidad de generar nuevas neuronas, y si es cierto que su supervivencia depende de la calidad de las experiencias a las que se somete cada persona, entonces nuestra atención inicial, deberá dirigirse a la calidad de estas experiencias.

Si el paciente después de la implantación de células madre no tiene que ser estimulado para activar las áreas dañadas del cerebro, y por tanto las funciones cognitivas en las que participan; mi sospecha personal es que esta inversión corre el riesgo de no ser aprovechada por completo, especialmente si entonces la persona se somete a una rehabilitación mecánica compuesta por movilización pasiva y activa, estiramiento y fortalecimiento muscular.

El papel de la neurogénesis comenzó a aclararse con esas contribuciones científicas, lo que puso de relieve la necesidad de aprender nuevas aptitudes que requieren la organización de ciertas funciones cognitivas, especialmente las que se utilizan para el aprendizaje y la gestión de la información espacial.

THE KNOWLEDGE

También a finales de los años 90, la neurocientífica Eleanor Anne Maguire publicó una investigación muy interesante sobre los cambios estructurales en el hipocampo humano. Como ya se ha señalado en estudios anteriores, se confirmó la importancia del hipocampo para la capacidad de orientación espacial, así como del lugar de la neurogénesis. Maguire se preguntó entonces quién de los humanos había desarrollado más estas habilidades. ¡Taxistas! Pero no cualquier taxista, la investigadora irlandesa dirigió su atención a los taxistas de Londres. El examen para obtener la licencia de taxista en Londres es uno de los más difíciles del mundo, se llama "The Knowledge" (El Conocimiento). El examen toma un promedio de dos años de estudio para dominar miles de lugares y calles de la capital británica. Maguire demostró un aumento del volumen de materia gris en la parte posterior del hipocampo en los taxistas experimentados, en comparación con el grupo de control de los no taxistas. Una vez más, el aprendizaje se convirtió en sinónimo de plasticidad.

A estas alturas ya habían transcurrido tres cuartos de siglo desde la sentencia de Santiago Ramón y Cajal sobre la inmutabilidad del sistema nervioso central, pero su grandeza le había llevado a no excluirlo a priori, de hecho decía que demostrar lo contrario sería tarea de la ciencia del futuro y como él había previsto, así fue. Fue un proceso de superación del dogma que ciertamente no fue sencillo y que sigue vivo hoy en día, especialmente en el mundo clínico. Por diversión definió como "neuroplanistas" a aquellos clínicos que persisten en negar la plasticidad del cerebro también en términos de la posibilidad de generar nuevas neuronas, la referencia lúdica a los terraplanistas, quiere crear un paralelismo entre dos temas, el de la tierra plana y el del cerebro inmutable, que tienen sus raíces en dogmas vinculados a períodos históricos en los que la ciencia no fue capaz de producir tesis suficientemente fuertes para demostrar lo contrario. En los últimos años, con placer, cada vez es menos frecuente que presencie declaraciones que nieguen la plasticidad del cerebro, pero sigo notando una cierta insistencia en una acción terapéutica mecánica contra aquellos que han sufrido una lesión cerebral y todavía no consideran la necesidad de ofrecer una experiencia rica en aprendizaje capaz de potenciar todas las propiedades plásticas de nuestro sistema nervioso central. Una de las razones por las que en la rehabilitación del paciente con apoplejía seguimos viendo terapias dirigidas al músculo o a los reflejos y no al cerebro y sus funciones, podría estar dada precisamente por el retraso del mundo clínico en asimilar la posibilidad de que el cerebro pueda cambiar si se ve envuelto en experiencias que requieren la activación de procesos cognitivos. Es evidente que todavía estamos en una fase en la que los conocimientos sobre la neurogénesis no permiten comprender exactamente su papel en la recuperación después de un derrame cerebral y, sobre todo, cómo facilitar el nacimiento de nuevas neuronas y su supervivencia. Aunque todavía necesitaremos muchas investigaciones extraordinarias como las que acabamos de describir, podemos subrayar con firmeza la insuficiencia de las frases que a menudo se dan a la ligera a los pacientes y familiares en relación con la muerte cerebral y el hecho de que las neuronas no renacen. No he tenido más contacto con el Sr. Alessio y han pasado casi veinte años desde el día de su solicitud. Espero de verdad que haya seguido explotando la plasticidad de su cerebro durante estos años y que de alguna manera reciba mi agradecimiento por haberme estimulado a profundizar mis conocimientos sobre un tema tan fascinante como la neurogénesis.

3. EL CUERPO EN EL CEREBRO

No hace falta aspirar a ser pequeños
ortopedistas o pequeños neurólogos,
sino grandes rehabilitadores

S. M. G. Vinciguerra

Ha llegado el día del examen de beca: a la entrada de la clínica se encontraban muchos candidatos esperando, procedentes de toda Italia y algunos también de España y Alemania. Existía una atmósfera cargada de adrenalina, ese aire eléctrico que impregna los pasillos de la universidad antes de cada examen. No estaba nervioso, a diferencia de ellos, ya estaba seguro de mi resultado, que sin duda habría sido negativo. Después de todo, ese mes de reemplazo no había ido tan mal y esto fue un plus, pero no hubiera sido suficiente para cubrir todo el vacío de conocimiento que llenó mi mente ese día. ¡Los demás, sin embargo, estaban preparados! Los escuché repasar mencionando términos de los que nunca oí hablar, conocimiento que no olvidaba por la ansiedad del examen, pero que no formaban parte de mi saber.

El examen oral era con el Prof. Perfetti o con uno de los coordinadores de estructura. Era mi turno, entré en la sala de exámenes: me acaba de pasar el profesor Carlo Perfetti.

En los cuatro meses que duró la pasantía existieron muchas oportunidades de conocer a Perfetti e incluso de hablarle directamente, pero esta vez se trataba de tener una entrevista presencial. La adrenalina que se sentía en el aire era la tensión por el examen, la mía en cambio estaba más ligada a la emoción por la oportunidad de tener un intercambio directo con un hombre que estaba arrastrando solo todo el mundo de la rehabilitación en un nuevo renacimiento. En esos cuatro meses de pasantía, viendo la naturaleza del enfoque neurocognitivo en la práctica, sin duda había cultivado la creencia de que independientemente del resultado del examen, toda mi futura existencia profesional estaría dirigida al estudio de la teoría neurocognitiva. Perfetti en ese momento tenía poco más de sesenta, pero con una energía adolescente explosiva. Había leído todos sus libros, todos sus artículos, había visto todos los videos disponibles de sus lecciones. Pasa a apasionarse por un autor del pasado, como un filósofo, un matemático, un científico y fantasear cómo habría sido en vivo, qué efecto habría tenido poder conocerlo en persona y poder hablar con él, quizás precisamente la investigación que lo hizo grande. Lo extraño del momento en que me acerqué al escritorio donde estaba sentado Perfetti es que estaba a punto de suceder. Un estudiante de filosofía podría haber sentido el mismo efecto al sentarse frente a Kant y un entusiasta de las matemáticas con Isaac Newton. Para un fisioterapeuta como yo, en ese momento, ser examinado por Perfetti tenía el mismo valor, con la diferencia de que no era un sueño, ¡era cierto!

Me acababa de sentar y Perfetti, casi escondiendo una sonrisa burlona pero afectuosa, esa sonrisa de quien está a punto de hacer una pregunta punzante, comienza el examen diciendo:

«Bueno Sarmati»

Aquí, lo pensé: estaba a punto de soltar la pregunta que me habría hecho quedar mal para la que ya me había preparado en los días anteriores. ¿Quién sabe qué parte desconocida del Sistema Nervioso Central me va a preguntar o de qué proceso neurofisiopatológico ligado a los problemas del paciente hemipléjico querrá una explicación? Ya me había preparado para pelear la batalla que más bien consideraba perdida cuando Perfetti hizo su pregunta. Una pregunta que te hubiera gustado repetir dos veces, porque cuando la escuchaste, la primera parece demasiado absurda para ser verdad, tan extraña que te hace dudar de que la entendiste. De hecho, en esos meses había aprendido a conocer algunas características del profesor, su investigación no estaba cristalizada solo en ramas específicas de la rehabilitación como la neurofisiología y la neuroanatomía, sino que abarcaba todos los campos del conocimiento. Supo captar algo en todas las disciplinas que le hablaban de rehabilitación, podía aprender de un cuadro de Pontormo o de una estatua de Miguel Ángel y quizás sea precisamente esta sensibilidad por el arte lo que lo convirtió en un personaje increíble a mis ojos del que era imposible no ser atraído magnéticamente.

«Entonces, Sarmati, ¿por qué el capítulo treinta y tres del Pinocho de Collodi tiene algún significado para los involucrados en la rehabilitación?»

La pregunta puede sonar absurda ya que para ese examen todos nos preparamos sobre neurología y los principios de la teoría neurocognitiva, pero a lo que todavía no sé cómo dar una explicación, el hecho aún más absurdo de la pregunta de Perfetti en sí, fue que ¡Yo sabía la respuesta! Cada ocasión en la que hablaba el Prof., fuese el recorrido médico del miércoles, ya fuera un simple intercambio de circunstancias en el pasillo o en el ascensor, Perfetti siempre dejaba una pista o un detalle que te enriquecía o intrigaba, obligándote a profundizar. Por eso estoy seguro de que ya había escuchado la anécdota del capítulo treinta y tres de Pinocho en una de esas fugaces circunstancias.

Pinocho es un best seller mundial, con millones de copias vendidas y no hay persona en el mundo que no conozca la historia del títere que quiso ser niño, o conocer a Pinocho porque tal vez viste la caricatura de Walt Disney para entender cuál era el valor. Sin embargo, entre haber visto la caricatura de Walt Disney y entender cuál es el valor histórico-científico del capítulo treinta y tres hay mucha diferencia. Otro golpe de suerte, en los meses anteriores había interceptado una anécdota o una conversación en la que el Profesor hablaba sobre esto e intrigado, fui a releer Pinocho, porque simplemente no recordaba este detalle de la película de Disney.

En este capítulo Pinocho se había convertido en burro en la tierra de los juguetes y había sido vendido al dueño de una compañía de payasos. Se suponía que Pinocho, frente a una audiencia, actuaría en bailes de circo y aventuras y el propietario lo estaba presentando al público. Precisamente en esta presentación Perfetti interceptó la referencia histórico-científica de Carlo Collodi. Esto es lo que pasó:

«¡Mis respetables espectadores! No me quedaré aquí para mentirles sobre las grandes dificultades que he reprimido para comprender y subyugar a este mamífero, mientras pastaba libremente de montaña en montaña en las llanuras de la zona tórrida. Observe, por favor, cuánto juego exuda de sus ojos, ya que todos los medios para domesticarlo para la vida de cuadrúpedos civiles han sido vanos, he tenido que recurrir varias veces al dialecto afable del látigo. Pero toda mi bondad, en lugar de hacerme como él, ha capturado más mi alma. Sin embargo, siguiendo el sistema de Gall, encontré en su cráneo una pequeña carta ósea, que la propia Facultad Médica de París reconoció como el bulbo regenerador del cabello y la danza pírrica. Y para eso quería enseñarle el baile, así como los relativos saltos de los círculos y barriles forrados de papel. ¡Admírenlo!»

Mi respuesta fue:

«Profesor, es importante porque Collodi menciona al médico alemán Franz Joseph Gall que es el padre de la doctrina frenológica. Debemos el desarrollo de la neurociencia moderna a sus intuiciones».

Perfetti estaba complacido con la disposición, pero no sorprendido de que yo supiera la respuesta a esa pregunta absurda. No hubo necesidad de decir nada más, mi examen terminó y comenzó lo que para mí sigue siendo uno de los espectáculos más hermosos que he presenciado en mi vida: una lección magistral sobre el desarrollo del conocimiento relacionado con las representaciones corticales del cuerpo y acción de la que yo era el único espectador privilegiado.

De niño mi padre me decía que tenía el boceto de las matemáticas y al tocarme el cuello de hecho, en la región occipital, sentí una protuberancia ósea, un boceto como él decía y para burlarse de mí dijo que era una característica del cráneo de quienes está predispuesto a hacer recuento y como en la descripción del director de la compañía de payasos de Pinocho, también en ese caso se hizo referencia a la doctrina frenológica de Gall. El médico alemán que vivió entre los siglos dieciocho y diecinueve, fue el impulsor de una serie de hipótesis que habrían tenido un impacto decisivo e indeleble en el desarrollo del conocimiento sobre el funcionamiento de nuestro cerebro.

DEL BOCETO DE MATEMÁTICAS AL SUICIDA

Yo poseía el boceto de las matemáticas y Pinocho la carta ósea de la danza: facultades y habilidades vinculadas al intelecto, pero que de alguna manera se encuentran en las características del cráneo. Según Gall, de hecho, las facultades intelectuales residían en áreas específicas de nuestro cerebro y su desarrollo podría reflejarse en la conformación de la superficie ósea suprayacente. Hoy sonreímos ante tan extraña hipótesis, pero no debemos olvidar que estamos hablando de un estudioso nacido hace más de dos siglos y medio. La historia de la ciencia que permitió a Gall este notable salto intuitivo fue larga y turbulenta. Pensadores de todas las edades, fascinados por el tema del nacimiento y el asiento de la consciencia, han ofrecido su aporte para que hoy podamos hablar de procesos cognitivos. Hace miles de años, los egipcios durante el proceso de momificación extrajeron el cerebro porque se consideraba un órgano insignificante, a diferencia del corazón, reconocido en cambio como la sede de la consciencia y la inteligencia. Esta visión cardiocéntrica se mantuvo hasta el 500 a. C. cuando los primeros anatomistas griegos comenzaron a identificar el cerebro como la sede del alma, la mente, el pensamiento, la percepción y la comprensión. Desde hace varios siglos esta nueva visión cerebrocéntrica ha ido acompañada de la cardiocéntrica que aún disfrutaba de sus partidarios y no nos puede sorprender demasiado porque cuando pensamos en ello, el corazón es un órgano extraordinario, cuyo latido continuo lo convierte en el candidato ideal para asumir el papel de asiento de la mente. Posteriormente, los estudios de fisiología que también vieron a Galeno de Pérgamo entre los protagonistas, comenzaron a elaborar una visión sistémica según la cual las funciones psíquicas del individuo eran guiadas por un espíritu animal, un soplo vital que animaba la acción del hombre.Por eso las intuiciones de Franz Gall, aunque en algunos aspectos aparentemente extravagantes, para otros fueron fundamentales para el desarrollo posterior del estudio de las funciones cerebrales. Gall no solo localizó las diversas funciones cerebrales en diferentes áreas del cerebro, sino que vinculó su desarrollo a una modificación de su morfología. Era una teoría muy moderna, sin embargo no fue aceptada por el mundo académico debido al extraño aspecto según el cual el estudio de la forma del cráneo podía permitir identificar el desarrollo mental del sujeto.

Jean-Baptiste Bouillaud, médico francés de principios del siglo XIX, procedió en la misma dirección que Gall, la relativa a la localización de las funciones cerebrales, añadiendo también el concepto de asimetría de los hemisferios cerebrales, es decir, que los hemisferios cerebrales no necesariamente expresaban las mismas funciones. Bouillaud, por un lado, reconoció parcialmente el valor de las contribuciones neuroanatómicas de Franz Gall, mientras que por el otro también se opuso a algunos conceptos de su doctrina frenológica, definiéndola incluso como una pseudociencia más cercana a la astrología que a la medicina.

Bouillaud tenía un yerno, Ernest Aubertin, que prosiguió sus estudios con vigor y brillantez. Aubertin, también médico, apoyó la diferencia de roles entre los lóbulos anterior, medio y posterior del cerebro, según él, entre las funciones de los lóbulos frontales, estaba la articulación de la palabra. La ciencia también se compone de eventos inusuales, aleatorios, locos, por decir lo menos y lo que voy a contar es solo uno de ellos.

Un acontecimiento atrevido que, sin embargo, ayudó al médico francés a confirmar sus tesis. Aubertin estaba de servicio en el hospital parisino Saint-Louis cuando un hombre fue trasladado de urgencia al hospital después de que un disparo le explotara una parte del cráneo. El hombre había intentado suicidarse disparándose en la cabeza, pero el resultado fue sólo el de haber descubierto el cráneo y haber dejado el cerebro intacto y a la vista. El aspirante suicida estaba increíblemente vivo y alerta y Aubertin, que estaba con este hombre cuyos lóbulos frontales estaban visibles y al alcance, no pudo contener la tentación.

No era el cadáver habitual para diseccionar ni un animal sin el don de la palabra, ¡aquí Ernest tuvo una oportunidad única! Esos lóbulos frontales estaban frente a él, desnudos e indefensos, además el paciente se presentaba alerta, con capacidades cognitivas no afectadas y capaz de hablar. Una oportunidad que no podía desaprovechar, por lo que mientras lo interrogaba, con el lado plano de una espátula quirúrgica, ejerció una leve presión sobre el lóbulo frontal del aspirante suicida que no perdió el conocimiento y ni siquiera demostró parálisis, pero cuando el tejido cerebral de los lóbulos frontal sufrió la presión, el paciente dejó de hablar, rompió las palabras. La víctima murió a las pocas horas, pero se convirtió, a su pesar, en evidencia directa de la participación de los lóbulos frontales en la producción del habla. Una demostración que, sin embargo, pasó desapercibida por la comunidad científica, hasta las aportaciones ofrecidas por el más famoso y reconocido Paul Broca.

TAN Y LELÓ

Broca era un cirujano que conocía y compartía los estudios de Bouillaud y Aubertin y tuvo la suerte de recibir a un paciente que pronto haría historia: Monsieur Leborgne. Conocido por todos como Tan porque era la única palabra que podía pronunciar y la usaba como paspartú; siempre respondía a cada pregunta con el habitual "tan-tan", cambiando también la entonación si era necesario.

Todo sucedió en unos pocos días, de hecho Broca conoció a Tan solo una semana después del loco experimento del suicida de Aubertin y, entre otras cosas, fue el propio Aubertin quien ayudó a Broca en el manejo clínico de Tan, quien murió después de solo una semana. Durante la autopsia, Broca descubrió en el cerebro de Leborgne una lesión que afectaba al lóbulo frontal izquierdo y, sin embargo, fue particularmente cauteloso para exponerse inmediatamente a favor o en contra de la tesis "localizacionista", limitándose a afirmar que era razonable creer que la pérdida del habla podría ocurrir tras la lesión de uno de los dos lóbulos frontales. Solo unos meses después, Broca conoció a un segundo paciente que compartiría un lugar especial con Tan en el *salón de la fama* de los casos clínicos más importantes de la historia de la neurociencia: Monsieur Leló. También en este caso el paciente fue llamado usando su propia distorsión lingüística, Leló era en realidad su forma de pronunciar su propio nombre: Lelong. Además de su nombre, el paciente del médico francés también pronunció otro puñado de palabras, como *oui* (si), *non* (no), *trois* (tres, que entre otras cosas usó indiscriminadamente para todos los números) y *toujour* (siempre). Leló también murió pocos días después de conocer al científico y también en su caso Broca, procediendo a la autopsia, detectó una vez más una lesión en la parte inferior del lóbulo frontal. La ocurrencia de estos dos famosos casos y decenas de otros que se han sucedido a lo largo de los años de su carrera, ha permitido a Broca poder confirmar con cada vez mayor firmeza, que la región inferior del lóbulo frontal juega un papel clave en la articulación del habla. Esta área ahora toma su nombre: Área de Broca y el trastorno del lenguaje asociado también se llama Afasia de Broca. Fue muy generoso y cariñoso con las generaciones futuras, de hecho, inmediatamente se aseguró de que los cerebros de sus pacientes no fueran dañados por los exámenes, haciendo así un análisis exhaustivo de la superficie, pero evitando inspecciones internas. Esta amable atención ha permitido a estudiosos como Nina Dronkers, investigadora de la Universidad de California, estudiar los hallazgos de los dos famosos pacientes, sometiéndolos a una resonancia magnética de alta resolución, descubriendo un hecho muy interesante. En realidad, después de unos 150 años, los investigadores se dieron cuenta de que lo que ahora llamamos comúnmente el área de Broca estaba sólo parcialmente involucrada y, en cualquier caso, además de otras regiones del cerebro. De hecho, la lesión de Tan salvó la parte posterior del área de Broca, mientras que la lesión en el cerebro de Lelong salvó la parte anterior y en ambos casos la lesión se extendió profundamente. Por este motivo, la conclusión de la investigación fue que una lesión aislada del área identificada por Broca como posible responsable de la pérdida del habla, en realidad, conduciría a una alteración transitoria de la producción verbal y no persistente y repentina ya que sugeriría una lesión mayor de tejido cerebral. El análisis fue realizado por los investigadores utilizando modernas técnicas de imagen, sin embargo, no afecta en lo más mínimo la colosal contribución que ofrece la obra de Paul Broca. Su valor adquiere aún más importancia porque estos estudios tuvieron lugar en un período histórico muy particular, cuando tomar una posición científica sobre temas delicados como la localización de las funciones mentales en el cerebro no era nada fácil. Broca, con extrema inteligencia, tomó el hilo de la ciencia de la mano y lo acompañó en una dirección que luego permitiría nuevos descubrimientos fantásticos sobre las representaciones cerebrales de las funciones cognitivas del ser humano.

El médico alemán Theodor Meynert planteó la hipótesis de una distinción entre las partes anterior y posterior del sistema nervioso, la primera involucrada en roles motores, mientras que las otras asignadas a tareas sensoriales. El área de Broca era crucial para la producción del habla desde un punto de vista motor, luego habría existido una región cuyas funciones habrían jugado un papel sensorial. Partiendo de este supuesto, Carl Wernicke investigó e identificó el área que aún hoy lleva su nombre y que ofrece aportes fundamentales para la comprensión del lenguaje y se ubica en la porción posterior de la circunvolución temporal superior. Si la afasia de Broca asume alteraciones aparentemente más evidentes en el lado productivo y por ello también es definida como afasia motora, la afasia de Wernicke en cambio adquiere características más sensoriales, ligadas a la comprensión y no a la producción del lenguaje que en cambio puede resultar incluso fluido.

Gracias a estos ilustres aportes, el siglo XIX se cerraba con la posibilidad de intuir que el lenguaje, esta extraordinaria propiedad del ser humano, tenía una representación en el cerebro. A la luz de estos aportes hace ya más de un siglo, hubiera sido simplista pensar que el lenguaje podría recuperarse actuando solo sobre las partes físicas que producen visiblemente sonidos como: labios, dientes, paladar y lengua, sin involucrar las funciones cerebrales que de manera orquestada permite al ser humano dar sentido a las palabras, construir un pensamiento e interactuar con sus semejantes en los más diversos contextos. Aunque en algunos casos raros la rehabilitación del habla del paciente afásico se limita a requerir hacer muecas en el espejo, soplar una bola de papel y sostener un lápiz en equilibrio doblando el labio superior contra la nariz, es evidente la necesidad de participación cognitiva y no solo física para la recuperación de esta función. Esta asociación aparentemente mucho más lógica con respecto al lenguaje, sin embargo, es más compleja de entender que el problema de la alteración del movimiento del cuerpo, sin embargo, incluso en la búsqueda del cuerpo en el cerebro, en los últimos siglos hemos sido testigos de algunos descubrimientos emocionantes.

LOS MAPAS DEL CUERPO

El médico británico Hughlings Jackson, que siempre rechazó cualquier implicación metafísica en la fisiología humana, afirmó que algunas regiones de la corteza cerebral poseen funciones motoras, tal como sugirió Broca para los movimientos relacionados con el habla. Según Jackson, incluso los delicados movimientos de las manos estaban bajo el control inmediato de la mente. Jackson, al estudiar la epilepsia, pudo formular la hipótesis de una representación del cuerpo que tenía una organización espacial precisa en el cerebro. Llegó a esta conclusión observando a sus pacientes epilépticos que durante sus convulsiones se afectaban varias partes del cuerpo en el temblor característico. Jackson observó que había una secuencia específica de participación de partes del cuerpo. A partir de esto, el médico pudo hipotetizar la presencia en nuestro cerebro de distintas áreas que representaban las diferentes partes del cuerpo y que estas áreas tenían una distribución muy precisa. Nació una primera hipótesis de representación somatotópica del cuerpo, que es un mapa en el que un punto específico del cerebro correspondía a un punto específico del cuerpo. Al mismo tiempo, Fritsch e Hitzig pudieron por primera vez evocar movimientos de diferentes partes del cuerpo estimulando la corteza del perro con corriente eléctrica, demostrando que la corteza contiene centros motores. Ferrier aplicó la misma línea de investigación a primates superiores, pero en lo que respecta a los humanos, los estudios de estimulación cerebral en pacientes vivos aún no se habían reproducido. Hasta el famoso caso de Mary Rafferty, la joven irlandesa cuya increíble historia y los atrevidos experimentos a los que fue sometida despertaron no pocas sospechas y recriminaciones en la comunidad científica de la época. Estamos en Ohio en 1874 y la historia que sigue recuerda mucho al episodio de

Ernest Aubertin, el médico que estimuló el cerebro del aspirante suicida con una espátula.

María, de niña, cayó al fuego y se quemó el cabello que nunca volvería a crecer. Durante algunos meses también había sufrido una úlcera en el cuero cabelludo que había dañado dramáticamente su piel. Lo increíble es que incluso el cráneo de la pobre niña fue erosionado por la úlcera y como lo describe Roberts Bartholow, protagonista del controvertido experimento:

«Las pulsaciones del cerebro eran claramente visibles».

Obviamente, el tejido cerebral expuesto sin la protección del cráneo y la piel sufrió una nueva infección. Bartholow tenía ante sí una oportunidad única en la vida. Mary no tenía trastornos neurológicos, estaba alerta, consciente y su cerebro estaba expuesto. El Dr. Bartholow, con el consentimiento del paciente, procedió a reproducir las estimulaciones eléctricas que sus colegas tenían hasta ese día administradas sólo a sujetos animales. Los estímulos realizados por el médico de Maryland produjeron respuestas motoras específicas de las distintas partes del cuerpo, una vez que se movía un brazo, otra una pierna y luego el cuello. Esto confirmó la hipótesis de que en el cerebro había regiones específicas en las que el cuerpo y sus movimientos estaban representados en ellas. Sin embargo, durante las sesiones María presentó enfermedades, ataques epilépticos y también entró en un estado de coma temporal del que la joven despertó. Bartholow, sin embargo, continuó sus experimentos durante unos días, luego, lamentablemente, la valiente mujer murió. Este experimento fue inevitablemente objeto de acusaciones por parte de la Asociación Médica Estadounidense de la que, entre otras cosas, el médico era miembro. Roberts Bartholow escribió una nota en "The British Medical Journal" para hablar sobre el asunto en el que lamentó el desafortunado resultado del juicio y estuvo de acuerdo en la gravedad del procedimiento incluso ante el empeoramiento de la condición del paciente, pero brindando el consentimiento informado como atenuante de la paciente al juicio y la gravedad de su estado que, según él, aún conduciría a su muerte. Además, en su defensa señaló que hasta ese momento no existía evidencia científica sobre la nocividad de los estímulos eléctricos sobre el tejido cerebral. El descubrimiento de Bartholow, sin embargo, aparentemente superó las críticas recibidas de la comunidad científica, tanto que recibió el nombramiento de profesor emérito en el Jefferson Medical College de Filadelfia. La historia de la investigación sobre las representaciones corticales del cuerpo en el cerebro está, por tanto, marcada por cambios de paradigma, posiciones valientes de hombres que creían en sus propias ideas, pero también por experimentos imprudentes, realizados por el deseo de conocer a toda costa el funcionamiento de nuestros cerebros. Hablando de falta de escrúpulos y valiente experimentación, llegamos a una etapa fundamental de avance en el campo de las representaciones corticales del cuerpo: la aportada por el cirujano canadiense Wilder Penfield. Penfield y Boldrey publicaron los resultados de su investigación en la revista Brain en 1937. Sus estudios accedieron con fuerza en la historia de la neurociencia. Penfield también procedió a experimentar con estimulación eléctrica en los cerebros expuestos de sujetos humanos despiertos, pero no fue una coincidencia como el caso de sus predecesores Aubertin y Bartholow, porque los casos que se sometieron al experimento fueron 163 en total. Un estudio mucho más amplio y, como veremos, también tiene un impacto inequívoco en el panorama científico, que resuena con fuerza hasta el día de hoy. Los mismos autores se declararon sorprendidos por la inesperada respuesta de los sujetos que, tal y como escriben en su artículo, definen: «Valientes y pacientes en soportar el calvario del experimento». Afortunadamente, la técnica de estimulación había evolucionado a lo largo de los años y esto permitió a los investigadores estimular pacientemente las partes del cerebro a través de la cisura de Rolando: la parte anterior, la sección frontal que ofrece más contribuciones motoras y la parte posterior que tiene un carácter principalmente sensorial. La estimulación puntual de la corteza cerebral permitió a los autores identificar un mapa bastante preciso de las representaciones del cuerpo, tanto en las áreas motoras como sensoriales. Cada vez que estimulaba eléctricamente un punto específico, registraban la respuesta motora del paciente y cualquier sensación percibida. A veces, podían notar un movimiento del pulgar y, a veces, el paciente informaba de la sensación que percibía en una parte del cuerpo, como un sabor con la lengua. Pacientemente, caso por caso, los investigadores observaron las respuestas motoras y las sensaciones experimentadas por los sujetos. Por tanto, el resultado fue tener un mapa del cuerpo disponible en el cerebro. Wilder Penfield y Edwin Boldrey encontraron que algunas partes del cuerpo, como la mano y la lengua, disfrutaban de una mayor área de superficie en el cerebro, cuya estimulación hacía que se moviera o pudiera evocar sensaciones. Este tamaño más grande de los mapas cerebrales de algunas partes del cuerpo fue parte de una interpretación razonable de la importancia de estas regiones corporales para el ser humano. A nivel intuitivo, cada uno de nosotros es capaz de afirmar que la mano tiene un valor sensorial mayor que otras partes del cuerpo, con la mano somos capaces de realizar apretones muy refinados, por esta razón apareció la distribución de las representaciones tal como se fue configurando. inmediatamente razonable y juntando así todos los resultados, los investigadores dieron vida al Homúnculo: una verdadera criatura grotesca que nada tiene que envidiar a la generada por el Dr. Frankenstein de Mary Shelley. Un homínido en el que, según los autores, las proporciones del cuerpo reflejaban la extensión de las áreas cerebrales a las que respondían. Desde un punto de vista conceptual, la visión homuncular que aquí ve el cuerpo representado punto por punto en la corteza cere-

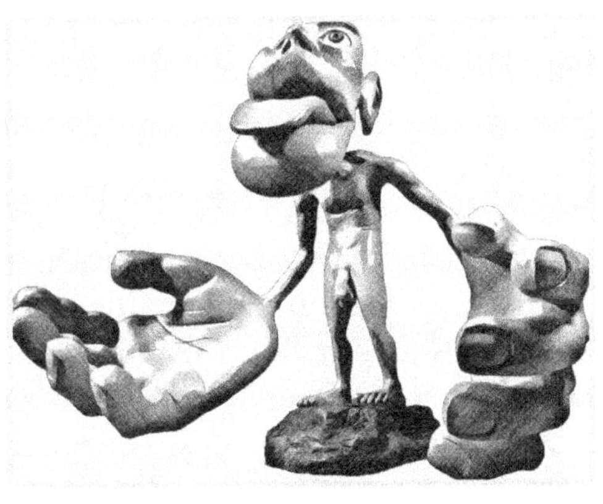

bral, habría dominado la imaginación clínica, científica, académica y popular durante muchos años. Es un modelo gráfico inmediatamente comprensible que suscita sugerencias obvias, pero como todo descubrimiento increíble, este de Penfield y Boldrey también estaba destinado a dar paso a nuevas adquisiciones increíbles.

MÁS ALLÁ DEL HOMÚNCULO

Confieso que fue una verdadera sorpresa cuando descubrí que el homúnculo de Penfield era un avance ligado al pasado. Y que en los años siguientes se habían producido nuevos conocimientos al respecto que cambiaron totalmente la forma de interpretar los mapas cerebrales del cuerpo. Me sorprendió porque durante las clases universitarias, parecía que el homúnculo de Penfield era la verdad, la forma en que se representa el cuerpo en el cerebro y no una de las etapas de la ciencia que ya habían dado paso a nuevos descubrimientos. Vinciguerra fue el único que nos habló del cerebro de una manera totalmente diferente, insinuando una superación de ese rígido paradigma, sin embargo, mientras tanto los estudiantes escuchamos las lecciones de muchos otros profesores al almacenar toda la información en compartimentos estancados de nuestra memoria sin dar vida a un análisis crítico de todos los contenidos tomados en conjunto. Descubrir más tarde lo que sucedió después de los estudios de Penfield en 1937 fue en parte desestabilizador para mí, pero al mismo tiempo emocionante porque las nuevas contribuciones permitieron al rehabilitador equiparse con herramientas más afiladas para su trabajo con el paciente. El hecho de que nadie en mi carrera, aparte de Vinciguerra, hubiera destacado formalmente la investigación posterior a la del homúnculo de Penfield, nos hace reflexionar sobre algunos aspectos. El primero es que probablemente debido a las responsabilidades a las que está llamado el fisioterapeuta, tres años de estudio para poder luego ejercer la profesión pueden resultar insuficientes. Los alumnos y los profesores deberían disponer de más tiempo para seguir un programa más amplio. La segunda es que en ocasiones el conocimiento adquirido en el mundo científico lucha por filtrarse con la puntualidad adecuada incluso en el mundo académico.

El propio Penfield durante sus sesiones de estimulación eléctrica del tejido cerebral había notado algunos datos curiosos. Algunas partes del cuerpo respondieron a la estimulación de múltiples puntos de la corteza cerebral; era una rareza que de alguna manera no coincidía del todo con el mapa preciso que estaba tomando forma. Si cada punto específico del cerebro se conectaba directamente a un punto específico del cuerpo, ¿por qué había varios puntos dedicados a la misma parte del cuerpo en la corteza? Una concepción que veía al cerebro como el teclado de un piano cuyas teclas al presionarlas producían un sonido específico, no podía explicar por qué la evolución había predispuesto a que dos teclas diferentes, incluso distantes entre sí, produjeran el mismo sonido. Una pregunta a la que en ese momento la comunidad científica aún no podía ofrecer una respuesta, que solamente se obtuvo después de unos 40 años con un nuevo descubrimiento espectacular.

Strick y Preston, a partir de 1978 en su famosa serie de estudios confirmaron las incertidumbres que en los años posteriores al nacimiento de la criatura de Penfield fueron creciendo paulatinamente. Los científicos estadounidenses descubrieron que en la corteza del mono había dos representaciones distintas de los dedos y la muñeca. El homúnculo representaba un mapa del cuerpo presente en el cerebro, y cada parte del cuerpo respondía a una estimulación de un área específica de la corteza, algunas partes del cuerpo reaccionaban a una región más grande y por esta razón las proporciones del homúnculo parecen grotescas. Sin embargo, el descubrimiento de Strick y Preston desafió esta topografía exacta del cuerpo en el cerebro, porque en la corteza motora los autores habían encontrado dos regiones distantes que representaban la misma parte del cuerpo: específicamente dos regiones que respondían a los dedos y dos regiones a la muñeca. Esta doble representación era el misterio por resolver. La imagen aportada por Penfield, aunque para él también era una simplificación que no podía explicar por completo la organización de la corteza motora, ofrecía al mismo tiempo una comprensión inmediata de cómo se representaba el cuerpo en la corteza. Estas dos regiones descubiertas por Strick y Preston, capaces de producir los mismos movimientos en los dedos y la muñeca, según los autores, quizás podrían haber sido responsables de conductas motoras adecuadas para diferentes contextos. Los científicos fueron más allá para comprender el significado de esta doble representación asumiendo que la corteza motora recibe impulsos sensoriales tanto de la piel como más profundamente de las articulaciones. La piel, como podemos imaginar, se encarga de la información táctil mientras que las articulaciones de las relativas al movimiento y posición de nuestro cuerpo en el espacio (cinestésica). Así que cambiaron el rumbo de la investigación, esta vez en lugar de estimular el cerebro y observar las respuestas en el cuerpo, estimularon el cuerpo y registraron lo que estaba sucediendo en el cerebro. La estimulación se realizó utilizando estos 2 canales sensoriales distintos: el táctil al tocar la piel con un objeto y el cinestésico moviendo las articulaciones del mono. De esta manera, los autores finalmente entendieron el motivo de esta doble representación del cerebro: el área del cerebro que se ubicaba más posteriormente, respondía a la información táctil proveniente de la piel mientras que la más anterior respondía a la información cinestésica proveniente de las articulaciones en movimiento. Fue un descubrimiento revolucionario. Es importante subrayar de inmediato cómo una región del cerebro, definida como el área motora, también es susceptible a la información sensorial entrante. Además, este estudio nos ayuda a comprender que la acción no es solo movimiento. Según el modelo de referencia homuncular generado por los descubrimientos de Penfield, los mapas cerebrales se asemejaban a las teclas de un piano donde al presionar una se produce un sonido específico, por lo que la activación de una región específica del cerebro fue capaz de generar un movimiento específico del cuerpo. Mientras que el descubrimiento de Strick y Preston ofreció una visión más compleja del movimiento, donde la información tenía un significado extraordinario y las representaciones corticales ya no se veían como mapas del cuerpo, sino como áreas donde el cuerpo está representado junto con la información que se encuentra en administrar durante diferentes acciones.

Cuando el fisioterapeuta se encuentra con su paciente, se topa con un cuerpo en mal estado, un cuerpo paralizado que se mueve mal. Penfield nos ayudó a entender que el cuerpo del paciente no es solo lo que vemos y podemos tocar, sino también su representación en el cerebro, por lo que en el momento en que el rehabilitador tiene que recuperar una muñeca, además de considerar la que se puede ver y tocar, también tendrá que tomar en cuenta la que está presente en el cerebro. Strick y Preston, sin embargo, ayudaron al fisioterapeuta a comprender que no solo se debe considerar aquella que reside en el cerebro, sino también que esta representación no es estrictamente física y responde a información diferente y que recuperar un movimiento de la muñeca no garantiza que ese movimiento pueda ser utilizado en diferentes contextos. Si antes se pensaba que podía ser suficiente con poner en marcha un ejercicio de rehabilitación moviendo pasivamente la muñeca del paciente o solicitando su movimiento haciéndole hacer numerosas repeticiones, siguiendo los descubrimientos de Strick y Preston comenzaba a comprender que esto ya no sería suficiente. El área motora no solo era motora, sino que también respondía a diversas informaciones sensoriales, por lo que el uso de la percepción del paciente dentro del ejercicio terapéutico se volvería fundamental.

El descubrimiento de Strick y Preston de una doble representación del cuerpo en la corteza motora que respondía a varios estímulos sensoriales cambió las cartas sobre la mesa para los involucrados en la rehabilitación. Pero como se esperaba, esas mismas cartas fueron barajadas nuevamente por otro descubrimiento increíble. Harry J. Gould III, un investigador estadounidense, de hecho, al estimular la corteza motora del mono no solo había encontrado las dos áreas mencionadas por Strick y Preston, sino que además había encontrado otras 5 para los dedos y otras 11 para la muñeca. Ya no es una representación punto por punto como lo reveló Penfield en el 1937, pero ni siquiera una representación doble como la identificada por Strick y Preston. Por tanto, Gould identificó múltiples representaciones de cada parte del cuerpo. Estaba presente una cierta disposición que reflejaba la topografía del cuerpo, pero la conformación de los mapas según Gould podría explicarse mejor con el término mosaico donde, no necesariamente estimulando dos partes adyacentes del cerebro, dan como resultado la respuesta de dos partes adyacentes del cuerpo. La zona que produce las respuestas del tronco podría unirse directamente a la del tobillo o la muñeca sin seguir necesariamente la disposición anatómica de las partes del cuerpo. Si mientras estoy sentado tengo que tomar la taza de café que está al otro lado de la mesa, seguro tendré que involucrar la mano para el agarre, el codo para romper la distancia que me separa del objeto y con el tronco me estiro, mientras mis pies tendrán que gestionar el cambio de peso en su superficie porque la misma acción requiere la participación simultánea de varias partes del cuerpo, aunque estén alejadas unas de otras. La visión homuncular nos permite imaginar la corteza motora como un conjunto de centros y vías dedicadas a cada parte del cuerpo; los nuevos descubrimientos que ven el córtex como un mosaico distribuido de representaciones nos ayudan a imaginarlo en cambio como una orquesta donde los mismos instrumentos pueden adquirir diferentes significados según la sinfonía en curso. Un paciente que ha sufrido una lesión cerebral produce el resultado más evidente de parálisis de la mitad del cuerpo, pero esta parte paralizada en realidad no fue dañada directamente, debido a que el daño ocurrió en el cerebro, es más fácil, sin embargo, dirigir la atención terapéutica en las partes del cuerpo que vemos paralizadas, mientras que deberíamos preguntarnos cómo interactuar con las regiones del cerebro que le permiten moverse.

En 2002, el neurocientífico Michael Graziano de la Universidad de Princeton se preguntó qué habría pasado si las microestimulaciones aplicadas a la corteza motora hubieran sido más largas. ¿Los movimientos evocados por la estimulación prolongada habrían sido diferentes? El investigador estadounidense observó que los movimientos evocados eran más complejos y adquirían un significado funcional. De hecho, al estimular algunas regiones, el mono adaptó su mano como si estuviera sosteniendo un objeto, lo acercó a su boca y, mientras tanto, los músculos de la boca también se movieron para prepararse para comer. En otras ocasiones, sin embargo, el movimiento de la extremidad superior adquirió el significado de defensa o de protección a la espalda. Entre otras cosas, estos movimientos se realizaron con el mismo resultado independientemente de la posición inicial de la mano. Nos acercamos a un nuevo paradigma, ya no es un cerebro hecho de distintas partes del cuerpo y ni siquiera un cerebro hecho de movimientos, sino un cerebro lleno de significados.

Perfetti desde 1965, incluso antes de los descubrimientos de Strick y Preston comenzó a ocuparse de la recuperación del paciente hemipléjico y en particular del problema de la mano. En ese momento, el concepto introducido por la terapeuta Berta Bobath representaba el enfoque de rehabilitación más innovador en el ambiente clínico-científico. Esta técnica neuromotora finalmente involucró también los reflejos musculares, inhibiéndolos o estimulándolos con maniobras y posturas específicas, sin embargo, como señaló la propia Bobath, la recuperación de la mano en el paciente hemipléjico era muy improbable y fue este veredicto lo que emocionó al médico italiano al dirigir todos sus esfuerzos. actividades orientadas a la búsqueda de la recuperación tras un ictus. Las primeras intuiciones fueron brillantes, Perfetti de hecho se dio cuenta de que si el paciente era sometido a una tarea de reconocimiento táctil, donde se requería su atención, entonces se reducía el fenómeno espástico, además, intuía la gran importancia del estudio de los procesos cognitivos y su implicación dentro del ejercicio terapéutico como aspectos esenciales del comportamiento humano.

Era el final de los años sesenta y estaba naciendo la teoría neurocognitiva de la rehabilitación de Carlo Perfetti. Los nuevos descubrimientos en el campo neurocientífico, como estos inherentes a las representaciones corticales del cuerpo y de la acción, ofrecieron la posibilidad de dar vida a nuevas deducciones, como la que permitió interpretar al cuerpo como una auténtica superficie receptora, como las demás, en la cabeza a los sentidos como la vista, el oído, el olfato y el gusto. Gracias a estos aportes, el cuerpo humano pudo finalmente acceder a un nuevo sueño, el mismo sueño de Pinocho, un títere que, hecho de trozos de madera, deseaba con todo su ser convertirse en un niño de verdad.

4. PLASTICIDAD CEREBRAL

*La magnitud y el nivel cualitativo de
la recuperación, tanto espontánea como
dirigida por la orientación rehabilitadora, están determinados por el tipo de
procesos cognitivos que se activan y por
la modalidad de su activación*

C. C. Perfetti

La Banda de Filósofos fue el nombre que le dimos a todos los profesores que en la universidad nos hablaron del profesor Perfetti y del Ejercicio Terapéutico Cognoscitivo. Vinciguerra era parte de ese grupo, de hecho él era el jefe de la misma y siendo el director, esa escuela fue reconocida como una trinchera del enfoque neurocognitivo en Roma. Para nosotros los estudiantes, ellos eran los filósofos porque nos hablaban de conceptos elevados y poéticos, nos decían que el cuerpo era una superficie receptora, que el movimiento era un acto de conocimiento y que la recuperación era una forma de aprendizaje en estado patológico, pero no entendíamos cómo estos hermosos pensamientos se traducían luego en ejercicios para aplicarlos con los pacientes. Todos sabíamos que en unos meses nos graduaríamos y comenzaríamos a trabajar con nuestros pacientes, así que teníamos hambre de ejercicios y técnicas en lugar de teoría, por lo que valorábamos mucho más los días de práctica de internado en hospitales.

En uno de los últimos semestres, haciendo mis prácticas en el Hospital Gemelli de Roma, recuerdo como si fuera ayer, el día en que tuve la oportunidad de iniciar el tratamiento con uno de los pacientes por mi cuenta, sin la supervisión de mi tutor Gino. Tan pronto como llegué al hospital, un mensaje de texto de Gino me advirtió que llegaría tarde porque estaba atrapado en el tráfico y que tendría que comenzar el tratamiento con el nuevo paciente hospitalizado por trauma. No sabía nada sobre el paciente, pero finalmente llegó el momento de actuar y no solo de observar. Me fui a su cama, era un joven, apenas tenía veinte años, más o menos la misma edad que yo; su rostro estaba adolorido, pensé que se había roto algunos huesos en un accidente de moto. Nos presentamos e inmediatamente me pidió que lo ayudara con el insoportable dolor que tenía en los pies y que ya no podía soportar. Lo tranquilicé y le pedí que me mostrara y para ello puse mi mano en la sábana para destapar esos pies que tanto dolor causaban: estaba preparado para ver de todo, hinchazones, heridas, material de osteosíntesis e infecciones, pero no lo que se me estaba presentando frente a mis ojos mientras quitaba la sábana. No pude contener el asombro por lo que vi, o más bien por lo que no vi. Lo siento por ese chico que además del insoportable dolor también tuvo que ver la mirada incrédula de quien debería ayudarlo. Después de descubrir sus piernas, me quedé unos segundos con la sábana en mi mano, mirando con la boca abierta. El joven se retorcía del dolor causado por sus pies, ¡pero los pies no estaban allí!. De hecho, las piernas no estaban ahí, desde los muslos hacia abajo. Agitó los muñones vendados y no paraba de decirme que le dolían demasiado los pies. En ese momento, oportunamente, llegó mi tutor que tomó el borde de la sábana y me hizo a un lado tomando la situación, mientras yo todavía estaba aturdido en la esquina de la habitación. No tengo ningún otro recuerdo de lo que sucedió a continuación porque lo que vi me impactó por completo. No era tanto la ausencia de sus piernas lo que me inquietaba, sino la petición del paciente de ayudarlo con el dolor que sentía en esos pies que ya no estaban y yo estaba absolutamente desprevenido, indefenso y bloqueado. El joven era un granjero que tuvo un accidente con el motocultor, sus pantalones quedaron atrapados en las cuchillas giratorias lo que lo hizo caer al suelo y le destrozó ambas piernas.

Estaba claro que el dolor que el muchacho sintió no dependía solamente de algo físico o psicológico. Aunque el motocultor no había afectado su cerebro directamente, lo estaba involucrando. Las áreas del cerebro que manejan la percepción y el movimiento de las piernas estaban intactas, pero de repente se enfrentaron a una condición dramática e inusual, cuyo resultado en estos casos es a menudo la aparición de un dolor fantasma.

Vinciguerra en una de sus lecciones, nos habló de la plasticidad del sistema nervioso y fue una de las intervenciones más fascinantes de todas las ponencias. Descubrir que nuestro sistema nervioso central es capaz de cambiar con base a las experiencias vividas, esto enriquece a la profesión con nuevas perspectivas, el trabajo del fisioterapeuta se convierte así en crear experiencias para el paciente y gracias a estas tener la oportunidad de moldear su sistema nervioso. En el caso de las piernas fantasmas del joven agricultor, la plasticidad también jugó un papel clave, pero al levantar la sábana me quedé impactado por el dolor y retorcimientos del joven que no pude razonar.

La representación cortical de las piernas, que han quedado silenciadas debido a la amputación, está vulnerable a ser invadida y ocupada por las áreas circundantes y precisamente esta remodelación plástica sería, para algunos autores, la base de la génesis del dolor del miembro fantasma mientras que otros autores lo identifican como la resistencia a la invasión de las zonas silenciadas. Sin embargo, en ambos casos, el elemento clave que subyace a la aparición del dolor del miembro fantasma parece ser la reorganización plástica de los mapas corticales. Si en el capítulo anterior repasamos la historia del nacimiento de las representaciones corticales, en este hablaremos de su extrema plasticidad y capacidad para poder modelarse a partir de las experiencias vividas.

LUCHA POR EL TERRITORIO

¿Qué le sucede realmente a la corteza cerebral cuando perdemos una parte de nuestro cuerpo debido a una amputación? Michael Merzenich, uno de los investigadores más relevantes en el campo de la neuroplasticidad, en uno de sus famosos estudios, demuestra la extrema plasticidad de la corteza tras la amputación del tercer dedo del mono. Solo dos meses después de la amputación del dedo, Merzenich encontró que se producían cambios significativos en el cerebro: las áreas de la corteza somatosensorial, las que responden a los estímulos perceptivos de las regiones del dedo amputado, estaban ocupadas por las áreas de los dedos adyacentes y la palma de la mano. El impulso por mantener la función conduce a una lucha territorial entre mapas cerebrales, en la que las áreas que ya no tienen un significado funcional son ocupadas por aquellas que necesitan adquirir más habilidades para asegurar la eficiencia del sistema.

El pobre joven que se retorcía por el dolor de sus miembros fantasmas estaba experimentando los efectos de esta plasticidad en él. La experiencia consciente de la plasticidad de los mapas sensoriales es el tema que también fascinó al célebre neurólogo indio Vilayanur S. Ramachandran, quien, en un estudio de 1992 logró evocar el *fantasma* de la mano amputada de un paciente, simplemente tocando la piel de la cara, frente a esto el participante informó sentir el contacto también en la mano. Según el autor, este fenómeno se produjo precisamente por la plasticidad de los mapas corticales, donde la área del rostro se expande al área de la mano, provocando que las neuronas del mapa de la mano fueran activadas paulatinamente por la estimulación cutánea del rostro.

La plasticidad cortical, es un tema absolutamente fascinante que ha llevado a numerosos autores a producir evidencias con un número extraordinario de investigaciones, algunas de las cuales pueden parecer creativas, extravagantes e incluso crueles. Una vez más Michael Merzenich fue el protagonista de las ya famosas investigaciones en el campo de la neurociencia, que representan los hitos del estudio sobre neuroplasticidad. Merzenich y sus colegas, al estudiar los cambios plásticos de los mapas corticales, manipularon los cuerpos de los sujetos de numerosas formas para comprender lo que estaba sucediendo en sus cerebros. La lesión de un nervio periférico, por ejemplo el mediano, silenció algunas áreas del cerebro que responden a los territorios de la piel que inervaba, y estos territorios fueron ocupados puntualmente por las regiones cutáneas adyacentes inervadas por otros nervios como el cubital y radial. Estas investigaciones demuestran una vez más la extrema plasticidad del cerebro adulto, cuyos mapas no son fijos a lo largo de nuestra existencia, sino variables, de acuerdo con las experiencias a las que estamos sometidos. La invasión de áreas silenciadas es una ley natural que casi se asemeja a la lucha territorial en algunos hábitats, donde en este caso el objetivo final es mantener el equilibrio de funciones. Cuando de repente falta una parte del cuerpo y con ella toda la información necesaria para la realización de las acciones, el sistema nervioso central se protege, permitiendo que otras regiones amplíen su dominio territorial, a la vez que amplían sus competencias. El dicho en inglés or use it or lose it, da una buena idea de lo que sucede en nuestro sistema nervioso central: cuando no usamos una habilidad la perdemos. Cada individuo vive diferentes circunstancias cotidianas, el cuerpo de cada uno de nosotros está inmerso en diferentes estímulos y por tanto también la activación de los mapas corticales es diferente de persona a persona y esto conduce a un moldeado plástico de nuestro cerebro que el propio Merzenich define como un proceso normal permitido por las funciones cognitivas.

PLASTICIDAD DESPUÉS DE UN ICTUS

¿Cuáles son las respuestas plásticas en nuestro cerebro después de la isquemia cerebral? El propio Merzenich nos lo revela junto con Jenkins con un estudio de 1987: se provocaron lesiones focales en el cerebro en las áreas encargadas de procesar la información de la mano a un grupo de monos. Los monos fueron estudiados 2 meses después de la lesión para comprender qué había sucedido con sus representaciones corticales y el resultado obtenido por los investigadores fue decisivamente importante para los involucrados en la recuperación posterior al ictus. Las áreas de la piel de la mano que proyectaban información a las áreas dañadas del cerebro, después de la lesión, enviaban sus señales a mapas adyacentes; las áreas del cerebro adyacentes a las dañadas, además de manejar la información proveniente de las partes del cuerpo bajo su control, también debían hacerse cargo de la información de aquellas partes del cuerpo que quedaban "huérfanas" de representación. El daño, por tanto, no había anulado la representación de la mano, sino que les había permitido resurgir en las zonas adyacentes, que prestan generosamente parte de su territorio. Este es un dato muy importante para quienes tratan con pacientes que sufren lesiones cerebrales, ya que nos permite comprender algunos aspectos de la plasticidad cerebral. El uso y la experiencia dan forma a nuestro cerebro incluso en una condición dramática como la de una lesión. La responsabilidad del rehabilitador es considerar estos aspectos relacionados con la neuroplasticidad para orientar el sistema nervioso del paciente hacia la mejor reorganización. *¿Cómo guiar este empujón plástico que ofrece nuestro cuerpo?* Una vez más, el aprendizaje nos ayudará a comprender algunas propiedades de la plasticidad, como es el caso del estudio realizado por Álvaro Pascual Leone en personas ciegas. *¿Qué sucede en el cerebro de alguien que perdió la vista de niño y aprendió a leer braille?* El investigador comparó la representación del dedo índice de la corteza sensoriomotora de 15 sujetos que veían y 15 ciegos, hábiles lectores de braille, encontrando precisamente en estos últimos, un aumento en la superficie de representación cortical del dedo que utilizaban para leer, madurando así, la idea de que la plasticidad de nuestro sistema nervioso central es una propiedad fundamental que nos permite hacer frente a una lesión y mantener la eficiencia cuando un canal sensorial está comprometido.

LA EXPERIENCIA QUE MOLDEA

Hasta el momento, en el laboratorio del neurofisiólogo para descubrir la plasticidad del cerebro se habían realizado experimentos que implicaban la manipulación quirúrgica del cuerpo de los sujetos examinados: amputar, cortar nervios, provocar lesiones o trasplantar injertos de piel de una parte del cuerpo a otra, verificando así que cualquier cambio provocado al cuerpo producía un cambio plástico en la organización de los mapas cerebrales y esta reasignación sugería que las representaciones corticales son dependientes del uso. Por ello, ahora es fundamental averiguar qué ocurre con los propios mapas si en lugar de manipular la parte física se manipula la experiencia a la que está sometido el sujeto.

Si los taxistas que debían entrenar sus habilidades de orientación espacial para el trabajo vieran cambiar su hipocampo gracias a la neurogénesis, entonces habría sido posible identificar cambios plásticos incluso en atletas dado su entrenamiento continuo en diferentes actividades y eso es exactamente lo que Pearce en 2000 quiso estudiar, identificando un aumento de la excitabilidad de la región de la mano en la corteza de los jugadores de bádminton profesionales en comparación con los jugadores que menos lo practicaban, "los del domingo".

William Jenkins y Michael Merzenich, en cambio, querían estudiar qué sucedía con la representación de la mano de los monos cuando eran sometidos a una tarea de aprendizaje. Los mismos investigadores idearon un truco brillante para determinar los efectos del aprendizaje motor en los monos. Hicieron un disco giratorio de aluminio con una superficie irregular, el mono, como tarea, tenía que colocar su dedo sobre el disco giratorio sin presionar demasiado, porque de lo contrario el disco se habría detenido y no recibiría la recompensa de comida, mientras pudiera mantener el contacto en el disco giratorio durante unos segundos, el mono podría recibir su bolita de plátano. Para los monos, realizar el ejercicio correctamente fue la única oportunidad de comer, por lo que en poco tiempo, todos los participantes del estudio aprendieron a mantener un contacto ligero sobre el disco de aluminio. Fue un entrenamiento que incrementó las habilidades táctiles y luego de 109 días, se volvió a analizar la región del mapa sensorial de la mano del mono para determinar si la tarea táctil a la que fueron sometidos había causado algún cambio en la región correspondiente a la tercera falange del segundo dedo. El dedo, el que se dedicaba físicamente a la tarea, había triplicado su tamaño. Sin embargo, para los involucrados en la rehabilitación, el dato más relevante de esta investigación lo proporciona el resultado producido por algunos monos del estudio, a los que se les asignó una tarea diferente. De hecho, a ellos les bastaba con tocar el disco giratorio para recibir la comida, sin tener que aprender a adaptar la presión sobre el disco. Estos monos no demostraron un cambio significativo en el mapa cerebral de la mano y los propios autores atribuyeron esta diferencia al papel de la atención en la resolución del problema.

Para resolver el problema de la presión de los dedos sobre el disco giratorio, los monos debían prestar más atención que sus compañeros, quienes en cambio podían alimentarse con un gesto mucho más mecánico y menos razonado. Este estudio nos ayuda a comprender el vínculo entre la percepción, la atención y la plasticidad cerebral, pero como los propios autores confiesan que aún dejaban demasiadas preguntas sin respuesta, de hecho aún no se comprobó si los cambios en el mapa encontrados en los monos también fueron acompañados de un aumento en las habilidades táctiles y de nuevo los autores querían averiguar si una estimulación táctil pasiva de las yemas de los dedos también producía modificaciones en la corteza. Para investigar estos aspectos, los mismos investigadores junto con Gregg Recanzone se pusieron inmediatamente a trabajar para crear otro experimento que permitiera despejar todas las dudas. Esta vez los monos tuvieron que resolver un problema diferente, donde el aprendizaje y la percepción jugaban un papel clave.

Para recibir la recompensa de comida, los monos tenían que adaptar su mano a una especie de joystick que producía vibraciones, también tenían que mantenerla en contacto con el joystick si las vibraciones estaban en una cierta frecuencia y soltarlo si percibían que la frecuencia de la vibración fuera mayor.

Siempre que el mono mantenía contacto o lo soltaba correctamente, recibía su recompensa de comida. Los autores con esta investigación demostraron la hipótesis de que la resolución de un problema sensorial no sólo modificaría el mapa cerebral, sino que también mejoraría las capacidades sensoriales del mono. De hecho, los monos durante el experimento fueron capaces de distinguir gradualmente vibraciones cada vez más similares entre sí, para poder llevarse a casa la merecida recompensa. Es importante destacar que durante la investigación se estudiaron otros monos sometidos a diferentes tareas, con el fin de comparar los resultados obtenidos en la corteza. A algunos se les había enseñado a agarrar el joystick que producía vibraciones, pero el mono no tenía que hacer ninguna distinción porque aún recibiría la recompensa sin tener que aprender a discriminar frecuencias, mientras que a otros, además de tener que tocar el joystick, se les enseñó a distinguir diferentes sonidos, y fue la capacidad del mono para lograr hacer esto que le permitió obtener la recompensa de comida. En estos monos de control, por tanto, se ofreció la misma estimulación táctil, pero esta vez pasiva y con un significado diferente para fines de aprendizaje. El resultado no sorprendió a los investigadores, de hecho, como sospechaban, los cambios más relevantes en la corteza se produjeron en monos en los que la percepción, atención y aprendizaje se organizan en conjunto para solucionar el problema perceptual y así obtener la recompensa. En el mundo de la rehabilitación, estas investigaciones son de crucial importancia para comprender cómo un ejercicio ofrecido a un paciente puede afectar la plasticidad de su cerebro. Un ejercicio sin la necesidad de resolver un problema, sin la necesidad de dirigir la atención y finalmente sin la tensión de aprender, puede que no afecte la plasticidad del cerebro o al menos no como nos gustaría. En los estudios que acabamos de describir, se analizaron los cambios en la corteza sensorial obtenidos del entrenamiento perceptivo y cognitivo, pero ¿qué sucede con la región motora de la corteza, es decir, la más involucrada en el proceso de producción del movimiento? Una vez más, Merzenich y Jenkins junto con Randolph Nudo idearon un estudio para responder a esta pregunta. Esta vez, los monos tenían que pasar una prueba que requería un aumento progresivo de las habilidades motoras para obtener su recompensa: justo más allá de los barrotes de la jaula donde estaban confinados los monos, los investigadores habían colocado una tabla con agujeros, dentro de la cual estaban contenía pequeñas bolitas de plátano. Los agujeros, sin embargo, tenían un tamaño bastante pequeño, como para obligar al mono de una especie no equipada con un pulgar oponible, a realizar el gesto con destreza para extraerlos. El resultado una vez más destacó un aumento en las áreas del cerebro que representan los movimientos involucrados en el gesto, como flexionar y extender los dedos y la muñeca respectivamente. Posteriormente Erik Plautz con Garrett Milliken y Randolph Nudo estudiaron los efectos en el cerebro si el movimiento, en lugar de requerir aprendizaje, se realizara de forma mecánica y estereotipada. Para comprender mejor, por tanto, se modificaron las características del hoyo en el que se alojaba la bolita de plátano, haciéndolo lo suficientemente grande como para permitir que los monos tomen libremente la recompensa sin tener que recurrir a un aprendizaje motor específico. En este caso, los monos realizaron mecánicamente un movimiento muy similar a los demás, pero tuvieron que emplear menos recursos cognitivos para resolver el problema. Esta actividad, que no requirió aprendizaje alguno ni una motricidad fina de la mano, no produjeron cambios en la corteza. Dentro de este estudio, los autores también evaluaron si los monos, siguiendo este entrenamiento, también mejoraron su rendimiento motor, es decir, la mejora de la calidad del gesto y tanto las personas que han sufrido de una lesión cerebral como sus profesionales que le atienden (médico en rehabilitación y fisioterapeuta), trabajan diariamente para mejorar el rendimiento motor, estarán interesados en esta aguda observación de los autores, especialmente porque en el entorno, aún no se ha llegado a un acuerdo compartido sobre cómo medir una habilidad motora. Los autores grabaron con la cámara de video todas las pruebas de los monos para estudiar las variaciones de las secuencias y las combinaciones de movimiento, observando que los monos en los que la tarea motora era más compleja, modificaban la conducta para adquirir nuevas estrategias motoras, a diferencia de los monos de control. Según los investigadores de este estudio, sería precisamente el análisis de los patrones motores lo importante para conocer una habilidad, excluyendo en cambio el parámetro relativo a la velocidad que no permitiría resaltar la calidad del movimiento. Entre otras cosas, la velocidad es un parámetro que puede modificarse al afectar la motivación del sujeto. A menudo se nos hace pensar que la velocidad del movimiento es un indicador de la recuperación del paciente hemipléjico, sin embargo este aspecto se refiere a una recuperación cuantitativa y no se refiere a lo cualitativo o calidad del movimiento.

Esta intensa inmersión en el mundo de la neuroplasticidad fue fundamental para comprender las posibilidades que residen en cada uno de nosotros para poder mejorar después un ictus y la labor fundamental del ejercicio. En los diversos experimentos descritos se subraya la importancia del papel que juega el problema propuesto a resolver por los monos. El movimiento repetitivo, estereotipado, que no requiere la participación de la atención y el aprendizaje, no influye significativamente en la plasticidad del cerebro, pero en el caso de que un problema que requiere afinar las habilidades perceptivas, donde debe dirigir su atención en el manejo de más información, refinado, donde tiene que aprender y donde se requiere una programación precisa del gesto motor, esto tendrá un impacto favorable en la plasticidad del cerebro y mejorará el rendimiento sensorial y motor. Estos estudios deben ayudarnos a comprender cuáles son los problemas más adecuados que el fisioterapeuta debe proponer a su paciente. ¿Qué sucede en el cerebro del paciente cuando su terapeuta lo acuesta sobre la camilla y comienza a mover pasivamente las piernas o los brazos, estirar los músculos, sin pedirle que resuelva un problema de percepción? Si por el contrario, estos movimientos fueran activos, por lo tanto producidos por el propio paciente, pero en ausencia de un problema a resolver mediante la destreza sensorial y la atención, ¿podrían influir en la plasticidad de su cerebro?

EJERCICIO TERAPÉUTICO COGNOSCITIVO

A la luz de la base científica que ofrecen los estudios neurofisiológicos descritos en los capítulos anteriores, intentemos analizar uno de los muchos Ejercicios Terapéuticos Cognoscitivos nacidos de la Teoría Neurocognitiva del profesor Carlo Perfetti. En esta ocasión invito al lector a poner en práctica lo que leerá en las próximas líneas, realizando el ejercicio sobre sí mismo, en caso de ser paciente y no poder ejecutar el ejercicio por sí mismo su familiar o terapeuta le apoyará.

RECONOCIMIENTO DE SUPERFICIES TÁCTILES

Señalo que para la ejecución del ejercicio necesitará un antifaz o un pañuelo para los ojos, o cualquier prenda que le permita asegurar que el paciente no vea, además de haber preparado distintas superficies táctiles y dos cuadrados de madera o cartón duro de 4 cm x 4 cm sobre los que aplicará las superficies a reconocer. Para empezar, el paciente está sentado en una silla con una mesa frente a él, el terapeuta se sienta a su lado hemipléjico. Comenzaremos a proponer el problema del reconocimiento pidiendo distinguir una superficie muy lisa de una muy rugosa como un papel de lija de grano fino. El material a reconocer se coloca en contacto con la punta de un dedo de la mano pléjica y deslizando la yema del dedo de derecha a izquierda y después de unos segundos, pediremos reconocer qué superficie se sintió. Si el paciente responde correctamente, puede proceder con un reconocimiento adicional, si el paciente comete un error, el terapeuta tendrá que ayudarlo a corregirse a sí mismo haciéndole sentir la diferencia con la otra superficie.

Ejemplo: si el paciente informa que sintió la superficie lisa mientras el terapeuta por el contrario le propuso la superficie rugosa, entonces le hará consciente del error cometido y al mismo tiempo le hará sentir la superficie lisa para que pueda comparar las dos sensaciones y empezar a construir las diferencias entre las dos. Son numerosos los casos en los que el paciente distingue fácilmente dos superficies táctiles diferentes, por ello es necesario que el terapeuta se equipe con varios bloques con varias superficies diferentes para así reducir cada vez más las diferencias y permitirle realizar operaciones cognitivas cada vez más refinadas.

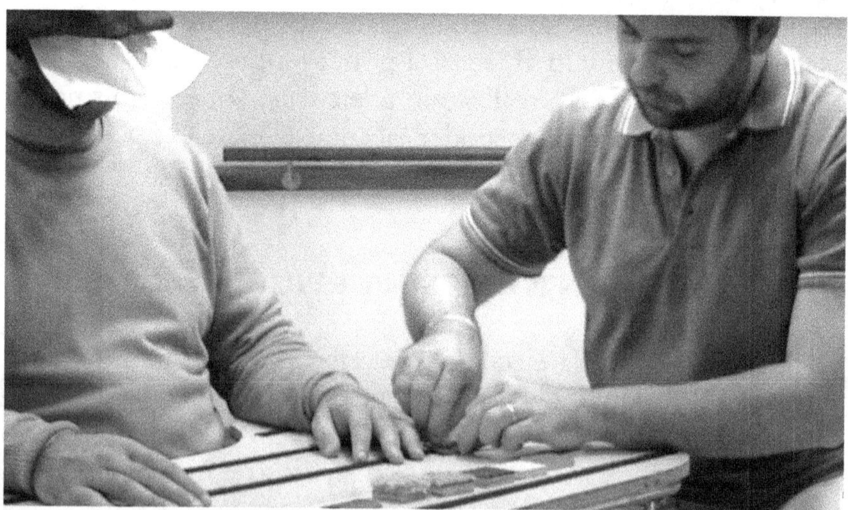

Estamos inmersos en un mundo que nos ofrece infinitas posibilidades táctiles, por lo que no será un problema ampliar las propuestas de reconocimiento añadiendo, por ejemplo, a nuestra serie, tejidos de distintas características como: jeans, seda, cuero, un pequeño trozo de lana, pero también más superficies irregulares como plásticos ondulados. No se necesitan superficies específicas, siempre que se respete la necesidad de ofrecer objetos que tengan en promedio la misma forma bajo la yema del dedo, cuidando también de no producir sonidos o ruidos que revelen la textura de la superficie, de lo contrario el paciente activará procesos cognitivos diferentes a los que se requieren en el análisis táctil de la mano, tal como sucedió en el estudio de Merzenich y Jenkins cuando los monos colocaron la mano sobre el joystick, pero el reconocimiento se refería a las frecuencias acústicas. Durante el ejercicio el paciente podrá tener cada vez más confianza en reconocer las diferentes superficies y el terapeuta se encargará de adaptar la dificultad del ejercicio a las capacidades crecientes del paciente, incluyendo siempre nuevas superficies a reconocer e involucrando todos los dedos de la mano.

Los conocedores del Ejercicio Terapéutico Cognoscitivo me perdonarán esta explicación más que simplificada de un posible ejercicio, pero reconocerán su valor informativo y la necesidad de que los pacientes, familiares y compañeros experimenten en la práctica, dentro de sus realidades, lo que se ha explicado hasta ahora desde el punto de vista teórico.

Este ejercicio junto con otros que ahora son clásicos del enfoque neurocognitivo de la rehabilitación fueron ideados a finales de la década de 1960 por el médico italiano Carlo Cesare Perfetti, en ese momento atraído por el problema de la recuperación del paciente hemipléjico. Esos primeros intentos del profesor Perfetti con ejercicios de reconocimiento ocurrieron diez años antes de los estudios de Michael Merzenich, que desde un punto de vista científico confirmaron su razonabilidad. Este reconocimiento de superficies táctiles fue uno de los primeros ejercicios nacidos de la teoría neurocognitiva de Perfetti y por eso decidí usarlo como ejemplo para analizar sus características y compararlas con lo que se acaba de ilustrar sobre las capacidades plásticas de nuestro cerebro.

OJOS CERRADOS

La primera de las diferencias que nos llama la atención es la solicitud de que el paciente cierre los ojos. Esta es una elección muy importante en la primera fase del proyecto de rehabilitación, ya que permite al paciente privilegiar la información proveniente del cuerpo (somática) y no de la vista. Tras un ictus, la vista, para el paciente, suele ser uno de los canales sensoriales privilegiados, ya que es un sentido muy eficaz que, a diferencia de otras informaciones procedentes del cuerpo, no sufre alteraciones evidentes. Basta observar cómo camina el paciente hemipléjico para consolidar esta hipótesis, de hecho la mirada muchas veces se vuelve hacia abajo para comprobar visualmente el movimiento de los pies, además, como ya hemos aprendido, la estructura funcional de nuestro cerebro es dependiente del uso y los mapas corticales se modelan sobre la base de la experiencia diaria, por lo que si en los lectores ciegos de braille de Álvaro Pascual Leone, el volumen del área del segundo dedo aumentaba porque se alimentaba diariamente con información táctil, esto también podría pasar pero en las las áreas visuales del paciente hemipléjico, si constantemente se involucra el área visual a costa de la información somática.

PROBLEMA

La formulación de un problema para proponer al paciente es una de las principales características de la teoría neurocognitiva del profesor Perfetti. El problema del que estamos hablando es diferente al problema de la escuela que solo necesita ingenio para ser resuelto. Este es un problema cuya resolución requiere una organización cognitiva y la participación del cuerpo. El problema para el rehabilitador representa una herramienta que le permite activar los procesos cognitivos deseados en su paciente de hecho pidiendo reconocer la superficie, o el grosor o el ruido, se activarán procesos cognitivos y diferentes regiones del cerebro. Los científicos que hemos estudiado en estos últimos capítulos, para identificar el nacimiento de nuevas neuronas, la modernización de mapas corticales, propusieron a los monos diferentes problemas como no interrumpir la rotación del disco de aluminio o reconocer la vibración del joystick o extraer la bolita de plátano aprisionada en una pequeña ranura. Por el contrario, cuando la acción no requería la resolución de un problema y se realizaba de forma mecánica y estereotipada, no inducía cambios significativos ni en los mapas cerebrales ni en la propia actuación.

ATENCIÓN

El uso de la atención es otra característica fundamental del Ejercicio Terapéutico Cognoscitivo. La necesidad de resolver un problema es el catalizador de todos los demás procesos cognitivos y la atención es fundamental para el paciente que debe distinguir las características de las diferentes superficies. La atención es un proceso cognitivo muy complejo que no coincide solo con la concentración. Por atención entendemos diferentes habilidades que van desde la capacidad de seleccionar los elementos verdaderamente significativos y excluir los irrelevantes, hasta saber considerar varios elementos al mismo tiempo. La atención también debe poder moverse de un elemento a otro de forma ágil. A menudo, los problemas relacionados con la percepción de los pacientes son atribuibles a estas dificultades de atención más que a una reducción de la sensibilidad en sí mismo. Durante los cursos de formación que he realizado en hospitales y clínicas, los directivos generalmente me invitan a visitar las instalaciones para mostrarme el gimnasio donde se trata a los pacientes y sus equipos, muchas veces a la vanguardia desde el punto de vista tecnológico. En muchas instalaciones, el gimnasio está organizado con filas de camas unas frente a otras donde los pacientes están acostados y los terapeutas están tumbados sobre ellos, se dedican a la movilización, el estiramiento y el fortalecimiento de las extremidades y, a menudo, se observan situaciones de cordialidad entre pacientes y terapeutas donde el profesional habla con el paciente comentando de esto o aquello o en el peor de los casos hablando con el colega que está frente de la camilla. Este contexto ciertamente es agradable desde el punto de vista humano, sin embargo, corre el riesgo de privar al paciente de la oportunidad de prestar atención a su propio cuerpo, esa atención necesaria y fundamental para la activación de las áreas cerebrales que deben estar involucradas para obtener la recuperación.

OBJETO

El objeto que se utiliza en el ejercicio de reconocimiento de la superficie táctil es, en efecto, un pequeño extracto del mundo con el que el paciente debe interactuar nuevamente. En el caso del uso de superficies táctiles, es un extracto donde se potencia la característica táctil. El terapeuta utiliza el objeto para proponer al paciente un problema cognoscitivo que a su vez le servirá para organizar sus procesos cognitivos de la forma deseada. El objeto también suele estar presente en muchos otros enfoques de la rehabilitación, pero la mayoría de las veces representa una entidad física que debe manipularse, como una banda elástica para tirar, un peso para levantar o un sólido para mover de un lado del espacio al otro. Sin embargo, entender los objetos, como simples sólidos físicos a manipular, corre el riesgo de que el paciente pierda la oportunidad de poder comunicarse con el objeto a través del movimiento, conocerlo y experimentarlo. La necesidad de conocer el mundo externo e interno se expresa a través del movimiento. Por ello, la elección del objeto depende del problema cognoscitivo que se quiera proponer al paciente y por tanto del tipo de procesos cognitivos que se quiera activar y la modalidad de su activación.

LENGUAJE

En esta descripción didáctica del ejercicio, no se evidencia una de las características clave del Ejercicio Terapéutico Cognoscitivo: el lenguaje. El lenguaje es utilizado por el terapeuta como una herramienta para guiar al paciente en la resolución del problema, sus instrucciones serán dosificadas con el fin de facilitar la activación de sus procesos cognitivos sin reemplazar por completo la responsabilidad del paciente de realizar las operaciones correctas, pero potenciando las capacidades cognitivas residuales del paciente y favoreciendo su aprendizaje. Cuando el terapeuta le pregunta al paciente, «¿cómo supiste que era el duro?». Está ayudando al paciente a hacer explícito el elemento de información más relevante utilizado para construir las diferencias entre las distintas superficies y al mismo tiempo con esta pregunta investiga cómo se organiza el paciente hacia el problema mismo. Un lenguaje bidireccional, donde no solo acatamos una serie de órdenes dadas por el terapeuta como: «empuja, tira, suelta, vete», sino donde los dos interlocutores intercambian información fundamental para el correcto avance del sistema terapéutico donde también la información generada por las respuestas del paciente son capaces de modificar los procesos cognitivos y el terapeuta a su vez utilizará para adaptar el ejercicio.

PERCEPCIÓN

Esta es probablemente una de las características que más distinguen al Ejercicio Terapéutico Cognoscitivo frente a un ejercicio clásico de tipo muscular. Intentemos imaginar que agarramos y manipulamos cualquier objeto, un vaso de cristal por ejemplo. Los dedos y la palma envuelven el diámetro del vaso, los dedos índice, medio, anular y meñique miran hacia el pulgar y entre ellos existe una cierta distancia: si no tuviéramos la percepción de esta distancia además de los demás aspectos sensoriales relacionados con el material y el peso del vidrio, no podríamos realizar este agarre de manera eficiente. Una alteración en nuestra capacidad de percibir nuestros dedos en el espacio y la relación entre ellos, tendría el efecto de producir un agarre demasiado débil, tanto que el vaso se pueda resbalar de nuestra mano o, por el contrario, es demasiado enérgico. La percepción es uno de los pilares que sustenta el marco de nuestra conducta motora, es un proceso complejo que requiere una organización cognitiva fina. De hecho, la percepción se basa en una elección intencionada: decidimos sobre qué información debemos dirigir nuestra atención, cuáles excluir del paisaje sensorial y qué valor confiar a cada aspecto vinculado a las características del objeto y de nuestro cuerpo en movimiento. Cuando sufrimos una lesión cerebral, las habilidades cognitivas como las relativas a la atención, la predicción y la propia percepción sufren al menos una alteración y, en consecuencia, esto se refleja en nuestras habilidades motoras. Por ello, el uso de la percepción en un ejercicio de recuperación del paciente hemipléjico es un aspecto fundamental.

AUSENCIA DE SOLICITUD DE CONTRACCIONES

Nos encontramos ante la diferencia más particular que distingue a muchos de los ejercicios propuestos en la rehabilitación neurocognitiva: la ausencia de una solicitud específica de movimiento por parte del terapeuta. Aunque no se requiere que el paciente realice un movimiento explícito de su dedo en la superficie, la naturaleza de la tarea lo ve involucrado activamente en el movimiento, tanto en términos de atención como en términos de control del tono muscular.

No es fácil comprender de inmediato la ventaja de no solicitar directamente el movimiento y además, el paciente a menudo se ve desplazado por esta modalidad. Varias veces el paciente, ante la ausencia de una solicitud para producir contracciones musculares voluntarias, dice frases como:

«¿Pero cómo? Tengo problemas de movimiento, estoy medio paralizado, ¿y tú no me ejercitas para moverme?».

El movimiento no coincide con la contracción muscular. El paciente que está con la mano entreabierta sobre la mesa y que permite al terapeuta abrir los dedos sin resistencia, ya está participando en la acción a través del movimiento, aunque no lo esté produciendo él mismo. Adaptar el tono de su mano para que el movimiento de apertura sea posible, esto representa un acto motor. A menudo, este es el problema, el paciente no siempre tiene la capacidad de adaptar el tono de su mano hasta el punto de permitir que el terapeuta abra los dedos.

Por las mismas razones no sería correcto definir un ejercicio como este, como un ejercicio pasivo, sólo por la ausencia de una solicitud para producir contracciones musculares visibles, de hecho, incluso si el movimiento del dedo en la superficie lo realiza materialmente otra persona, el paciente aún debe realizar numerosas actividades como dirigir la atención, percibir, recordar sensaciones, aprender, predecir y controlar algunos aspectos de la patología que aumentan el tono básico de los músculos. Si el paciente es incapaz de controlar estos fenómenos dados por la patología y conocidos con el nombre de espasticidad, es difícil pensar que en presencia de esta, pueda organizar un movimiento que tenga características cualitativas de adaptabilidad, variabilidad y fragmentabilidad. La capacidad del paciente para mover los dedos, manteniendo bajo control estos componentes de la patología, representa el ABC del movimiento, por lo que no estamos pidiendo contracciones musculares voluntarias, sino participación en el movimiento en términos de control y calidad. Habitualmente, esta clase de ejercicios en los que el paciente debe permitir el movimiento sin inducirlo visiblemente, se denomina ejercicios de primer grado. El término ejercicio de primer grado nos permite identificar el método elegido en el ejercicio en el que se debe guiar al paciente. El segundo grado, en cambio, se introduce generalmente en el ejercicio cuando el paciente ya es experto en el control de la espasticidad de los músculos y tiene que experimentar el control frente a otro fenómeno patológico que constituye la espasticidad, es decir, la irradiación. Durante el movimiento voluntario este componente patológico no permite que el paciente mueva su cuerpo de forma singular, involucrando en la acción muchos grupos musculares que no deberían participar, por ello en segundo grado se pide al paciente que participe voluntariamente en el movimiento, pero siempre con la guía del terapeuta. Sin embargo, la participación requerida debe ser proporcional a la propia capacidad del paciente para producir un movimiento sin presencia de irradiación y por lo tanto, libre de contracciones accesorias de grupos musculares que no están directa o funcionalmente involucrados en la acción porque el paciente debe aprender a mover su cuerpo sin el uso de sinergias patológicas. Sí, por el contrario, le pedimos al paciente que mueva su cuerpo incluyendo la presencia de estos aspectos patológicos, no haríamos más que arriesgarnos a mantenerlos vivos o peor aún, fortalecerlos y dado que representan algunos de los obstáculos más severos para la recuperación, fortalecer las sinergias patológicas no pueden ser la opción más razonable dentro del ejercicio terapéutico. Claramente, dentro de esta clasificación didáctica y clásica de las modalidades de ejercicio, también hay un tercer grado: el paciente en este caso se encuentra manejando todos los componentes del movimiento, incluida la vista, pero solo cuando ha adquirido las habilidades suficientes para mantener bajo control los aspectos patológicos del movimiento, de modo que esta solicitud motora sea fina y cualitativa.

Este ejercicio de las superficies táctiles es solo una de las infinitas experiencias que el fisioterapeuta puede crear para activar los procesos cognitivos del paciente con el fin de facilitar su recuperación. Este es solo un ejemplo demostrativo de Ejercicio Terapéutico Cognoscitivo que depende de la Teoría Neurocognitiva cuya hipótesis de estudio original indica que: «La magnitud y el nivel cualitativo de la recuperación, tanto espontánea como dirigida por la orientación rehabilitadora, están determinados por el tipo de procesos cognitivos que se activan y por la modalidad de su activación» (C.C. Perfetti).

5. LABERINTOS DE LA MENTE

¿Era yo la misma al levantarme esta mañana? Me parece que puedo recordar que me sentía un poco distinta. Pero, si no soy la misma, la siguiente pregunta es ¿quién demonios soy?

L. Carroll

Solo unos días después del examen con Perfetti se dieron a conocer los tres ganadores del concurso de becas. Pinocho y el equipo nacional de esgrima habían permitido que mi nombre estuviera entre los ganadores. La primera reacción fue de extrema sorpresa considerando que la comparación con los demás participantes estaba claramente en mi contra, luego la preocupación tomó el lugar de la sorpresa cuando me di cuenta de que tendría que vivir a 600km de casa durante un año entero, aspecto que no había considerado en lo más mínimo porque me había convencido de que no lo iba a lograr, pero la excitación reemplazó a la preocupación y finalmente con esta última emoción pude regocijarme con el resultado y ¡dirigir la atención a todo lo que podía aprender! Al día siguiente ya habría tenido que manejar a mi primer paciente como terapeuta designado oficialmente, el Sr. Giacomo, ¡un paciente que nunca olvidaré!

El Sr. Giacomo había tenido recientemente un derrame cerebral y la primera sesión fue muy difícil, una vez que terminó lo acompañé a su habitación, pero solo al saludarlo me di cuenta de que lo difícil, en realidad, estaba por llegar:

«Bueno, adiós Sr. Giacomo, nos vemos mañana por la mañana para nuestra segunda sesión del tratamiento».

Giacomo respondió con tono arrepentido:

«No Valerio, lo siento, pero no estaré mañana».

Extraño... pensé, el Sr. Giacomo ha sido hospitalizado aquí justamente ayer, y en esa fracción de segundo, que divide una pregunta y una respuesta, mi mente estaba llena de dudas; no entendía por qué habían decidido trasladarlo después de tan solo un día de hospitalización, entonces, intrigado pregunté:

«Ah, ¿por qué?»

El Sr. Giacomo casi apenado por mí respondió:

«Sabe, tengo tanto trabajo que hacer que mañana tendré que volver a la empresa».

Sabía que Giacomo dirigía una gran empresa y el hecho de que volviera al trabajo era casi creíble, pero tan pequeña era la posibilidad que era difícil pensar en ello y como en esa primera sesión no controlaba el tronco ni siquiera estando sentado, su regreso a la empresa era realmente improbable, por lo que la curiosidad hizo que continuara mi investigación:

«¿Volver a la empresa? ¿Y cuándo vendrán a buscarle?»

Cuando el señor Giacomo respondió a esta pregunta, me di cuenta de que me habían lanzado a un mundo que aún no conocía, tan fascinante como desconocido, un mundo maravilloso como el de la mente humana y sus laberintos, donde a cada paso te arriesgas. Te encuentras en un callejón sin salida que te obliga a reconsiderar todos tus conocimientos y creencias.

«No, no, dejé mi coche aquí, mañana por la mañana iré temprano, directamente a la empresa».

El Sr. Giacomo fue mi primer paciente oficial, yo era un novato, no sabía qué enfermedad era, no tenía la menor idea de cómo lidiar con ella, pero ciertamente quería entender qué le estaba pasando a la consciencia de mi paciente. ¿Fue una defensa psicológica? ¿Fue la herida de reconocerse en esta condición de discapacidad tan inaceptable como para inducirlo a negar a los demás y a sí mismo la evidencia de su condición? Sin embargo, tuvo un derrame cerebral durante unos días, debe ser consciente de ello, ¿querrá negárselo solo a los demás para mantener su dignidad? Pero soy su fisioterapeuta, ¿qué sentido tendría negarmelo? Es evidente que conozco su estado y no tendría sentido tratar de ocultarlo. Entonces decidí lanzarme a este diálogo que aparentemente tenía algo de absurdo: «Con todo el respeto, Sr. Giacomo, ¿puedo preguntarle cómo conducirá si no puede mover el brazo y la pierna de su lado izquierdo?»

Y aquí me enfrento por primera vez a lo que sólo más tarde conocería como confabulación: la creación por parte del paciente de una explicación realista capaz de adaptar los hechos a sus propias creencias.

«Oh... sí, mi pierna, el problema es que hace un momento una enfermera la manipuló mal, pero nada grave»

Giacomo no miente, es serio, cree de verdad lo que dice, me dice su verdad. En cualquier caso, me sentí engañado, pero no por el Sr. Giacomo, sino por mí mismo. ¿Cómo podría yo, durante una hora y media entera de terapia, no identificar este trastorno tan extraño y al mismo tiempo tan relevante para su futuro? ¿Cómo ayudaré a mi paciente a recuperar el control de su cuerpo si no se da cuenta de la hemiparesia evidente que lo aflige? Era mi primer paciente oficial y en los meses previos de estudio ya había intuido que para la recuperación post ictus no sería suficiente proponer la movilización de extremidades o fortalecimiento muscular a mis pacientes, sin embargo, esta breve conversación con el Sr. Giacomo tuvo el efecto de una bofetada con la mano abierta en mi cara, la misma que te despierta de un entumecimiento inconsciente. Esa fue la primera prueba real a enfrentar, un desafío que me colocó frente a las paradojas de la mente, pero también frente a todas mis limitaciones humanas y profesionales. Todavía estaba involucrado en esa conversación al borde de la realidad con Giacomo y quería saber más sobre su alteración de la consciencia. Quería saber si Giacomo al menos había mantenido una mínima consciencia de su estado patológico, aunque solo fuera a nivel racional, quería saber por qué pensaba que había sido hospitalizado:

«¿Puedo preguntarle por qué fue admitido en nuestra clínica?»

Recibí la respuesta sin dudarlo:

«Tuve isquemia».

Giacomo respondió casi sorprendido por la extraña pregunta.

Entonces supo lo que le había pasado, no era amnesia, era algo más complejo. Si hubiera un mecanismo de defensa frente a la evidencia de su patología, probablemente también habría negado la isquemia, que es el evento patológico inicial del que se originó todo lo demás.

Continué: «Entiendo, Sr. Giacomo, lo siento... y también lo siento por el accidente que tuvo con la enfermera». ¿Puede mostrarme si se siente mejor? Intente mover la pierna izquierda, por favor».

El señor Giacomo, acostado en la cama, sin dudarlo respondió a mi pedido puntualmente, moviendo su pierna en flexión y extensión, pero un pequeño detalle, fue la derecha, y no la izquierda paralizada. Realizó el movimiento dos veces como cuando alguien te hace un favor, pero que no oculta el hecho de que está empezando a impacientarse. Lo corregí de inmediato:

«Pero no, me refería a la izquierda, la otra pierna señor Giacomo, la que la enfermera movió mal»

Esta fue la declaración que concluyó definitivamente, al borde de la realidad, nuestro pequeño diálogo, porque fue en ese punto que luego de un momento de vacilación el Sr. Giacomo, con tono autoritario, me pidió que lo dejara solo porque necesitaba descansar. No hubo necesidad de insistir, salí de la habitación aturdido, confundido y al mismo tiempo fascinado por mi primer encuentro con trastornos de consciencia en un paciente con una lesión del hemisferio derecho del cerebro.

Durante los años de la beca, el profesor Perfetti me enseñó muchas cosas, incluida la de detenerme un momento después del alta de un paciente para reflexionar sobre las enseñanzas que me había dejado como herencia. Incluso hoy en día la lista de cosas que me enseñó el señor Giacomo es muy larga y siempre le estaré agradecido, de hecho, además de empujarme a estudiar los problemas cognitivos y motores derivados de su ictus desde un punto de vista técnico, me permitió reconsiderar algunos aspectos de mi actitud hacia los pacientes y su enfermedad, en primer lugar la paciencia, que lamentablemente por inexperiencia he perdido varias veces, porque no es nada fácil de entender que el paciente no tiene ninguna responsabilidad con los suyos, y que cuidan de una persona que, como Giacomo, tiene una alteración en la consciencia de su patología, está expuesta a numerosos obstáculos emocionales y racionales. Este trastorno de Giacomo es invisible y más difícil de entender, a diferencia de su hemiparesia tangible, y precisamente esta intangibilidad de la patología puede chocar con el deseo de los demás (familiares y rehabilitadores) de ayudarlo y con la frustración de no siempre poder hacerlo eficazmente para ofrecer la mejor recuperación. Esta mezcla de ingredientes, sin embargo, corre el riesgo de reflejarse en el propio paciente, a quien a veces se atribuye la responsabilidad personal de sus dolencias. De hecho, puede suceder que por un lado el familiar, que conoce al paciente de toda la vida, se ponga nervioso y entre en conflicto con él porque no comprende de inmediato que tales alteraciones en la conducta no son deseados o intencionales sino resultado de una alteración cognitiva. Por otro lado, tanto el fisioterapeuta como el equipo de salud a cargo del paciente, subestimando el problema, podrían ceder a la tentación de esconderse detrás de la coartada, demasiado a menudo aceptada y compartida, del paciente no cooperante, afirmación que representa una de las voces más frecuente en las historias clínicas de los pacientes que han sobrevivido a un ictus. El trastorno de Giacomo tiene un nombre: anosognosia. El término fue acuñado en 1914 por el neurólogo francés Joseph Babinski y en las últimas décadas este trastorno ha sido objeto de numerosas investigaciones e intentos de comprensión que aún continúan en la actualidad, pero que aún no nos han permitido conocerlo y explicarlo de manera completa y satisfactoria. Durante mucho tiempo se pensó que la anosognosia, entendida como una alteración de la consciencia de la propia condición patológica o de aspectos focales de la misma, estaba íntimamente ligada al neglect, o la dificultad de procesar información del mundo izquierdo; sean visuales o corporales y si lo pensamos tiene sentido. A primera vista, de hecho, tanto la anosognosia como la heminegligencia parecen ser ambos fenómenos exclusivos de las lesiones del hemisferio derecho del cerebro, sin embargo, gracias a un estudio realizado por el célebre neurólogo Vilayanur S. Ramachandran en 1995, publicado en "Consciencia y cognición" cuyo título es "Anosognosia en síndrome del lóbulo parietal", podemos encontrar algunas deficiencias sobre la idea de que la anosognosia está íntimamente ligada al neglect y, por tanto, a la dificultad de prestar atención a todo lo que sucede a nuestra izquierda. De hecho, no todos los pacientes que tienen tales déficits de consciencia hacia su parálisis tienen necesariamente una falta de atención hacia el lado izquierdo. Ramachandran es particularmente conocido en el mundo de la rehabilitación como el inventor de la caja de espejos, que es un sistema de espejos que genera la ilusión de ver la mano paralizada capaz de moverse o incluso la mano faltante en los casos de pacientes amputados, mientras la que se mueve en la realidad es la mano contraria cuya imagen reflejada en el espejo genera la ilusión óptica. Esta astucia permitió al neurocientífico indio estudiar la relación entre la negligencia y la anosognosia, mientras trataba de comprender si la hipótesis de que el paciente no es consciente de su patología debido a que sea incapaz de dirigir la atención al espacio izquierdo. Ramachandran realizó el experimento al revés, es decir, colocó el espejo frente a su mano izquierda, la parética, para que su paciente, al observar el espejo, tuviera la ilusión de observar la derecha, la que podía moverse, sin embargo el paciente, ante la evidencia de que la mano derecha, que en realidad no era más que el reflejo de la izquierda, no podía moverse, afirmó con certeza que la mano se movía sin problemas, por lo que la confabulación esta vez ya no estaba en contra del lado izquierdo de su cuerpo porque la paciente miraba hacia la derecha. Por lo tanto, a la luz de esta evidencia, la idea de que la negligencia es la base de la negación de su problema motor se tambalea. En los días posteriores a mi primer encuentro con el Sr. Giacomo y su extraño trastorno, tuve mucho cuidado de tratar de comprender cómo era posible que en nuestra primera sesión me hubiera perdido una alteración tan evidente de la racionalidad de mi paciente. Me di cuenta de que de hecho la lógica en general no había sufrido alteraciones, él podía hablarme de aspectos de su profesión de una manera muy lúcida; recordaba de una forma excelente hechos y anécdotas de su vida y podía hacer un análisis claro de ellos. El Sr.Giacomo en ese momento era un emprendedor exitoso al frente de una empresa próspera con muchos empleados, sus historias de hombres hechos a sí mismos eran realmente interesantes y convincentes y de ellas ni siquiera se podía vislumbrar ese defecto en su consciencia en la distancia y de hecho, unos días después tuve más pruebas de que, desde el punto de vista intelectual, el señor Giacomo no tenía problemas. Estaba nevando y la clínica solo era accesible por una subida bastante empinada y por esta razón Giacomo, al darse cuenta de que su esposa, que era dueña de un auto de tracción delantera, tendría dificultades para llegar a la clínica con esa escalada y esa nieve, simplemente usando su teléfono móvil logró unos minutos para comprar un jeep 4x4 para su dama. Evidentemente su nombre y su palabra fueron suficientes para que el concesionario tuviera su nuevo superdeportivo entregado en un abrir y cerrar de ojos y si para mí el hecho de no haber sido el único en no notar su problema fue un pequeño consuelo, para su familia, este evento representó un primer signo claro de la naturaleza de la maldad de Giacomo y comenzaron a conocer sus lados más oscuros. Durante mucho tiempo se pensó que la anosognosia tenía explicaciones psicodinámicas, o que representaba un mecanismo de defensa psicológico para proteger nuestro ego de la herida infligida al saber que estábamos incapacitados, pero incluso esta explicación parece insatisfactoria ya que este síndrome ocurre con frecuencia, ante una lesión del lóbulo parietal derecho y sólo en raras ocasiones con lesiones del lóbulo parietal izquierdo. Muchas veces la negación de la patología es de tipo focal, es decir, el paciente puede ser consciente de que ha sufrido una lesión cerebral, también puede saber que padece otras patologías como la diabetes, pero niega la presencia de paresia en un lado de su cuerpo. La anosognosia podría ser incluso más selectiva, de hecho algunos pacientes confirman que son incapaces de mover una pierna, pero al mismo tiempo niegan cualquier problema con el brazo. Mi conocimiento de este enigma monumental era casi inexistente y muchas veces me llevaba a actuar de una manera exclusivamente instintiva como ese día en que quise probar hasta qué punto el muro de negación del Sr. Giacomo era sólido o quizás cuán resistente habría sido mi cabeza cuando choque contra él. Ideé una artimaña para confrontarlo con su patología, no tenía idea de cómo podía reaccionar y de hecho el resultado de mi prueba fue completamente inesperado. Mi idea era mostrarle al Sr. Giacomo un video de sí mismo mientras luchaba con todas sus dificultades motoras, para que pudiera verlas desde afuera. Monté una cámara de video en el gimnasio y grabé la sesión durante la cual expuse a Giacomo a todas sus dificultades motoras y cognitivas; Fue una sesión muy dura porque a cada dificultad el señor Giacomo respondió con impaciencia y constantemente pedía que lo llevaran de regreso a su habitación para descansar, pero ambos nos mantuvimos firmes y esto nos permitió tener un documento de video que corroboraba todos sus límites, tanto del movimiento corporal del lado izquierdo como de cognición. Al día siguiente preparé una televisión y una videograbadora, pero primero decidí hacerle una premisa particular al señor Giacomo quien, al entrar al gimnasio, se mostró intrigado por la presencia inusual del televisor, pero también visiblemente sospechoso: «Hola Giacomo, antes de iniciar el tratamiento me gustaría pedirle un favor, si es posible, tengo un problema con uno de mis pacientes y me gustaría su opinión».

Las sospechas de Giacomo dieron paso a su curiosidad y rápidamente respondió:

«Seguro, que si puedo ser útil... con mucho gusto».

«Gracias, lo estaba esperando. Bueno, tengo un paciente muy complejo, sufrió un derrame cerebral como usted, pero me informó de unas dolencias muy extrañas que no sé cómo tratar ».

Aún más intrigado, Giacomo me preguntó:

«¿Qué quiere decir con extraño?»

Satisfago su curiosidad explicándole el caso:

«Lo que más me preocupa es su consciencia. Quiero decir que tiene parálisis en un lado de su cuerpo, pero tampoco se da cuenta cuando luego se lo señalo, se pone nervioso y niega la evidencia y es precisamente este aspecto el que no puedo manejar. ¿Cómo puedo ayudarlo a recuperar el movimiento de su lado izquierdo si ni siquiera puede admitir que tiene un problema con esa parte de su cuerpo? «Giacomo asintiendo y suspirando: «Eh lo entiendo, es un problema, ¿cómo puedo ayudarle?» Al presionar el botón de reproducción en la videograbadora, respondí: «Este es precisamente el hecho Giacomo, no sé cómo decírselo y por eso preparé un video para mostrárselo, en realidad el paciente con todos estos problemas es usted y no sé cómo hacerlo». Era evidente que entre los dos, en esa habitación, era yo quien parecía tener más problemas y no el señor Giacomo, que empezaba a mirarme de una forma que hoy todavía no puedo descifrar; no sé si fuera compasión o decepción de estar en el lugar equivocado con el terapeuta equivocado o ambas cosas, de todos modos, el video estaba funcionando. Cuando vi la forma en que Giacomo miraba detenidamente el video del que era protagonista, me di cuenta de que yo también tendría que hacer un plano de sus reacciones, para poder estudiarlas después, pero a estas alturas ya era demasiado tarde y tendría que depender solo de mi memoria. Tuve que separarme; Comenté el video por un lado, para enfatizar sus dificultades y por otro lo observé, con la intención de ver cualquier signo de comportamiento que revelara un despertar de su consciencia.

«Mire señor Giacomo, aquí no supo decir en qué año estamos, estaba confundido, nervioso, se movía en la silla de ruedas intolerante y si comprueba es lo mismo que está haciendo ahora mismo. ¡Mire ahora! ¡Le pido que mueva su brazo izquierdo y usted mueve el derecho en su lugar!»

Mientras tanto, con el dedo señalé en la pantalla el brazo izquierdo visiblemente inmóvil del Giacomo en la película. Obviamente iba más lejos, Giacomo me pidió varias veces que lo llevaran de regreso a su habitación, mientras yo continuaba mi demostración con la esperanza de crear un pequeño hueco en su trinchera protectora, un agujero en la presa que contenía su consciencia y que me hubiera permitido insinuar dudas razonables sobre la validez de sus creencias. La situación había llegado a su fin, el video ya no existía para Giacomo, que ahora estaba agitado como nunca lo había visto. En la sala se hicieron eco los dos yo, el del video que puso en dificultades al actor Giacomo y el yo real que le pidió a Giacomo en carne y hueso que observará cuánto su comportamiento actual reflejaba eso en el video y que todo esto era solo el resultado de su síndrome de negación de su realidad patológica. Ambos estábamos angustiados y en silencio mientras caminábamos por el pasillo que conducía a su habitación, sentí la adrenalina en mi cuerpo que sugería que había hecho algo extraño, pero al mismo tiempo significativo para Giacomo. Yo había ido más allá con él y de una manera poco convencional y si no hubiera estado seguro de trabajar por su bien, esos veinte minutos de locura ordinaria, cualquiera podría haberlos interpretado como un maltrato gratuito, pero sentí que tenía que abrirse paso a las barreras de sus creencias de alguna manera y la artimaña del video fue mi intento de romper la puerta principal tratando de derribarla. ¿Cómo es posible involucrar a un paciente en su propio camino terapéutico si no reconoce que lo necesita? Es como poner a dieta a alguien que, a pesar de tener un sobrepeso visible, se ve en muy buena forma cuando se mira al espejo. Obviamente, una vez que terminó mi turno, no esperaba nada más que al día siguiente para ver los efectos de mi asalto en la consciencia de Giacomo. ¿Me saludaría como si nada? ¿Habría hablado con mis superiores sobre la posibilidad de conseguir un nuevo terapeuta? ¿Comenzaría finalmente a darse cuenta de la magnitud de sus dificultades? ¿Cómo pasaría las horas siguientes a nuestra loca prueba? ¡El resultado fue increíble y algo realmente sucedió! Mi intento no había rebotado sin efecto en el remitente y la ira del día anterior a Giacomo se había convertido en otra cosa: en una tristeza extrema, de hecho en una desesperación real y sus seres queridos me dijeron que lloró toda la noche. Pensé que había pulsado los botones correctos; el arrepentimiento también debe ser un ingrediente fundamental de la consciencia. Lamentablemente mi sentimiento de victoria se vio mitigado por la razón por la que Giacomo estaba desesperado porque no fue por una repentina consciencia de su estado de salud que se despertó gracias a mi intervención, ¡sino por la muerte del Sr. Bruno, su compañero de habitación!.   Los miembros de la familia que obviamente desconocían el contenido de nuestra sesión de ayer estaban más sorprendidos que yo. No porque un hombre pueda llorar por la desaparición de su compañero de piso, Dios no lo quiera, sino porque Giacomo y el Sr. Bruno, a pesar de compartir habitación durante varias semanas, nunca habían intercambiado una sola palabra y, sobre todo, lo más importante, el Sr. Bruno había muerto veinte días atrás y al momento de su partida, el Sr. Giacomo no apareció en lo más mínimo conmovido por el evento. Quizás para Giacomo la muerte de Bruno a nivel racional fue el único evento plausible que podría explicar el dolor que sintió al percibirse a sí mismo por un momento, como yo lo quería, es decir, con la mitad de su cuerpo sin funcionar, incluso si este evento se remonta a muchos días atrás. La anosognosia podría manifestarse de forma clara como en el caso del señor Giacomo o también podría estar presente de forma matizada, en el paciente que tiene conocimiento de su patología, sabe que tiene paresia, sin embargo podría tener un juicio alterado sobre sus límites. A lo largo de los años las historias de los pacientes sobre su primera caída ya en el hospital se han sucedido una tras otra porque aunque la mitad izquierda del cuerpo estaba completamente inmóvil, todavía intentaban levantarse de la cama, tal vez para ir al baño solos y obviamente sin el control del tronco y un lado del cuerpo golpeó el suelo de repente. Recuerdo a un paciente, muchos años después de conocer a Giacomo, que llegó a mi consultorio con un ojo morado y un par de parches en la cara, explicando que se había caído de la bicicleta. El problema, sin embargo, era que al seguir caminando con dificultad, con un equilibrio precario y con un brazo que aún no había presentado ningún movimiento, todavía se sentía capaz de subirse a la bicicleta: esto era sin duda un signo de una capacidad alterada para valorar los límites obtenidos por la patología, una forma de anosognosia más leve que la monumental observada en Giacomo, pero sin embargo digna de ser identificada y abordada. Anosognosia, trastornos del lenguaje (afasia), alteraciones de la percepción, límites de atención, dificultades de aprendizaje, cambios en la esfera emocional y racional que todos podemos tener tras una lesión cerebral, si no se conocen y estudian, puede generar desagradables malentendidos tanto en la familia como en la clínica.

El paciente con una o más de las alteraciones antes mencionadas podría clasificarse como un "paciente que no coopera". Un veredicto que, una vez redactado, corre el riesgo de generar malos entendidos incluso en el contexto familiar. El paciente se responsabiliza de su propia incapacidad ya que no colabora en las operaciones necesarias para su recuperación. Lamentablemente, cuando el profesional está a punto de escribir este veredicto en la historia clínica, inexorablemente está descargando sus limitaciones profesionales sobre el paciente, negando que las manifestaciones del paciente sean el resultado de la lesión cerebral y negando que la cooperación del paciente sea proporcional a la calidad de las propuestas terapéuticas ofrecidas.

6. ENTERAMENTE

*Toda teoría, querido amigo, es de color
gris, pero el árbol dorado de la vida
brota siempre verde*

J.W. Goethe

Al mismo tiempo que el Sr. Giacomo, también estuve a cargo
de otro paciente, Michele. Un chico de tan solo 13 años que jugaría un papel importante en todas mis decisiones futuras. Giacomo y su granítico problema de consciencia me pusieron a
prueba y sufrí muchas presiones internas, entre ellas la de ser
consciente de no tener las herramientas suficientes para afrontar
sus dolencias. Su vida, su futuro y el de su familia estaban en
manos de un joven de veintitrés años con poca experiencia a sus
espaldas y el peso de esta responsabilidad me hacía dudar continuamente de si quería avanzar más en el campo neurológico.
Pero quizás la idea de tener el futuro de un niño de trece años
en mis manos era aún más difícil de afrontar, ya que ese niño
tendría mucha más vida por delante de la que ya tenía detrás.

Sabía que mi nuevo paciente iba a ser un niño, pero cuando
te dicen esto con palabras, no te das cuenta de lo que realmente
significa, realmente debes hacerte a la idea. Mi tutora me llevó a
conocer a Michele y su madre, yo estaba tranquilo y listo para
hacerme cargo de mi segundo paciente oficial. Sin embargo,
mientras avanzaba por el pasillo, sentía que todo se estaba volviendo más real. Michele estaba en su silla de ruedas, mientras
nos acercábamos pude verlo desde atrás y desde ese momento
pude adivinar que algo andaba mal, de hecho su cabeza estaba
inclinada hacia un lado como si estuviera durmiendo.

Al principio puedes pensar que el reto a afrontar es solo técnico, pero en realidad te das cuenta de que además de las dificultades para elegir los mejores ejercicios, estás expuesto a muchos otros desafíos existenciales. Empiezas a preguntarte por qué ocurren estas cosas. ¿Qué culpa tiene un niño de pasar por todo esto? ¿Será capaz de afrontar esta situación la familia? A medida que avanzábamos hacia Michele y su madre, a falta de pocos metros para llegar a su encuentro, me percaté de un aspecto que no había tenido en cuenta: Michele sería mi paciente, tendría que gestionar los aspectos técnicos relacionados con su recuperación y debería hacer los cálculos. Aceptaba ese reto y lo que significaba cargar con el peso de esa responsabilidad de mis actos, pero había algo más… Michele estaba ahí con su madre, cuanto más nos acercamos a ellos, más parecían como una sola entidad, era imposible considerar uno sin el otro. En mi cabeza seguían apareciendo preguntas sin respuesta ¿Cuál es el dolor de una madre que presencia impotente el sufrimiento de su hijo mientras ve destrozadas sus expectativas para el futuro? Seguro que cualquier madre, desde el día que fue consciente de tenerlo en su vientre, habrá recorrido mil veces en su cabeza todas las etapas clásicas de la vida futura de su hijo, las primeras palabras, los primeros pasos, la escuela, el trabajo, el matrimonio. Pero en su presente, ella se encontraba en una situación diferente con su hijo en aquel pasillo y nada de lo que habían experimentando era justo. Avancé hacia Michele y su madre, los observé a ambos, él y su madre formaban uno, Michele ya no sería mi joven paciente, esta pareja simbiótica era mi verdadero paciente. La madre, que estaba parada junto a Michele, aunque estaba frente a mí, aún no había captado mi mirada que avanzaba directamente hacia ella. Yo tenía 23 años y, a pesar de llevar bata, tal vez no tenía la figura que ella esperaba tener para su hijo, tal vez fue por esa razón que aún no me había prestado atención, sino que mantenía su mirada fija en mi coordinadora. A nadie le gustaría confiar el futuro de su hijo en manos de un chico sin experiencia como yo. Sin embargo, los caminos de la vida ya nos habían cruzado, mi coordinadora me presentó y luego comenzó a hablar con su madre, pero en ese momento sus voces sonaban sólo como un fondo distante, palabras indistinguibles y no interceptadas por mi atención que en cambio estaba embelesada con la imagen de Michele: tenía la cabeza inclinada hacia un lado, pero sin dormir, su mirada era fija, perdida en el vacío y sus párpados cerrados, a la vez un pequeño hilo de saliva se abría paso desde el costado de la boca hasta la barbilla para luego colocarse en su camiseta. No sé exactamente si hablé y lo que dije en ese momento, todo resurge en mi memoria como una escena de una película muda, pero en color, donde el verde vivo de la camisa de Michele lo domina todo, como el árbol dorado de la vida. Incluso con Michele, el tema de la consciencia siempre estuvo ahí para recordarme lo pequeño que era yo comparado con los laberintos de la mente, pero a diferencia del Sr. Giacomo, cuya consciencia estaba distorsionada y blindada, sin puertas de acceso, la consciencia de Michele estaba escondida, protegida, invisible. Debería haberla buscado en alguna parte. Michele y Giacomo, los primeros pacientes oficiales de mi carrera, ambos tan difíciles, lo cual me hizo sentir inadecuado para la tarea, además de seguir sintiendo la presión de tener que demostrar mi valía a mis superiores que solo unos días antes habían confirmado mi acceso a la beca de estudios. Seguí a estos dos primeros pacientes que eran oficialmente míos, mientras todavía me envolvía un aura de incertidumbre por parte de quienes me eligieron. De hecho, recuerdo una frase del Prof. Perfetti, que le dijo a mis dos tutoras, en forma de reproche contra ellas: «¡Tratemos de tener cuidado a quienes les damos ciertos pacientes!»

Al contrario de lo que pudiera pensarse, ese reproche no me avergonzó, me hizo sentir aliviado porque si bien era obvio que el significado de la oración subrayaba mi incompetencia, en realidad también resaltaba la seriedad objetiva de mis dos pacientes. Esa frase quería decir que Michele no sería difícil sólo para mí, sino que Perfetti también lo consideró; significaba, entre otras cosas, que si no conseguía un resultado satisfactorio, no sería culpa mía, sino de la seriedad de la enfermedad de Michele y de las tutoras que me lo habían asignado. Admito que fue un pensamiento muy pequeño, una coartada detrás de la cual esconderse, pero la consciencia a veces intenta ayudarse a uno mismo a manejar sus monstruos internos incluso mediante pequeños engaños.

Afortunadamente, la progresión de Michele fue muy rápida y verdaderamente inesperada, digo afortunadamente no por modestia, sino precisamente porque el chico evolucionó muy rápido, demasiado rápido para atribuirlo a la efectividad de nuestro trabajo juntos. Michele empezaba a interactuar, hablar y bromear; su personalidad y alegría de vivir eran visibles y solo habían pasado unos días desde nuestro primer encuentro en el pasillo, donde parecía que su consciencia estaba mucho más oculta. Era como sentirse en la oscuridad deslizando las manos en la pared para buscar el interruptor de la consciencia: el objetivo era implicarlo en los ejercicios, hablar con él, hacerle sentir su cuerpo, dirigir su atención hacia el mismo. Creo que el botón de la consciencia de Michele estaba de alguna manera vinculado al mío, así que si por un lado el de él estaba despertando, a la vez que sacaba a relucir toda la belleza de su personalidad exuberante y cautivadora, por el otro encendía mis preocupaciones e incertidumbres que me hacían sentirme incapaz de comprender su recuperación. Cuanto más mejoraba Michele y asomaba su yo, más frecuentes eran los momentos en los que en la soledad de mi habitación me encontraba pensando en su futuro, cómo sería su vida, qué sería capaz de hacer y por qué le había pasado todo esto con tan solo 13 años. Me di cuenta de que estos pensamientos, empapados por algunas lágrimas, ocupaban la mayor parte de mi tiempo libre. Lo que Michele tuvo que enfrentar no estaba bien y sentí que no estaba preparado para manejar el peso de la responsabilidad incluso fuera del horario laboral, era de esos casos que te los llevas a tu casa. Fue un pensamiento persistente y la tentación de irme a casa y dejar todo atrás estuvo bastante cerca, siempre estaría la posibilidad de haber encontrado trabajo como fisioterapeuta en un equipo de fútbol, como todos soñábamos en los banquillos universitarios, cualquier aficionado y en ese momento habría aceptado cualquier cosa, incluso un campeonato de petanca o un equipo de curling. Me asaltaban muchas dudas técnicas sobre los ejercicios que debería haber hecho con Michele, con la tristeza que generaba ver a un chico y su familia sufrir así y la tentación de dejarlo todo. La única forma de aislarme de esa confusión era estudiar cada vez que surgían estos pensamientos. Comencé a hacer algo que nunca había hecho voluntariamente en el pasado: estudiar. Se creó un reflejo condicionado, (Confusión - Estudio). Abrí un libro tan pronto sentía las señales de confusión. Michele seguía mejorando y el camino que antes parecía un objetivo impensable, comenzó a tomar forma. La lesión de Michele fue particularmente complicada y fue causada por una encefalitis, una infección que daña todo el hemisferio cerebral derecho y parte del cerebelo. La extensión de la lesión justificó su estado físico y cognitivo. Después de estar en coma durante 6 meses, Michele había sido hospitalizado en varias clínicas de rehabilitación, pero con poco éxito, debido a su colaboración limitada, si no inexistente. Los ejercicios con los que habíamos empezado eran muy sencillos, encaminados a hacerle consciente de su cuerpo, del contacto, del movimiento. Representaban problemas cognitivos muy simples, como reconocer si estaba acariciando una tela áspera o lisa con la mano. Se estaba creando un canal de comunicación entre mi paciente y yo cada vez más dinámico, y el estado de ánimo de Michele mejoraba cada sesión, de hecho, pronto se convertiría en la alegría de toda la clínica, con su humor disruptivo a veces un poco ingenuo y a veces irreverente, siempre se las arreglaba para arrancarle una sonrisa a cualquiera que lo conociera.

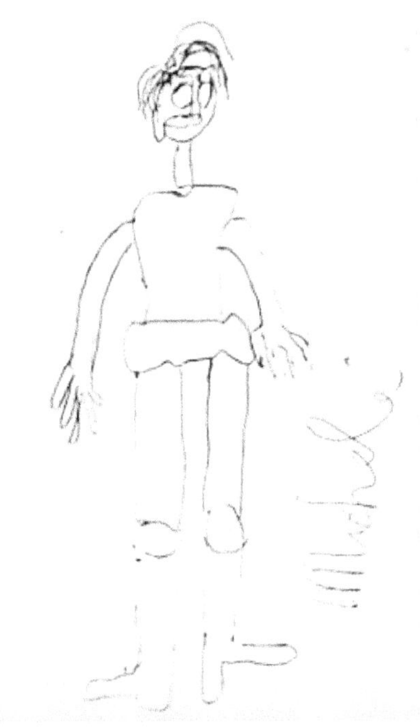

Un día decidí pedirle que hiciera un autorretrato. ¿Cómo se ve Michele a sí mismo? ¿Cuál era la percepción de su yo corporal? Cuando tenemos que dibujar algo, estamos proyectando nuestra forma de percibir y representar ese objeto en particular en el papel. ¿Revelaría el dibujo de Michele detalles relacionados con su forma de vivir su propia corporeidad? Este primer autorretrato de Michele me apareció de inmediato como una obra significativa que comunicaba mucho sobre su forma de percibir el cuerpo. El elemento que más me llamó la atención fue la presencia de partes del cuerpo tan distintas entre sí, como si hubiera perdido el sentido de la totalidad y se encontrara manejando un puzzle; un cuerpo desintegrado. El trastorno de Michele era bastante complejo, porque tenía las características del paciente hemipléjico izquierdo, pero también las del paciente con lesión cerebelosa. Durante mucho tiempo se ha identificado al cerebelo como el órgano encargado de mantener el equilibrio y la coordinación, sin embargo, en los últimos treinta años, investigadores de todo el mundo han ido atribuyendo al cerebelo una función más cognitiva y un papel más refinado en la generación del movimiento. Según un estudio realizado por M. Bower, el cerebelo actúa como integrador de información, tomando los estímulos aunque provengan de distintas partes del cuerpo e integrándolos con otros canales sensoriales. Cuando Michele estaba de pie, todavía no mantenía el equilibrio, como les ocurre a muchos pacientes con una lesión en el cerebelo. Sin embargo, debemos preguntarnos qué significa realmente el equilibrio. La capacidad de mantener la estabilidad debe considerarse como el resultado de diferentes habilidades que se entrelazan entre sí, integradas con precisión. Si somos capaces de mantener el equilibrio es porque somos capaces de procesar de forma rápida y eficaz una gran cantidad de información sobre la posición de nuestro cuerpo en el espacio, de gestionar el peso corporal dentro de nuestra base de apoyo, la tensión de nuestros músculos, la visión y la información vestibular (estas últimas son las que nos hacen entender si el coche está girando a derecha o izquierda aunque estamos durmiendo mientras otra persona conduce). Imaginemos que estamos de pie y que por un momento la información sobre la posición de nuestras articulaciones ya no es fiable, es decir, ya no sabemos exactamente si nuestros hombros están alineados con la pelvis o si nuestros pies están parejos. También imaginamos que mientras tanto perdemos la certeza de cómo está cambiando la presión bajo nuestros pies, luego añadimos a estas alteraciones una sensación continua de que el entorno que nos rodea se está moviendo, en parte parecido a cuando estamos en un barco y finalmente, pensemos que toda esta información poco fiable está luchando por integrarse entre sí para crear una síntesis, una imagen general de la situación: es aquí donde el cerebelo parece participar de manera significativa. La representación del cuerpo de Michele parecía desarticulada porque su forma de percibirse a sí mismo no estaba integrada. La atención de Michele había mejorado y podíamos realizar ejercicios cada vez más complejos desde un punto de vista cognitivo: como los que le hacen reconocer la posición de sus extremidades en el espacio con los ojos cerrados. Sería difícil pensar en poder mantener el equilibrio sin saber la posición exacta de nuestro cuerpo en el espacio. La mayoría de los ejercicios se realizaron con los ojos cerrados, para permitirle a Michele prestar más atención a la información proveniente de su cuerpo. Le pedí un segundo dibujo, y en este Michele mostró algo diferente sobre su cuerpo: las rodillas se habían fusionado con el resto de las piernas. Sin embargo, la distancia se mantuvo entre la pelvis y el tronco. Los ejercicios fueron construidos de tal manera que Michele tuvo que activar sus funciones cerebrales; no eran movilizaciones pasivas de sus extremidades o solicitudes de movimientos para fortalecer su musculatura, los ejercicios se presentaban en su mayoría como problemas a resolver, por ejemplo: para ayudarlo a reconstruir el sentido de posición y movimiento de su tronco, el problema que Michele tenía que resolver era reconocer dónde estaban los hombros con respecto a la pelvis, así que de vez en cuando movía sus hombros en diferentes direcciones con mis manos y Michele tenía que entender cada vez cuál era su relación, es decir, si estaba alineada o si sus

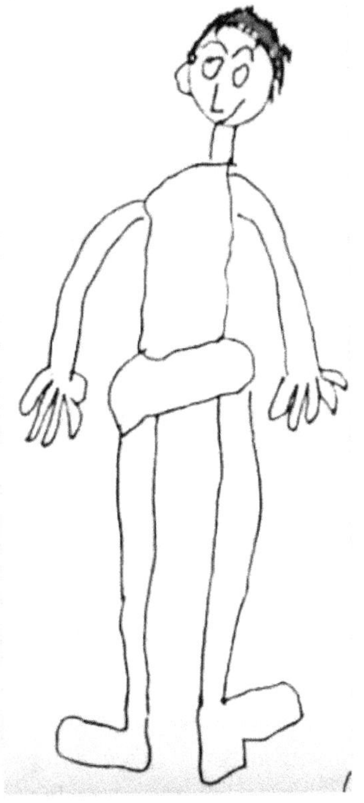

hombros se desplazaban hacia la derecha o hacia la izquierda con respecto a la pelvis.

Los investigadores Peter Strick y Seong-Gi Kim en uno de sus estudios demostraron que el cerebelo tiene mayor activación cuando hay un problema que resolver. Los participantes en su investigación tuvieron que mover clavijas alojadas en ranuras en una tabla de madera, un objeto similar a los que se usan para los rompecabezas y que de hecho se usa precisamente como prueba para evaluar los procesos cognitivos. A un primer grupo de estudio se le pidió que moviera las clavijas de un lado de la tabla al otro sin seguir reglas particulares, mientras que al segundo grupo se le pidió que siguiera ciertas reglas que hacían que la tarea fuera compleja de resolver. En ambos casos se produjo el movimiento de la mano y los dedos para mover las clavijas de una ranura a otra, pero solo en la segunda tarea hubo un proceso cognitivo enfocado a resolver un problema, de hecho utilizando resonancia magnética funcional, que permite ver la activación de varias partes del cerebro en tiempo real, los investigadores observaron un aumento considerable en la activación del cerebelo durante la tarea que requería resolver el problema. Uno de los factores que permitió la rápida evolución de Michele estuvo sin duda favorecido por el papel del cerebelo como solucionador de problemas. De hecho, en ese momento Miyamoto, el presidente de la Asociación Japonesa de Ejercicio Terapéutico Cognoscitivo, también había llegado recientemente al Centro de Estudios: una mente brillante y muy creativa, todos los días Mya, como lo llamaba Michele, experimentaba con él un ejercicio siempre rigurosamente nuevo, obligando a Michele cada día a resolver un nuevo problema del que obviamente su cuerpo estaba en el centro de la solución. En este periodo destacó el papel del cerebelo, probablemente estimulando su activación constante donde se enfrentaría constantemente a una nueva tarea, sin embargo el cerebelo puede reducir su participación a medida que el problema se automatiza. Algo similar ocurre cuando aprendemos por primera vez a conducir un automóvil. Los primeros días nos encontramos incómodos, porque entre otras cosas nos cuesta mucho mover la mano del volante a la palanca de cambio, ¡sin mencionar ese rompecabezas de tres pedales para solo dos pies!

En esos primeros días de aprender a conducir, nuestra atención se centra en una nueva tarea, vamos resolviendo nuevos problemas motores y podemos deducir que nuestro cerebelo en esos momentos estaba disparando fuegos artificiales, por el contrario también podemos imaginar el cerebelo en reposo cuando, después de años de experiencia conduciendo, cuando nos encontramos en casa sin recordar ni por dónde hemos rengresado y que en el camino tal vez hayamos cambiado de canal en la radio, haciendo señas a otros conductores, desenvolviendo un caramelo y quién sabe cuántas cosas más, todas ellas automatizadas; y todo eso mientras seguíamos el camino a casa de memoria.

En este autorretrato posterior, noté un nuevo enfoque de Michele en sus hombros y pelvis, que cambiaron de forma y extensión en su cabeza y comenzaron a formar un solo elemento sin esas líneas fronterizas entre una región y otra. La madre de Michele siempre estuvo presente durante nuestros tratamientos, al principio me sorprendió que un miembro de la familia pudiera asistir al tratamiento, ya que hasta ese momento siempre había visto a los familiares quedarse sin acceso a los gimnasios de rehabilitación de las diversas clínicas y hospitales a los que había asistido

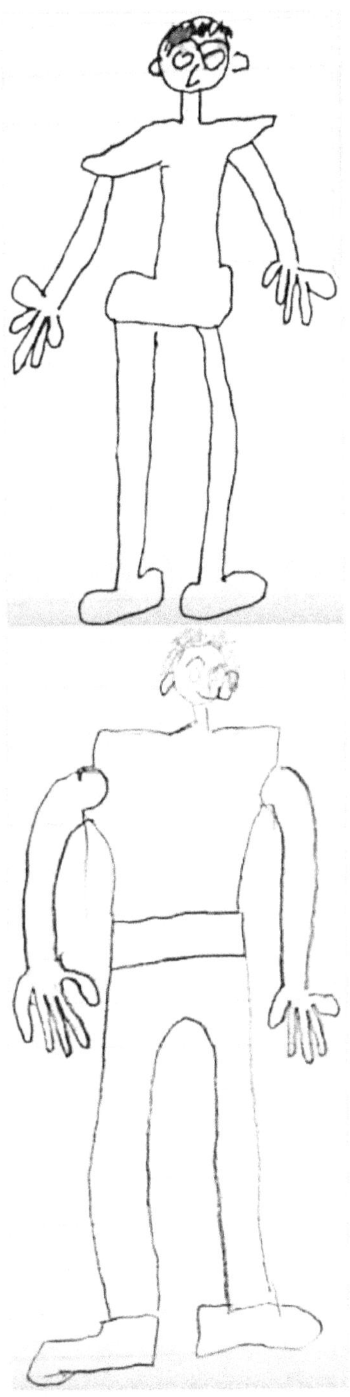

durante mi etapa universitaria; su presencia, en cambio, fue muy útil para mí, porque pudo ofrecerme detalles sobre el día de Michele a los que no tenía acceso, ya que solo nos conocimos durante las horas de terapia y, gracias a su asistencia a nuestras sesiones, pudo aprender las correcciones y sugerencias que podían serle útil durante su día a día, ya que siempre estaban juntos. Para mí fue como tener un aliado atento que podría haber continuado el trabajo en conjunto en el gimnasio, trasladando todos los aprendizajes incluso en las actividades cotidianas y en ese contexto aprendí que la implicación de la familia en el proceso de recuperación del paciente es de fundamental importancia: genera continuidad de nuestro trabajo.

Las semanas siguientes pasaron, una tras otra, el equilibrio de Michele mejoraba; a pesar de que durante la caminata todavía necesitaba el apoyo de una persona que le tomara de la mano, pero de pie lograba mantener el equilibrio, evidentemente se sentía más seguro y arraigado en el mundo como lo sugería su nuevo diseño.

Michele encontró su lugar en el mundo físico, pero a su vez también recuperó el control de sus relaciones con los demás, hablaba con todos y todos estaban encantados de hablar con él y la firma en su nuevo diseño me había llamado la atención, como si fuera con esa marca. Exigió su regreso no solo al mundo físico, sino también al social, además, las partes del cuerpo en su retrato ya no estaban separadas unas de otras.

Un día hablando con el profesor Perfetti, después de unos meses de tratamiento con Michele, me dijo:

«Sarmati, si yo fuera usted, dejaría el mundo de la rehabilitación, porque dudo que en el futuro usted logre de hacerlo mejor que lo que hizo con el chico»

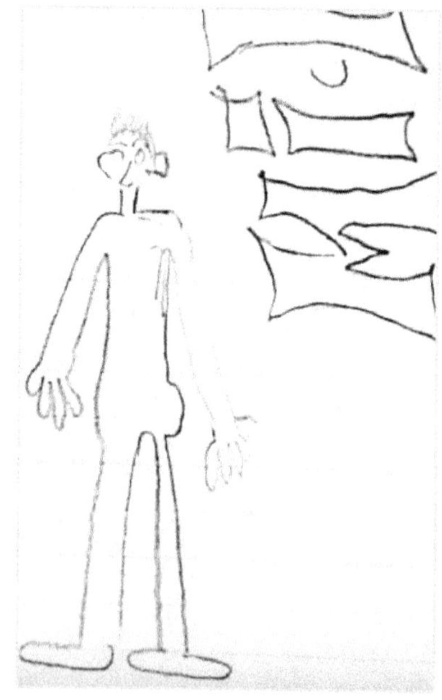

Esta frase no la pude descifrar: irónica y cáustica. Al mismo tiempo, reproche y alabanza. No me importaba que de hecho mi carrera acabara de comenzar y que los resultados pudieran atribuirse a algún tipo de suerte de principiante, estaba muy orgulloso de ese comentario y aún lo aprecio con mucho amor.

Mientras tanto, el alta del niño se acercaba cada vez más, sabía que la separación sería dura, habíamos trabajado durante nueve meses sin parar, día tras día, codo a codo, inmersos en el mismo desafío de la recuperación. Michele mejoró en sus habilidades motoras, pero también desde el punto de vista cognitivo: sus intervenciones fueron cada vez más apropiadas y profundas. El niño con la cabeza inclinada hacia un lado inmerso en un estado de semi-sueño había cambiado y se mostraba alegre, juguetón, exuberante y cariñoso con todos. Su último dibujo es la prueba de la evolución evidente que todos podíamos ver y notar desde fuera, además también reflejaba en su mundo interior, en la representación de sí mismo. La esfera de su consciencia se había ampliado, incluso permitiéndole preguntas existenciales sobre lo que le había sucedido y su futuro. Al principio me preguntaba cómo pueden prepararse los padres para manejar una situación en la que no es posible interactuar con su hijo, pero luego me pregunté cómo podrían manejar preguntas como esta:

«Mamá, pero ¿podré trabajar y casarme?»

Incidir sobre la consciencia significa exponer al paciente a una confrontación interna. La gestión de la esfera emocional y racional representa un aspecto que no puede separarse de la gestión de la recuperación del movimiento. Michele, en su último autorretrato antes del alta, demuestra gran parte de la reconstrucción que ha hecho de su yo corporal y su identidad personal. Mientras el señor Giacomo me colocaba cada día frente a mis límites profesionales y formativos, Michele también me ponía a prueba desde el punto de vista humano, haciéndome luchar con el peso de la responsabilidad de tener parte de su futuro en mis manos. Alessandra, su madre, en cambio, me enseñó a comprender la importancia de involucrar al familiar en el proceso de recuperación de su paciente y a verlo como un aliado y no un obstáculo.

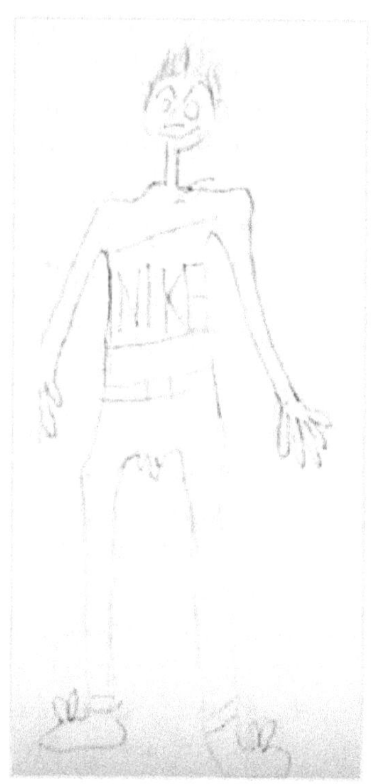
NIKE

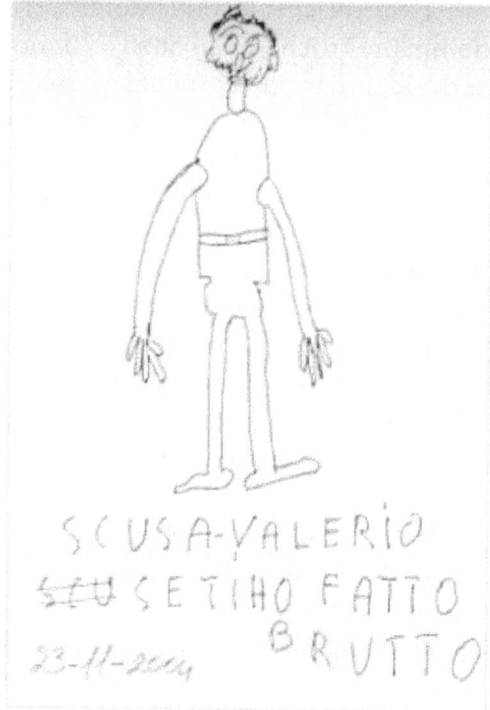
SCUSA VALERIO
SCU SE TI HO FATTO
BRUTTO
23-11-2004

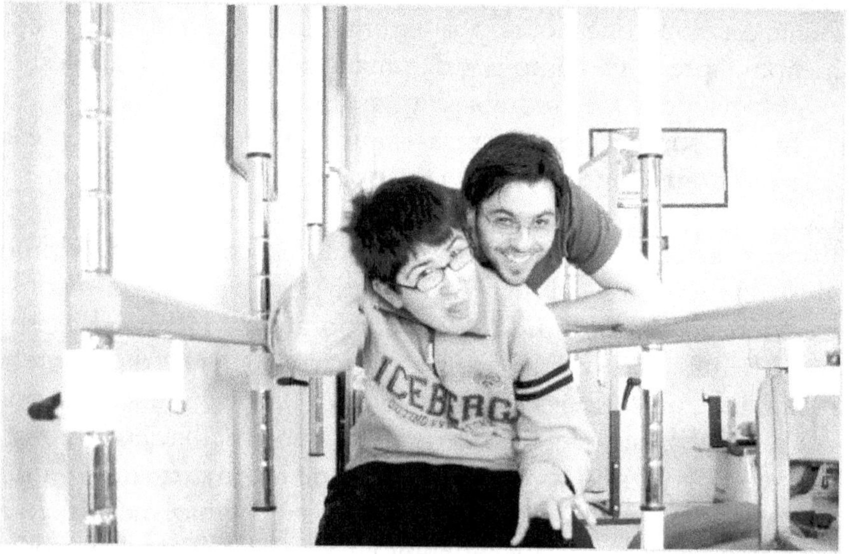

7. EX MACHINA

H. Hesse

Giacomo y Michele fueron mis pacientes, y al mismo tiempo también maestros porque aprendí mucho de ellos y así habría sido para cada paciente que conocí en los siguientes meses y años, cada uno con su propia singularidad, generosamente, me llegó una enseñanza que me enriqueció.

Perfetti había creado un ambiente protegido en su centro de estudios, incluso desde un punto de vista geográfico la clínica se encontraba al pie de los Dolomitas, en un pueblo de dos mil almas, lejano y escudado del resto del mundo. Las jornadas se componían de trabajo con el paciente, de reuniones de estudio donde se analizaba caso por caso, de lecciones impartidas por el propio Perfetti y de estudios frenéticos para organizar los numerosos compromisos de los congresos que uno tras otro mantuvieron el nivel de adrenalina siempre alto. Lo que según Vinciguerra en el momento de la tesis debería haber sido solo una semana de formación se transformó en un período inolvidable de tres años ya que de hecho después del primer año de la beca, siguieron otros dos años. Al finalizar el tercer año de estadía se había abierto la posibilidad de permanecer en la clínica permanentemente como empleado y ya no como becario, la tentación era grande, pero la llamada del viejo mundo era aún más fuerte; el deseo de involucrarse con una nueva base de conocimientos para compartir superó la tentación de permanecer en ese entorno protegido. En esas mismas semanas en las que mi camino hacia el centro de estudios estaba a punto de terminar, incluso el propio Prof. Perfetti dejó la dirección, era un ciclo que estaba llegando a su fin y comenzaba uno completamente nuevo. En ese contexto, tratar el cerebro y no los músculos era natural, pero por fuera, incluso este simple lema, tan claro e inexpugnable, era ya el primer obstáculo conceptual y no solo para los profesionales, sino también para los propios pacientes. No se trata de conocimiento, sino de una trama cultural en la que todos estamos inmersos. Es la cultura colectiva la que define la forma en que cada individuo interpreta y comprende conceptos fundamentales para nosotros como el cuerpo, el movimiento y la recuperación. Sería legítimo pensar que estos aspectos están protegidos de cualquier interpretación como elementos inmutables y objetivos, en realidad, incluso el cuerpo, a diferencia del movimiento y la recuperación, que no se pueden tocar, se puede interpretar de manera diferente dependiendo de quién observa

«Es como si tiraran de una goma elástica».

«Está oxidado, no hay aceite».

«Es un engranaje atascado».

«Aquí hay un clavo».

«Es como un tornillo que entra dentro».

«Hay un peso encima».

Puede parecer imposible, pero son frases de pacientes que describen su cuerpo. Estas no son las explicaciones que nos da el mecánico cuando vamos a recoger nuestro coche. Estamos tan absortos en los acontecimientos cotidianos que nos afligen, que el cuerpo permanece en silencio hasta que experimentamos un problema físico, un malestar, un dolor. Al describir entonces lo que sentimos, en la mayoría de los casos usaríamos estas expresiones. Si tomamos una persona al azar, la primera que pasa, y moviendo su brazo le preguntamos:

«¿Qué sientes?»

Probablemente respondería:

«¿Que siento? ¡Nada!»

Si bien, si hacemos la misma solicitud a una persona que experimenta una hemiparesia debido a un accidente cerebrovascular, es muy probable que recibamos una expresión similar a las enumeradas anteriormente. A partir de las palabras empleadas por el paciente es posible comprender la forma en que interpreta el cuerpo, el movimiento y la recuperación. Las palabras son ventanas que dan al panorama interno de nuestra forma de conocer el mundo.

Me gusta el vino, pero no soy un gran conocedor de él, apenas puedo percibir si sabe a corcho o si se ha convertido en vinagre, pero escucho con gran interés a los entendidos que lo describen con gran detalle. Pueden llamarlo duro, robusto, débil, ligero y blando, incluso redondo y aterciopelado. Cuando escuchas las descripciones de un sommelier, incluso si nunca has bebido el vino que está probando, de alguna manera puedes hacerte una idea de la sensación que tiene al beberlo. La experiencia perceptiva tiene la propiedad de ser privada e íntima. La misma copa de vino bebida por mí y bebida por el sommelier más refinado producirá sensaciones diferentes; sin embargo, a través de nuestro lenguaje somos capaces de transmitir estas experiencias que tienen la propiedad de ser únicas.

Para ello debemos recurrir necesariamente a una herramienta que conocemos como metáfora. Todos tenemos la idea de lo duro o lo blando en el bagaje de nuestras experiencias, por eso usamos estas expresiones para compartir con otros lo que sentimos a través de nuestro cuerpo. El paciente con hemiplejía se encuentra lidiando con sensaciones nunca antes experimentadas y cuando quiere compartirlas con alguien más, que no las experimenta y nunca las ha experimentado en toda su existencia, debe encontrar un campo común de comunicación. y aquí es donde entra en juego la metáfora. Cuando el paciente informa que siente tirones, para que su interlocutor entienda lo que está sintiendo con su cuerpo en esa circunstancia, dice frases como:

«Es como si tiraran de una goma elástica».

Aquí el paciente parece estar diciendo:

«Si quieres acercarte a entender lo que siento en mi brazo, tienes que imaginarte tener un elástico por dentro que tira, solo así entenderás mejor lo que estoy sintiendo»

La empatía también significa experimentar las sensaciones experimentadas por otros directamente a través de su cuerpo. La metáfora es un puente que conecta a las personas desde un punto de vista perceptivo y emocional, es el mejor regalo que el paciente puede darle a su terapeuta, porque es la manera de abrir una ventana que mira directamente al panorama de su paisaje interior, inaccesible como único, privado e íntimo. La metáfora de un paciente es una instantánea de su experiencia, que puede permitir al terapeuta captar su esencia en un instante.

Soy absolutamente consciente que hablar de metáfora en rehabilitación puede parecer extraño: estamos acostumbrados a concebir la metáfora como una herramienta exclusiva del poeta o compositor, pero en realidad es un proceso cognitivo real a través del cual aprendemos y entendemos el mundo. Aprender significa aprender algo nuevo que antes no sabíamos y la metáfora es el proceso cognitivo que nos ayuda a enganchar un nuevo conocimiento, partiendo de algo conocido. Siempre que nos enfrentamos a un concepto nuevo, somos capaces de entender si podemos encontrar en él fragmentos de conceptos ya adquiridos y que nos permitan dar el salto intuitivo hacia los que aún no conocemos.

Tomo prestado un ejemplo famoso de cómo el hombre usa conceptos que conoce para comprender algo desconocido. Ernest Rutherford fue un químico y físico de Nueva Zelanda que a principios del siglo XX hizo posible comprender el funcionamiento del átomo, asociando el comportamiento de las cargas en su interior con el de los planetas del sistema solar. Este es un ejemplo de una metáfora, el conocimiento del modelo de los planetas dentro del sistema solar ayudó al físico a comprender el comportamiento de las cargas dentro del átomo. Un hecho curioso es que esta metáfora atómico-planetaria superó a la del panettone de Thompson, según la cual los electrones se colocaban en el átomo como pasas en el panettone (otra metáfora para comprender un concepto por lo demás abstracto). El ejemplo de Rutherford nos ayuda a comprender que la metáfora no es solo un adorno literario relegado al mundo de la poesía, sino un proceso mental en la base de nuestro conocimiento. Estudiar palabras a través de esta lupa nos permite ver más allá de su significado, nos permite comprender la arquitectura íntima de cómo se construyen los conceptos en nuestra mente.

EL TIEMPO ES DINERO

El lingüista estadounidense George Lakoff, profesor de neurolingüística en la Universidad de Berkeley en California, explica en su famoso libro *Metáfora y vida cotidiana*, el valor de la metáfora en la vida diaria y cómo en nuestro habla común es posible identificar cómo entendemos y en consecuencia cómo nos comportamos en relación con ciertos conceptos. Probemos un pequeño experimento: ¿a qué me refiero si utilizo estos verbos?

- Perder
- Ganar
- Ahorrar
- Invertir
- Malgastar

Algunos de ustedes estarán bastante seguros de que la referencia es al dinero, otros han pensado en el tiempo y otros han tenido dudas entre los dos conceptos. Parece extraño que para dos conceptos tan diferentes como tiempo y dinero, estemos acostumbrados a utilizar términos prácticamente idénticos entre sí. Sin embargo, si vamos a ver la realidad de cada día, entonces no es tan extraño, de hecho no solo son los términos los que son idénticos, también nuestra forma de percibir estos dos conceptos los hace íntimos entre sí. Los conceptos de tiempo y dinero, en nuestro panorama de conocimiento se superponen, se asemejan y por eso también nuestra forma de comportarnos con ellos será similar: nos comportamos de manera similar con el tiempo y con el dinero: *el tiempo es dinero.*

- Pagamos o nos pagan por hora.
- Descontamos nuestras penalidades y deudas con la sociedad con multas pecuniarias o tiempo de reclusión
- Pagamos nuestras llamadas con un clic por segundo o por minuto.
- Un masaje en un spa tiene un costo diferente si es de 25 min o 50 min.

«Hablamos metafóricamente porque pensamos metafóricamente». (G. Lakoff)

Si el sommelier, para describir el vino, se basa en conceptos de uso común, entonces también el paciente para describir las sensaciones de su cuerpo debe referirse al conocimiento que comparte con su terapeuta y el mundo compartido entre los dos es el mundo físico en el que ambos viven. Volvamos a algunas de las descripciones citadas al principio del capítulo y tratemos de entender juntos qué otro modelo conceptual se esconde detrás de estas palabras:

«Es como si tiraran de una goma elástica».

«Está oxidado, no hay aceite».

«Es un engranaje atascado».

«Aquí hay un clavo».

«Es como un tornillo que entra».

«Hay un peso encima».

Parece que se está describiendo una máquina. El hombre inventó las máquinas para facilitar su vida diaria, pero el concepto de máquina en sí se ha convertido en el modelo básico sobre el que entendemos el concepto de cuerpo. Así como Rutherford entendió el átomo gracias al modelo planetario, comúnmente nos vemos llevados a comprender el cuerpo gracias al modelo mecánico. Entendemos lo desconocido, juntando fragmentos de lo conocido y extraemos esos fragmentos del mundo físico. Si describimos la sensación de nuestro codo actuando como si hubiera una goma elástica, significa que nos comportaremos ante este fenómeno de forma similar a como nos comportaríamos ante un elástico que tira. Es claro que el paciente que refiere sentir una goma elástica en el brazo se está refiriendo a la hipertonía, a la sensación de la reacción anormal al estiramiento de las fibras musculares, pero al mismo tiempo también está revelando la forma en que se comporta hacia ella. Si tuviera una goma elástica en mi brazo, para evitar que el codo esté siempre doblado, querré ejercer una fuerza contraria a su tensión para vencer su resistencia. De hecho, sucede a menudo, ver al paciente hemipléjico luchando con su brazo mientras está de pie y en el que con la otra mano intenta bajar la del lado implicado por la paresia, como si fuera algo extraño que le molesta y que cada vez que tira hacia abajo, vuelve a subir de forma elástica. En este caso, la simple frase que describe la sensación del cuerpo del paciente no solo es capaz de revelarnos su percepción sensorial del fenómeno, sino también de desenmascarar aquellos modelos de referencia a los que se refiere para comprenderlo, y nos ayuda a predecir su comportamiento hacia este problema. Si el terapeuta también comparte el mismo modelo de referencia que el paciente, es decir, la metáfora conceptual cuerpo-máquina, entonces tampoco hay necesidad de las palabras del paciente; porque el profesional ya estará orientado hacia la parte física del brazo y trabajará ese elástico de forma mecánica, con la esperanza de que tarde o temprano se afloje y ceda, abriendo, cerrando, estirando y estirando lo máximo posible. En este caso, el cuerpo no se ve como una superficie receptora capaz de ofrecer una interfaz con el entorno, sino como un mecanismo hecho de engranajes inanimados sobre el que intervenir manualmente como se haría en una máquina a reparar. Una visión del cuerpo entendido como una máquina tiene, por tanto, repercusiones en la comprensión del movimiento que es el gran problema del paciente hemipléjico.

Cuando estoy en una clase o en una conferencia me es fácil porque siempre tengo un bolígrafo en la mano, pero ahora tendrás que hacer un esfuerzo de imaginación y pensar que estás frente a mí mientras manipulo ágilmente un bolígrafo con mi mano derecha. Si consigo moverlo con tanta facilidad, darle la vuelta, rotarlo y pasarlo entre mis dedos, es porque siento el bolígrafo y siento mi mano y esto significa conocer su peso, su forma y el material del que está hecho incluso sin necesidad de verlo. Conocer todas estas características significa conocer el objeto a través del cuerpo y el movimiento. Es nuestro movimiento el que nos permite comprender el entorno que nos rodea: es nuestra forma de hacer preguntas específicas al mundo y comprender sus respuestas. Para conocer el peso del bolígrafo, mi movimiento tendrá unas características específicas, distintas a las del movimiento necesario para sentir su forma. El bolígrafo tiene su propio peso y forma solo cuando decidimos construir esa información a través de nuestro cuerpo y movimiento. No sabemos todo sobre el bolígrafo, solo lo que decidimos saber. Ver el movimiento desde este punto de vista nos ayuda a comprender que no es solo el resultado de contracciones musculares bien coordinadas, sino una organización cognitiva compleja. La percepción es un proceso cognitivo, dinámico y consciente.

¡Ahora preste atención a sus pies! Probablemente no sabías lo que sentías en los pies mientras leías estas líneas, hasta que yo mismo las mencioné: ahora en cambio estás dividiendo tu atención entre las palabras que fluyen frente a tus ojos y la presión de tus pies para los que están sentados en un sillón y para los que están de pie en el metro, o el contacto del colchón y la sábana para los que están acostados en la cama. Los pies estaban ahí incluso antes de que los involucráramos en nuestra atención, sólo que ahora, decidimos sacar la información relevante de esa parte del cuerpo. Cuando realizamos un movimiento, nuestro cerebro nos ofrece la oportunidad de conocernos a nosotros mismos y al entorno en el que estamos inmersos. Si los ejercicios de recuperación del movimiento después de una lesión cerebral no involucraran este proceso de conocimiento, ciertamente podríamos inferir que no estamos ayudando a nuestro cerebro a reconstruir el movimiento. Interpretar el movimiento como un acto de conocimiento es otro de los pilares de la Teoría Neurocognitiva de la Rehabilitación según Carlo Perfetti, tan fundamental como el primero, para el cual el cuerpo es una superficie receptora capaz de permitir que el organismo entre en contacto con el medio ambiente y construir información con él.

Al igual que en el caso del tiempo y el dinero, dos conceptos que al superponerse a nuestro panorama conceptual determinan nuestro comportamiento hacia ellos casi idéntico, incluso en el caso del movimiento y el conocimiento, si pudiéramos acercar los dos dominios para fusionarlos, seríamos capaces de vivir las elecciones terapéuticas de una manera diferente a como ocurre cuando el movimiento se interpreta como resultado de intervenciones mecánicas. Por eso, en la rehabilitación neurocognitiva se le da mucho valor al sentimiento, porque sin sentir no es posible hacer y sin hacer no es posible construir significados.

«¡Pero no, este no es mi caso, tengo la sensibilidad!»

Esta es una respuesta que en muchos casos recibo, cuando trato el tema de la percepción con pacientes y la mayoría de las veces respondo:

«Por supuesto que lo sé, pero aún tenemos que intentarlo, si ahora te hago cerrar los ojos y muevo un dedo de tu mano, ¿podrías decirme qué dedo es?»

La respuesta más popular del paciente es:

«Creo que sí, el neurólogo me pinchó con una aguja para comprobar la sensibilidad y me dolió, así que siento».

Cuando me acerco a la mano del paciente, me aseguro que los ojos estén bien cerrados y empiezo a mover por ejemplo el dedo anular, un gran porcentaje de pacientes se equivoca al decir, por ejemplo, que es el dedo meñique o el dedo medio, mientras que en un porcentaje aún más abundante, que incluye también a los pacientes que refieren sentir correctamente el dedo anular, existe un retraso considerable entre el movimiento realizado y su respuesta latente que en situaciones de salud no observaríamos. A menudo, para los pacientes que muestran una mano hipertónica que se presenta cerrada, si continúo proponiendo un mayor reconocimiento de los dedos, la mano comenzará a relajarse. El motivo de esta relajación no radica en el hecho de que estoy moviendo los dedos, sino en la atención que el paciente está dirigiendo a su cuerpo para solucionar el problema cognoscitivo. Estamos involucrando efectivamente al cerebro al permitirle participar en el movimiento. Aunque finalmente no le pedí al paciente que moviera el dedo él mismo, el hecho de que el tono muscular se adapte, presupone una participación activa en el movimiento, de hecho, la adaptación del tono de los músculos en relación con una acción determinada representa la base del movimiento. El paciente que está aprendiendo a controlar la rigidez de su cuerpo está aprendiendo efectivamente a moverse. El control de la hipertonía, incluso si no produce un movimiento visible real, ya representa un movimiento en sí mismo. Muchas veces los pacientes y familiares, durante la primera visita, se sorprenden de cómo la mano a la que están acostumbrados a ver siempre cerrada y rígida se puede relajar hasta el punto de poder descansarla bien abierta sobre la mesa, pero esto ha sucedido gracias a la forma en que hemos construido el ejercicio, considerando los procesos cognitivos del paciente y no solo la parte física de la mano. De hecho, cuando se le pide al paciente que obtenga el mismo resultado por sí mismo, es decir, relajar la mano sobre la mesa, en la mayoría de los casos, en cambio, participará en diferentes actividades que verán involucrada a la mano sana en la acción de abrir la mano pléjica, como si este último fuera un objeto, compuesto por bandas elásticas o engranajes bloqueados, dando la impresión de querer abrir a la fuerza una lata de atún y no relajar una parte del cuerpo.

El valor del terapeuta no es solo ofrecer las experiencias de rehabilitación más adecuadas, sino también asegurarse de que estas experiencias le ayuden a dar forma a su panorama de conocimiento de su propio cuerpo, movimiento y recuperación. Después de pedirle al paciente que me muestre cómo hace para relajar su mano y después de que él, con la mano sana, se haya dedicado al esfuerzo titánico de impartir presión, tracción y estiramiento en la pléjica, entonces le pregunto:

«Extraño, ¿cómo es que antes cuando intentábamos sentir qué dedo estabas moviendo, la mano se había relajado y ahora que lo estás haciendo no lo estás logrando?»

La respuesta generalmente es:

«No lo sé, ¿quizás es porque eres mejor moviéndolo?»

En este punto ayudo al paciente a pensar en la diferencia real entre los dos eventos:

«En realidad hay muchas otras diferencias además del hecho de que estaba moviendo tus dedos, de hecho tenías los ojos cerrados, yo era muy delicado a diferencia de como lo hacías tú y lo más importante, llamabas la atención al sentir tu mano y no solo para abrirlo como si fuera un objeto"

Incluso el ejercicio más adecuado, si no va acompañado de una fase a la que podamos definir como pedagógica, corre el riesgo de no ayudar al paciente a aprender los procesos y estrategias relevantes para obtener un cambio de comportamiento. Es maravilloso ver el cambio en los pacientes durante el transcurso del tratamiento, que día tras día cambian de actitud hacia su cuerpo, ya no visto como una máquina sobre la que intervenir manualmente, sino como una interfaz con la que construir información con ellos mismos y con el ambiente. El paciente comienza a ser más delicado durante el proceso de apertura de la mano, inicia cerrando los ojos para privilegiar las sensaciones internas y no las visuales y finalmente involucra sus procesos cognitivos en el manejo del movimiento. Detrás de la frase «Siento un elástico que tira», hay mucho más que la descripción de una sensación, hay evidencia de la forma de conocer e interpretar el cuerpo y la patología y con ellos también el comportamiento que seguirá. Es imposible dejar el lenguaje fuera del gimnasio de rehabilitación si queremos ayudar al paciente a mejorar su organización hacia el movimiento.

El paciente, el médico, el fisioterapeuta, el familiar o cualquier otra persona tiene su propia forma personal de interpretar estos aspectos y esta interpretación se elabora a partir de su propio panorama de conocimientos y creencias. Aquí es donde radica la dificultad de tratar al paciente hemipléjico, en la intersección de diferentes modelos interpretativos de cuerpo, movimiento y recuperación. No solo debemos apuntar a la recuperación mediante la obtención del movimiento corporal, debemos permitir que el paciente cree un nuevo modelo de comprensión de estos tres elementos: *Movimiento, Cuerpo y Recuperación*. A menudo, para alinearme con el paciente y los miembros de la familia, solo necesito dar un ejemplo simple con respecto al tema de la recuperación. Si hoy tuviera en la cabeza querer aprender a tocar piano, antes que nada buscaría un buen maestro, un poco como el paciente que acude al fisioterapeuta para recuperar su caminar o la posibilidad de manipular objetos. Pero si todas las clases de este maestro se basarán en ejercicios destinados a las manos, quizás buscando de soltarlas o de estirar los músculos, o tan solo de fortalecerlas, creo que cualquier persona luego de unas clases comenzaría a dudar de la eficacia de su método y, si no es capaz de pedir un reembolso, al menos dejaría de asistir a la clase.

¿Cómo podemos pensar en aprender a tocar el piano simplemente dirigiendo nuestra atención a la parte puramente física de nuestro cuerpo, como las manos solas? ¿Por qué no sucede lo mismo cuando pasamos por la rehabilitación? En última instancia, incluso la caminata es una función muy compleja y refinada, comparable a la interpretación de una pieza en el piano. Entonces me pregunto ¿por qué cuando confiamos la recuperación de nuestro caminar o agarre a un profesional y recibimos únicamente actividades mecánicas dirigidas a la parte física de nuestro cuerpo, no nos comportamos como con el profesor de piano que no dirige su atención hacia los procesos de aprendizaje? De las miradas del paciente y de la familia siempre me doy cuenta de que este ejemplo es captado, también parece bastante trivial, pero en sí mismo contiene el tercer pilar de la teoría neurocognitiva de Perfetti que sugiere interpretar la recuperación como un proceso de aprendizaje en condiciones patológicas.

Soy consciente de la razón por la que el profesor Perfetti nunca ha acogido con agrado la etiqueta atribuida a sus estudios que lo reconocen como el inventor del Método Perfetti; esto se debe a que es limitante y en realidad no ha inventado un método o, peor aún, una técnica. Su inestimable valor ha sido interceptar, interpretar y reunir los descubrimientos más relevantes de las ciencias que giran en torno a la rehabilitación y finalmente traducirlos en actos rehabilitadores. Los ejercicios son una consecuencia directa de la forma en que interpretamos nuestros objetos de estudio como el cuerpo, el movimiento y la recuperación. El talento creativo de Perfetti fue ser el primero en darse cuenta de que para entender la rehabilitación era necesario recurrir a todas las disciplinas con las que la rehabilitación está conectada de alguna manera, tanto natural como humanística, y que la rehabilitación tenía la difícil tarea de actuar como un mediante. Por ello, estudiar con Perfetti significó abarcar desde la neurofisiología al arte, desde la neurolingüística a la literatura, pasando por la antropología médica y la filosofía, mientras que, culturalmente en muchos campos del conocimiento y especialmente en el campo médico, la tendencia es exactamente la contraria, es decir, hacer conocimiento cada vez más específico y fragmentado; capaces de crear cada vez más profesionales sanitarios especializados en su sector, perdiendo la visión global del ser humano. La rehabilitación no escapa a la influencia cultural que reviste todo su sistema ecológico, por lo que precisamente este aspecto podría ser la base de discusión para identificar un cuarto pilar de la teoría neurocognitiva en el enunciado *la rehabilitación como problema cultural.*

8. TRES GUIONES

> *Los dogmas de un pasado tranquilo no son adecuados para nuestro tempestuoso presente. La ocasión está cargada de dificultades y debemos crecernos con ella. Ya que nuestra situación es algo nuevo, debemos pensar, y actuar, de una forma nueva.*
> *Debemos emanciparnos*
>
> A. Lincoln

La matriz cultural que une el concepto de máquina con el de cuerpo, confunde el entorno de la rehabilitación posterior al ictus, pero representa solo uno de los muchos obstáculos: no olvidemos que nos encontramos lidiando con la complejidad del cerebro y sus mecanismos de recuperación. Estos procesos aún no están del todo claros y esta incertidumbre se refleja en el mundo de la rehabilitación, haciendo que las propuestas terapéuticas muchas veces se confundan y se contradigan. Muchas veces la confusión surge simplemente del término accidente cerebrovascular. En estas líneas nos hemos referido al ictus de forma genérica, incluyendo cualquier evento agudo que provoque una lesión del Sistema Nervioso Central. A menudo recibo correos electrónicos de familiares que comienzan diciendo: «No, mi padre no tuvo un ictus, tuvo isquemia», y lo mismo ocurre claramente también con respecto a la hemorragia. Aclaremos que el término ictus, especialmente en estas páginas, engloba todos los eventos vasculares que resultan en una lesión del tejido cerebral.

Ictus, en latín, significa golpe y como tal tiene la característica de ser repentino e inesperado. El origen más frecuente (87%) es el isquémico, donde la oclusión de una arteria causa daño al territorio cerebral al que debería haberle garantizado la nutrición.

Mientras que el menos frecuente (13%) es el derrame cerebral producido por la lesión de un vaso sanguíneo que causa asfixia y muerte de las células nerviosas. Por lo tanto, con el término ictus nos referimos a ambos casos. Sin embargo; lo que estamos aprendiendo sobre la plasticidad del cerebro y las propiedades de recuperación del ser humano, nos permite extender el razonamiento rehabilitador a todas las patologías que provocan una lesión cerebral, como el traumatismo craneoencefálico provocado por un accidente o lesiones causadas por formaciones tumorales en el cerebro. Técnicamente, no son accidentes cerebrovasculares en todos los aspectos, pero su resultado en relación con el tejido cerebral requiere la misma atención terapéutica que una lesión cerebral provocada por un émbolo o la ruptura de un aneurisma.

Superado el problema de la confusión referente a los términos; lamentablemente entramos en otra área que corre el riesgo de generar una confusión aún más grave y duradera, me refiero a la ligada predicción de lo que sucederá después del ictus: las expectativas de recuperación y qué es lo que hay que hacer para salir de ella.

Cuando abordamos el tema de la recuperación siempre debemos tener en cuenta que cada ictus es un universo en sí mismo, difícil sino imposible de compararse. Cada paciente es diferente, cada persona, cada lesión y cada cerebro, aunque esté diseñado para tener características innatas, es diferente de una persona a otra. La experiencia vivida por cada individuo ha moldeado su cerebro de una manera única y cada ser humano reacciona a una lesión de diferente manera. La comparación es inevitable entre pacientes; algunos familiares se quejan de que su ser querido todavía está en silla de ruedas mientras que su compañero, que sufrió un ictus el mismo día y está siendo tratado con el mismo terapeuta, ya puede mover la mano y ya camina discretamente. Además de inútil, una comparación de este tipo también es perjudicial y corre el riesgo de generar una red de frustración entre familiares y pacientes. De hecho, a los familiares se les hace pensar que este retraso en la recuperación se debe a la responsabilidad del paciente porque está menos comprometido que el compañero virtuoso y esto corre el riesgo de poner una carga extra sobre los hombros de su ser querido: la responsabilidad de la recuperación. Aunque está en nuestra naturaleza hacer comparaciones, les recomiendo encarecidamente que las eviten y en las próximas líneas entenderemos con más profundidad cómo no es posible comparar un caso con otro.

La razón por la que es fácil confundirse con este problema es que el punto de partida después de un accidente cerebrovascular es muy similar para todos los pacientes, las prisas al hospital, los primeros tratamientos para salvar la vida del paciente, la incertidumbre sobre la posible supervivencia, una mitad del cuerpo completamente paralizada y en casos de lesión del hemisferio cerebral izquierdo la dificultad o incapacidad para hablar.

Al principio también es difícil sostener el tronco sin un soporte detrás de la espalda, para muchos este es el punto de partida que se tiene en común, donde se comenzarán a destacar diferentes escenarios de recuperación. Manteniendo clara la premisa inicial, que ve imposible realizar comparaciones entre diferentes ictus; podemos sin embargo esbozar tres grandes escenarios de evolución de la recuperación del paciente que ha sufrido una lesión cerebral. Los defino como guiones, como los guiones de una obra dramática, porque la evolución de la trama y el papel de todas las personas que participan en ella parecen seguir una formación muy precisa.

GUIÓN 1

El primer guión cuenta la historia de un paciente que, tras la hospitalización, presenta una situación especialmente grave y los médicos no se pronuncian sobre la posibilidad de supervivencia. Después de las primeras horas críticas, la familia está preparada para lo peor y las esperanzas de recuperación son escasas. Lamentablemente, la hospitalización se acompaña de algunas complicaciones, como neumonía, otro tipo de infecciones o problemas auxiliares que obligan a los médicos a centrar una vez más toda la atención sanitaria en los aspectos clínicos críticos, que retrasan el inicio de la fisioterapia. El paciente está muy cansado e incluso cuando inicia la rehabilitación no encuentra mucha ayuda, intenta hacer todo lo posible, pero en cualquier caso se le identifica como un paciente poco colaborador. Después del primer período hospitalario, este primer guión se divide momentáneamente en dos sub- escenarios paralelos. El hospital, de hecho, analizando algunos parámetros como la edad, la posibilidad estimada de recuperación y otros que probablemente estén dentro del ámbito subjetivo del examinador, debe decidir si existen las condiciones para continuar la vía de recuperación en un centro de rehabilitación o en un hospital de cuidado a largo plazo. La palabra cuidado a largo plazo es muy cortante y atraviesa al familiar que la escucha cortando los finos hilos sobre los que quedó suspendida la esperanza de que el amado saliera de ese infierno por sus propias piernas. No todo el mundo aceptará esta solución y traerá a casa al familiar, otros tendrán que aceptar porque aún necesita una atención de enfermería considerable, por lo que la familia tendrá que hacerse cargo de la búsqueda de cuidadores, enfermeras, fisioterapeutas, logopedas y mantener compromisos económicos importantes. Las estancias de largo plazo de alto nivel son muchas, bien gestionadas y bien cuidadas, representan verdaderamente una salvación para las muchas familias que no logran gestionar el regreso a casa de su ser querido, otras son menos acogedoras, como ocurre en todos los sectores, pero un aspecto en común es la falta de un plan de rehabilitación. A pesar de la presencia de un fisioterapeuta, en los cuidados de larga duración, la recuperación de las habilidades motoras, perceptivas y cognitivas no están en el centro de la oferta asistencial. El paciente del primer guión, después de un año, todavía no camina y en los casos más complejos es incluso menos capaz de sentarse en una silla de ruedas, el brazo no ha dado ningún signo de recuperación excepto un inicio de rigidez de los músculos.

GUIÓN 2

Este segundo guión es el más frecuente y habla de un paciente que a pesar de haber experimentado un comienzo similar al del primero, es decir acostado en la cama sin siquiera la posibilidad de controlar el tronco, en los días siguientes presentará notables mejorías. El personal médico es muy cauteloso al hacer predicciones y enfría las expectativas de recuperación, pero el paciente que vive este segundo escenario es trasladado del hospital a una clínica de rehabilitación especializada afiliada al Sistema Nacional de Salud. A pesar de las dificultades el paciente conquista la posición erguida y realiza los primeros pasos, aunque con gran apoyo de los terapeutas. Próximamente se introducirán los apoyos tales como las férulas así también como el cuadrípode o el bastón. El brazo no mostró signos satisfactorios de recuperación, por el contrario, durante el transcurso de la terapia parece más rígido y aparecieron reflejos, que, a pesar de ser bien recibidos, por ser los primeros movimientos tras la parálisis, en realidad no hacen más que cerrar la mano y flexionar el brazo, especialmente cuando el paciente está bajo tensión. Incluso caminar endurece la mano y el brazo. Ha llegado el momento del alta, los pocos movimientos presentes en el brazo se producen siempre en flexión, cerrándolo y son posibles si van acompañados de compensación del tronco. Sin embargo, dado cómo habían empezado las cosas al principio, donde las posibilidades de volver a caminar eran mínimas, ver que el paciente ahora ha recuperado parte de su autonomía y dignidad hace que todo parezca un camino hecho de extraordinarias mejoras. En casa, el paciente y la familia no se dan por vencidos y continúan con la fisioterapia, en parte utilizando los ciclos puestos a disposición por el Sistema Nacional de Salud y en parte completando con sus propios bolsillos mediante la contratación de profesionales privados. Después de la rápida mejoría experimentada en los primeros 6-12 meses posteriores al evento, el paciente del segundo guión comienza a experimentar un período de estancamiento: la recuperación ya no es tan rápida como en las primeras semanas y él también empieza a pensar que quizás tenían razón en el hospital al decir que el brazo no se recuperaría y que la marcha no seguiría mejorando después del primer año. Sin embargo, el paciente siente que su cuerpo aún puede seguir adelante, porque cada día hace más pequeños logros, por eso continúa con la rehabilitación incluso después de ese fatídico primer año, a pesar de que los meses siguientes comienza a sentirse cada vez más desilusionado en la espera de ver más avances; sigue lidiando con la espasticidad que no se rinde y que en muchos casos aumenta, pero sigue en su búsqueda de nuevas soluciones, probando un poco de todo, desde la robótica hasta la acupuntura mediante estimulación transcraneal y la búsqueda de suplementos, fármacos o cirugías milagrosas que puedan revertir la situación.

GUIÓN 3

Desafortunadamente, este tercer guión es menos frecuente que los anteriores y ve al paciente compartiendo solo la parte inicial con los otros dos. La prisa por ir al hospital después de la enfermedad y la condición inicial realmente crítica. La mitad del cuerpo está completamente paralizado y los médicos preparan a la familia para lo peor.

Sin embargo, los tonos de esta tercera realidad rápidamente se vuelven más relajados, ya que el paciente demuestra mejoras muy rápidas en su condición. Ya después de un mes aparecieron los primeros movimientos de la pierna y también de la mano; los que tenían problemas para comunicarse ahora han vuelto a hablar por completo. Quizás haya algunas ralentizaciones o un mínimo olvido de palabras. Termina su período de hospitalización con una excelente autonomía para caminar y también es capaz de mover el brazo y la mano. Los movimientos no son refinados, pero como eran las cosas al principio, parece un verdadero milagro. Ha pasado un año desde el evento; Ha habido muchas mejoras: el camino solo tiene algunos matices que no están bien, la pierna parece un poco más rígida y menos flexible. El brazo está un poco más atrás, aún falta el refinamiento de los movimientos y hace tiempo que el paciente de este tercer guión no ha visto mejoría y empieza a recordar las palabras de los médicos al principio que le decían:

«La recuperación solo se lleva a cabo en el primer año y no más».

Hay algunas variaciones del tercer guión que ofrecen un final ligeramente diferente, de hecho, algunos que han experimentado este extraordinario desarrollo, en cambio comienzan a retroceder hacia la situación del segundo guión, ya que comienzan a notar un aumento gradual en la rigidez de los músculos, se vuelven más duros y con ello los movimientos se reducen en calidad, en fin, se sienten peor.

El paciente puede reconocerse fácilmente en estas tres historias y el profesional habrá revisado la trayectoria de sus pacientes. Los finales son muy diferentes entre sí, pero también hay muchas características en común.

El trampolín que nos catapulta a esta nueva vida es casi el mismo para todos, es un comienzo democrático; la parálisis de la mitad del cuerpo es casi total para todos, tanto para el paciente con la lesión devastadora del primer guión, como para el paciente con la más leve del tercero.

Las previsiones son otro tema recurrente en los tres escenarios. Cuando llegamos al hospital nos encontramos en una situación en la que la supervivencia no está garantizada y es comprensible la necesidad de preparar a la familia para lo peor. Menos compatibles son las predicciones que tienen fechas de vencimiento muy precisas atribuidas a la posibilidad de recuperación, como las que son generalmente condenadas: hay quienes hablan de recuperación dentro de los 6 meses, mientras que las más moderadas hablan de 18 meses y en todo caso por recuperación significa mejoría y no curación.

Entendamos ahora qué sucede en nuestro organismo tras una lesión cerebral y por qué, a pesar de que existen varias evoluciones posibles, incluso muy diferentes entre sí, el punto de partida es casi idéntico para todos. Lo que observamos en el paciente después del accidente no representa la realidad de la lesión. El cuadro clínico que vemos en los primeros días parece mucho más grave que la propia lesión. Además del daño, el paciente tiene que ver con otros fenómenos neurofisiológicos que harán mucho más compleja su convalecencia.

EDEMA PERILESIONAL

Ocurre como cuando nos lastimamos o sufrimos alguna lesión, nuestro cuerpo reacciona con un edema: una de las herramientas de nuestro cuerpo para hacer frente al trauma sufrido. Cuando nos golpeamos la cabeza contra la puerta de un mueble e inmediatamente la parte afectada se hincha formando un bulto, esto es provocado por una serie de mecanismos de defensa que, uno tras otro, se activan para protegernos y reparar cualquier tejido dañado. Si lesionamos la piel, podemos ver una zona inflamada alrededor de la cicatriz debido a la presencia de numerosas sustancias puestas en juego por el cuerpo para manejar el trauma. Cuando el tejido cerebral se daña por isquemia o hemorragia, se desencadena el mismo fenómeno de edema que hemos visto en una contusión o herida. El edema, que incluso en el caso del cerebro se limitará a la región circundante a la lesión, no daña a su vez las neuronas involucradas, pero altera temporalmente su funcionamiento. El paciente, en esta primera fase de su convalecencia, deberá afrontar tanto una lesión que ha dañado una zona cerebral como un edema que altera el funcionamiento de una zona vecina. La fase que sigue al episodio agudo es muy delicada para el sujeto: tendrá que sobrevivir, pero el estado actual del paciente no es totalmente atribuible a la lesión, ya que el edema también juega un papel clave. Este es un papel temporal porque el edema, al igual que el bulto, se reabsorberá y el tejido cerebral que ocupaba, finalmente podrá recuperar su funcionalidad. El proceso de reabsorción suele tardar unos 2 meses. El edema que haya contribuido a agravar el estado del paciente, con su reabsorción en los dos meses siguientes, le permitirá mejorar su estado. Lo mismo ocurre con buena parte de la región cerebral involucrada en una hemorragia, aunque no esté directamente dañada; de hecho, incluso en el caso de hemorragia, el hematoma tiene su período de reabsorción y luego claramente deja atrás muchas regiones dañadas, pero muchas otras están intactas.

DEPRESIÓN NEURAL

Sin embargo, además de estos fenómenos locales, también asistimos a otros fenómenos neurofisiológicos más extendidos y de naturaleza mucho más compleja. La lesión cerebral es un evento dramático para nuestro cuerpo y, afortunadamente, la naturaleza nos ha brindado las mejores herramientas para hacer frente incluso a las emergencias más graves. En capítulos anteriores hablamos de la plasticidad cerebral basada en la experiencia. Una lesión también es un tipo de experiencia que induce plasticidad en nuestro cuerpo.

La primera preocupación del sistema nervioso es impedir que el agente dañino se propague a través de la red nerviosa. Hay muchos automóviles que no se reinician después de un accidente simplemente porque el sistema ha bloqueado el paso de la gasolina; esto es para evitar derrames de combustible y reducir el riesgo de incendio en el automóvil y es un mecanismo de seguridad. El Sistema Nervioso Central funciona de manera similar porque una lesión causa sobreexcitación nerviosa en un período de tiempo demasiado corto y esta es la señal clara de un accidente grave y potencialmente fatal. En lugar de bloquear el paso de la gasolina, se desencadena un proceso de inhibición en nuestra red nerviosa para limitar la estimulación intensa provocada por la lesión y limitar su propagación a lo largo de la red neuronal. Esta inhibición afecta las sinapsis, es decir, las conexiones entre una neurona y otra. El fenómeno se llama (depresión neural o choque central). El Ruso Ivan Pavlov ganador del premio Nobel, que durante más de treinta años de investigación ha estudiado la naturaleza de la inhibición del sistema nervioso central, lo define como un proceso protector y restaurador. Esta desactivación de las sinapsis es ciertamente un fenómeno muy complejo, al igual que la intrincada red neuronal de nuestro sistema nervioso. No solo se desactivan las regiones cerebrales que rodean el daño, sino también regiones que se encuentran a distancia y que se comunican con esa zona para realizar determinadas funciones en conjunto. Este fenómeno toma el nombre de diasquisis, término acuñado por el neurofisiopatólogo ruso Constantin Von Monakow quien a principios del siglo XX intuyó este proceso de separación entre diferentes estructuras nerviosas. Una intuición de gran importancia si pensamos en las herramientas disponibles en ese momento, no comparables a las que disfrutamos hoy. Von Monakow identificó en el cerebelo y el tálamo las estructuras más implicadas en el fenómeno de la desactivación remota. Estas dos estructuras juegan un papel clave en relación con el movimiento, pero también en relación con la capacidad de recopilar información. Con el caso de Michele ya hemos abordado el papel del cerebelo en el aprendizaje motor, mientras que el tálamo tendría la tarea de ordenar la información proveniente del cuerpo hacia todas las áreas asociativas de la corteza. Al desactivar el cerebelo y el tálamo, el cuerpo está cerrando la puerta, limitando los estímulos provenientes del exterior. En este momento, limitar la entrada de estímulos del mundo exterior significa poner en reposo al sistema para permitir que se reorganice.

CERRADO POR VACACIONES

Imaginemos una pizzería que funciona mucho, con muchos clientes, pero también con mucho personal. Un día debido a la gripe, la mitad del personal se queda en casa enfermo. El dueño entra en pánico, nunca ha sucedido que tantos empleados no se presenten a trabajar, por lo que decide cerrar por un par de días, el tiempo justo para reorganizar las ideas. El cierre de la puerta de la pizzería es como la inhibición masiva de las sinapsis de nuestro cuerpo, la cerramos al público para evitar la sobrecarga. La condición que observamos en el paciente en las primeras semanas y meses viene determinada, por tanto, por la propia lesión, por el edema, pero también por esta inhibición de las estructuras nerviosas a distancia de la lesión. El paciente está en la cama, si intenta sentarse es incapaz de controlar el tronco, no controla su vejiga, las extremidades están flácidas y además desde el punto de vista cognitivo parece muy cansado. Lo que estamos observando, una vez más, no está totalmente determinado por la lesión cerebral provocada por el ictus, sino por la concomitancia de múltiples fenómenos neurofisiológicos que participan en hacer el cuadro más dramático. El estado inhibitorio que está experimentando el sistema nervioso, sin embargo, comienza a retroceder, primero liberando los circuitos nerviosos menos complejos: los que tienen el menor número de sinapsis. En el sistema nervioso, los circuitos menos complejos son los reflejos y es con ellos que comenzamos a ver los primeros signos de vida en nuestro cuerpo: una mano que reacciona a un bostezo, un dedo que se mueve tras una tos. A menudo estos movimientos son en flexión, cuando aparecen en el miembro superior y en extensión en el inferior. Este es el primer rayo de sol después de un período demasiado oscuro, ese lado del cuerpo que parecía definitivamente muerto, ¡pero está vivo! Lo hemos visto moverse, incluso si el movimiento no fue el que queríamos, no importa, porque ese cuerpo inanimado comienza a cobrar vida. Por ello el paciente trata de recordar todas aquellas condiciones que le producen estas reacciones reflejas, intenta bostezar, hacer esfuerzos y de la misma forma también los familiares galvanizados por esta novedad, intentan estimularlo en lo posible pidiéndole que le dé la mano o se comprometa a moverlo tanto como sea posible. Sin embargo, estas solicitudes no consideran la naturaleza de estos movimientos, que son reacciones reflejas y que su aumento participará en la creación del fenómeno conocido como espasticidad. A menudo, incluso el profesional estimula estas expresiones de movimiento, ya que trata de orientar al paciente lo antes posible para que salga de esa condición que se define como flácida y que para él es sinónimo de parálisis y por tanto se aleja del concepto común de autonomía.

Habíamos dejado al dueño de nuestra pizzería en el punto culminante de la emergencia y con su restaurante cerrado, pero afortunadamente están empezando a reaparecer los primeros trabajadores, en realidad los que tienen un turno de trabajo más liviano y se ocupan de tareas más sencillas. El propietario decide reabrir de todos modos. Se trata de una apertura aún en estado de emergencia y por ello decide reducir el número de pizzas en la carta y eliminar el servicio de mesa, trabajando así solo con pizzas para llevar. El dueño del restaurante, para mantener el negocio en marcha, hace una difícil elección, la de desvirtuar su propio servicio y simplificarlo para seguir adelante, con la esperanza de que con el regreso de los demás trabajadores pueda volver a ofrecer ese hermoso servicio que lo hizo famoso. La simplificación de los servicios de la pizzería se asemeja a la que opera nuestro cuerpo, que nos permite reiniciar con la activación de los circuitos nerviosos más simples: los reflejos. El pronóstico desfavorable de recuperación por parte del personal fue uno de los puntos en común entre los distintos escenarios. Una sentencia sin recurso que repercute psicológicamente en el paciente y su familia y dejará huella de por vida. La persona común en la mayoría de los casos desconoce el ictus y sus efectos y va al hospital sin saber qué pasó, la mayoría piensa en un infarto cardiaco que es el más famoso, pero no en el infarto cerebral. La paresia de la mitad del cuerpo, la aparición de espasticidad, los trastornos del habla, las alteraciones cognitivas y los problemas de percepción son completamente desconocidos para el ciudadano común. Quienes ingresan al hospital como pacientes o familiares no tienen idea de lo que les espera en los meses y años venideros. La solicitud de información y aclaraciones de los familiares a menudo choca con un pronóstico seco y desfavorable sobre las posibilidades de recuperación por parte del personal de salud.

«No caminará ... Si el brazo no se recupera en los primeros 6 meses, nunca se recuperará».

«Toda la recuperación que veremos ocurrirá en el primer año».

Estos son algunos de los ejemplos de sentencias ya emitidas por los primeros días de hospitalización y también parecen bastante precisas con respecto a las fechas de vencimiento. Fechas que se graban en la mente de los pacientes y familiares y cuelgan como espadas de Damocles sobre sus cabezas. Desde el momento en que se da la predicción se dispara un temporizador imaginario, similar al que está conectado a un detonador y que genera una ansiedad comprensible en quien tiene que desactivar la bomba antes de que acabe el tiempo.

A partir de ese momento comenzará una búsqueda febril de técnicas de rehabilitación innovadoras, nuevos descubrimientos clínicos de vanguardia y medicamentos milagrosos: todo lo que pueda permitir revertir la predicción. Este es el segundo calvario al que se ve sometida la familia, el primero es el de la dificultad objetiva que genera la enfermedad, el otro es el de la confusión que genera la incertidumbre y el mar de opiniones encontradas en el entorno. Sin embargo, como hemos visto en los 3 guiones, aparte del primero, que lamentablemente se complica por problemas de salud adicionales al ictus, en los otros 2 escenarios podemos ver una cierta evolución del estado del paciente, incluso bastante rápida e inesperada. Los mismos profesionales a menudo se sorprenden por la evolución del paciente, por su capacidad para volver a ponerse de pie y poder caminar, aunque como era de esperar, el brazo no avanza como nos gustaría. Una vez vencido el plazo de doce meses, el paciente ya lleva unos meses en casa y le están brindando fisioterapia de forma privada, ya que la ventana de apoyo del Sistema Nacional de Salud ha finalizado o ha reducido significativamente las posibilidades. El paciente trabajó duro para conseguir lo que logró en este primer año de rehabilitación. Los miembros de la familia trabajaron fuerte para las gestiones familiares y todos los aspectos relacionados a la asistencia del paciente. Todos los profesionales dieron lo mejor de sí mismos. Sin embargo, los resultados obtenidos dependen, en mayor medida, de una evolución espontánea del sujeto y una regresión de los fenómenos neurofisiológicos, que en un principio lo convertían en un paciente más grave. Además de la lesión como tal, el paciente también tuvo que soportar el peso del edema, la inhibición masiva de las sinapsis y la diasquisis, razón por la cual al principio ni siquiera podía sostener el tronco estando sentado y más sin embargo luego logró ponerse de pie y caminar. Declaré debidamente que el paciente, familiar y profesional se ha esforzado mucho, para obtener los resultados del primer año, porque reconozco que las líneas anteriores que atribuyen la mayor parte de los resultados a una evolución espontánea, pesan como piedras y son injustas de escuchar para quienes han vivido en primera persona el proceso. No es el valor del compromiso y el esfuerzo diario para volver a ponerse de pie, puesto en juego por cada paciente individual lo que se cuestiona en este capítulo, sino su papel en el resultado final, cuyos méritos también deben ser compartidos con la capacidad de nuestro cuerpo para reorganizarse después de una lesión. La condición común a muchos de los pacientes en el primer año después de la lesión nos ayuda a identificar un papel clave en la recuperación espontánea a los fines de lo que se logra. El segundo guión es en promedio el más extendido y frecuente, por eso lo usaré como ejemplo. La fotografía del paciente un año después de la lesión muestra que es capaz de caminar, la marcha no es elegante, la rodilla no se flexiona lo suficiente en el despegue, la cadera se eleva para balancear la pierna hacia adelante y el pie a menudo se tuerce hacia afuera y, para esto, el paciente a menudo usa un aparato ortopédico. El miembro inferior en un sentido general es más rígido de lo normal, tiende a extenderse y se dobla con dificultad. El paciente todavía usaría un bastón especialmente fuera de casa, pero siente que, si lo abandona, como lo sugiere su fisioterapeuta y su familia, se sentiría más curado. El brazo no mostró signos evidentes de recuperación, aunque la diferencia con los primeros días del ictus es evidente, de hecho existe algún movimiento sobre todo del hombro que también involucra la espalda. El brazo en general se puso particularmente rígido, especialmente la mano: en un principio se sugirió utilizar una férula para mantenerla abierta, pero al paciente lo lastimaba mucho y por eso dejó de usarla y también porque no veía ningún beneficio. A los pocos días de finalizar el ingreso en la clínica de rehabilitación se sugirió someterse a tratamiento con toxina botulínica. Muchos, siguiendo los consejos de los profesionales, se sometieron al tratamiento e inmediatamente experimentaron un alivio de la tensión que se había creado y luego, dentro de los tres meses, el brazo y la mano vuelven a sus niveles anteriores de rigidez, por lo que son indecisos si volver a someterse al tratamiento o no. La tendencia a tener una pierna más rígida en extensión y un brazo más rígido en flexión no es accidental. La naturaleza ha dispuesto que el nivel mínimo de reorganización que sigue a una lesión del sistema nervioso central permite al menos caminar y proteger el miembro superior. Solo pensamos si la naturaleza hubiera revertido las sinergias espásticas, flexionando la pierna y extendiendo el brazo. De esta forma, nadie habría tenido la oportunidad de caminar y el manejo del brazo habría sido particularmente problemático.

Esos primeros reflejos de las primeras semanas en el hospital, se han convertido en un estado de rigidez que afecta en mayor medida al brazo y en parte también a la pierna. Esta espasticidad se verá entonces como el principal problema que dificultará la posible recuperación. La espasticidad representa un nivel de organización que pone a disposición nuestro cuerpo y es la conducta más espontánea y automática a la que tiene acceso el paciente incluso sin la actividad del terapeuta. Una intervención terapéutica dirigida a actividades de refuerzo podría tener el papel de facilitar la aparición del aumento de tono que la naturaleza ya había predispuesto. Pero un año después del ictus, el paciente y toda la familia tienen un recuerdo muy vivo de lo grave que era la situación al principio y de lo distante e improbable que hubiera sido la recuperación que tuvo lugar posteriormente. Desde perder el control del tronco estando sentado hasta poder moverse por la casa de forma independiente, hay una gran diferencia y esta diferencia se ha conquistado con un modelo de trabajo compuesto por ejercicios físicos. Kilómetros de caminatas paralelas, subida y bajada de escaleras, ejercicios con gomas y pesas, movilización, estiramiento, cinta de correr, bicicleta estática y mucho más. Por eso, si esta forma de trabajar hizo posible levantarse de la cama y caminar, aunque no sea la caminata más elegante del mundo, ese trabajo para el propio paciente tiene sentido e intuitivamente siente que debe llevarlo a cabo, sobre todo por miedo a perder lo adquirido. Por ello, aunque el paciente y el familiar, por un lado, sientan que una terapia neurocognitiva es fundamental para poder acceder a una forma de recuperación más refinada, por otro lado tienen un recuerdo vívido de cómo una simple fisioterapia les ha vuelto a poner de pie incluso contra cualquier predicción. La complejidad de los procesos de adaptación del sistema nervioso central después de un accidente cerebrovascular también hace que el entorno de rehabilitación sea bastante confuso. Esto facilita la proliferación de multitud de técnicas, enfoques y herramientas orientadas a la recuperación, que a menudo encuentran su base en estructuras teóricas también contrastadas entre sí. Encontrar la toma de decisiones en este entorno es una tarea muy compleja tanto para el paciente y el familiar como para el profesional sanitario.

9. AL REVÉS

«Puedes considerarlo un disparate, si quieres» dijo, «¡pero yo te digo que he oído disparates a cuyo lado, éste tendría más sentido que todo un diccionario!»

L. Carroll

El Director Vinciguerra me llamó para informarme que había un vacante como profesor en su universidad y me sugirió participar en el concurso; Solo habían pasado cuatro años desde el día en que dejé esas aulas como estudiante y no podía asimilar el hecho de poder regresar ahora como maestro . Esta vez Vinciguerra no necesitó recurrir a ninguna estrategia para convencerme, porque me sentí absolutamente honrado con la propuesta y quería ponerme a prueba con el desafío de la docencia . Así sucedió. Oficialmente era profesor.

Era extraño estar en las mismas aulas donde había seguido las lecciones con indiferencia, a menudo en la esquina y sentado en el último escritorio lejos de la mirada del profesor y donde puedes salir tranquilamente con tu mente y divagar sin ser descubierto. Los de la primera fila, en cambio, se sacrificaron todos los días por la causa, atrajeron la atención y el contacto visual del maestro hacia ellos, quitándolo desde nosotros por la retaguardia. Cambiando de perspectiva y sentado detrás del escritorio, me di cuenta de que no funcionaba así. Ves todo y todos. Ves el interés y el desinterés, notas cuando las mentes de los alumnos se desvanecen y cuando su rostro se ilumina, no por tu explicación, sino por la luz reflejada del smartphone que esconden debajo del escritorio. El primer día de clase siempre me dirijo al nuevo inquilino de mi antiguo escritorio, el de abajo a la izquierda, diciendo:

«Hasta hace unos años estuve en ese banco, sé lo que estás haciendo y por qué elegiste ese banco y no los demás…»

A los 27 cuando tenía prácticamente la misma edad que mis alumnos, esta frase funcionó mejor y me doy cuenta de que hoy con mucho menos pelo y un cuerpo lastrado por el tiempo, hay que cambiar la parte: «… hasta hace unos años».

Encuentro en la enseñanza la máxima expresión de la rehabilitación. Siempre he cultivado la idea de que un fisioterapeuta en el día del juicio final será juzgado en función del peso de las sinapsis y neuronas generadas en sus pacientes durante su carrera. Es un sueño recurrente: yo frente a este tipo de barba blanca, detrás de una vieja balanza romana, pesando el material nervioso generado durante mi corta existencia y mientras mira el resultado dispuesto a juzgarme, le digo que agregue también las sinapsis y neuronas creadas por mis alumnos y si no todas al menos considere una parte de ellas, aquella en la que participé con mi rol de docente.

Mientras tanto, regresé a la universidad de nuevo, como estudiante ya que en esos años se había incluido el máster para las profesiones sanitarias de rehabilitación, requisito necesario para mantener el rol de docente universitario.

Un día una de las lecciones trató precisamente el tema de la hemiplejía y la recuperación post-ictus, era una profesora muy destacada y especializada en el campo de la neurología en Roma. Estuve particularmente atento porque a diferencia de las lecciones sobre los aspectos legales de nuestra profesión, aquí estábamos hablando de mi pan de cada día.

Todo salió bien hasta que la profesora dijo:

«La espasticidad de la extremidad inferior es una ventaja para el paciente hemipléjico, le ayuda en su marcha y reduce el riesgo de caídas».

Quizás aquí, desde el último banco en el extremo izquierdo, no sé si escuche bien, realmente dijo: que la espasticidad, el mayor drama del paciente, es en realidad una ventaja. Ciertamente entendí mal, tal vez estaba distraído, así que pregunté:

«Disculpe profesora, entendí correctamente ¿dijo que la espasticidad de la pierna es una ventaja para el paciente con hemiplejía?»

Mientras tanto, en mi mente surgieron las miles de horas que pasé con mis pacientes para ayudarlos a aprender a controlar este fenómeno patológico y la incomodidad en su rostro cuando me contaron las intolerables sensaciones que sentían:

«Siento la pierna como si fuera un tronco»

«Siento que llevo un pedazo de mármol»

«El pie es como un ladrillo»

«En mi pierna siento un cable de acero tirando de mí»

«Mi pierna pesa una tonelada»

«¿Pero no se puede cortar?»

Ninguno me ha hablado nunca de los beneficios, y sobre todo cada vez que lograban tener control sobre la espasticidad y finalmente tener una pierna más flexible, cambiaban de cara, se daban cuenta de que tenían las posibilidades contra la enfermedad. Estaban felices de pensar que con la cabeza podrían cambiar el comportamiento que parecía tan rebelde y antinatural.

Como dije, no era profesora cualquiera, era una figura imponente y especializada en el campo. La maestra confirmó su afirmación:

«Sí, piense que si el paciente no tuviera el apoyo de la espasticidad en el miembro inferior, al no tener movimientos se corre el riesgo de caer»

Confieso que por un momento también pensé en discutir y tratar de razonar acerca de esta idea sobre el hecho de que la espasticidad es un efecto de la patología que nuestro papel es precisamente mejorar la función de la marcha y que para mejorarla deberíamos por el contrario ayudar al paciente a mantener bajo control este fenómeno patológico.

Ahora que hablo de ese momento, quizás me sentiría más orgulloso y complacido de poder contar que entable un fuerte debate con la maestra y logre insinuar una duda razonable en su invitación a interpretar la espasticidad como una ventaja para la paciente, pero la realidad fue muy diferente. Lo que hice, fue asentir con la cabeza mirar mi cuaderno y fingir tomar nota de lo que acababa de decir. En realidad, me di cuenta de que no me encontraba ante una opinión personal y aislada de un profesional del sector, sino ante un problema de interpretación de la patología mucho más extenso y generalizado. Probablemente hubiera sido más correcto contradecir esa posición, pero en ese momento la encontré tan lejana que perdí cualquier deseo de entablar una discusión. No valía la pena hacer una comparación en ese contexto, donde nuestras posiciones estaban a años luz de distancia y colocadas en dos líneas paralelas cuyo encuentro, incluso parcial, habría sido geométricamente imposible. Para la neurología actual fue un impacto muy crudo, fuera del contexto creado por Perfetti todo fue muy diferente. El cambio solo pasaría por el canal científico y cultural.

La espasticidad es una de las grandes paradojas en el campo de rehabilitación al paciente hemipléjico y genera ideas contradictorias y confusas por parte de los profesionales sanitarios hacia los pacientes. Algunos, como el catedrático de Neurología que lo interpretan como una ventaja para el paciente y por tanto se verán llevados a favorecerlo o al menos a no tratarlo como fenómeno patológico, muchos otros por el contrario, en las primeras semanas en las que el paciente está en fase flácida, harán todo lo posible para sacar los primeros movimientos espásticos y mantenerlos con el tiempo para ofrecer al paciente una capacidad rápida de caminar. Entonces, sin embargo, comenzarán a interpretar la espasticidad como un elemento de la enfermedad e intentarán contenerla incluso de manera torpe con aparatos ortopédicos en las palmas de las manos y aplicación de toxina botulínica. Estas soluciones improvisadas a la patología motora del paciente hemipléjico a menudo se asocian con cientos de otras propuestas diferentes hechas de maniobras, maquinaria e intervenciones quirúrgicas. No me gustaría entrar en los méritos de instrumentación, aunque me doy cuenta de que eso es lo que a muchos lectores les gustaría, pero prefiero analizar el problema de la espasticidad e intentar comprenderlo. Solo después de haber entendido la naturaleza de la espasticidad creo que es posible formular hipótesis sobre las mejores estrategias para tratarla.

Como sabemos quienes han sufrido un ictus o cualquier otro evento que haya sido derivado en una lesión cerebral, con toda probabilidad experimentaron una condición de discapacidad identificable con una parálisis de una mitad lateral del cuerpo, la cual leemos con el aterrador nombre de hemiparesia facio-braquio-crural, término destinado a definir la participación de la mitad de la cara, un brazo y una pierna. Además, esta hemiparesia suele verse agravada por el fenómeno conocido como espasticidad.

ESPASTICIDAD

No existe tratamiento para la espasticidad, por la sencilla razón de que la espasticidad no existe.

El paciente que está leyendo estas páginas y se ve obligado a colocar el libro o la tablilla sobre un atril, precisamente porque uno de sus brazos esta paralizado, rígido y espástico, se quedará con los ojos muy abiertos pensando que ha leído mal, ya que se ve obligado a pelear con la espasticidad todo el día.

Cuando digo que la espasticidad no existe me refiero a que no existe de la forma en que estamos acostumbrados a entenderla, es decir, como un problema derivado de un ictus y que afecta a la musculatura. La espasticidad no existe, y si existiera, ciertamente no reside en el músculo, incluso si los músculos están rígidos e impregnados por reflejos no deseados, la espasticidad está ahí.

Una de las mayores contribuciones que ha aportado Carlo Perfetti hacia la interpretación de la patología del paciente hemipléjico fue estudiar la espasticidad y comprender que no se trata de un fenómeno unitario, sino de un conjunto de diferentes respuestas neurofisiológicas que se desencadenan después de un daño en el sistema nervioso central. Identificar y comprender la naturaleza de estos diferentes componentes de la espasticidad nos ayudará a comprender la propuesta terapéutica más razonable. A menudo hablo de una propuesta terapéutica más razonable y no más eficaz, por la sencilla razón de que hoy solo podemos hablar de eficacia frente a un estudio que tiene parámetros de cuantificación científica bien definidos.

Los elementos que Carlo Perfetti ha identificado hasta ahora como componentes elementales de la espasticidad son 4:

- Reacción anormal al estiramiento
- Irradiación Anormal
- Esquemas elementales de movimiento
- Déficit de reclutamiento de unidades Motoras

Cada uno de estos elementos participa en la génesis de lo que todos conocemos como espasticidad. La espasticidad no existe como fenómeno unitario, por ello es necesario afrontar todos sus componentes uno a uno; comprender por qué ocurre después de un accidente cerebrovascular y cómo reaccionan a las diferentes opciones terapéuticas que adoptamos. La intuición de Carlo Perfetti precedió a una consciencia ahora compartida en el campo científico, de hecho, la mayoría de los estudios sobre espasticidad siempre aclaran la inadecuación del término, ya que el fenómeno al que se refiere debe considerarse como el resultado de múltiples elementos patológicos distintos entre sí.

Una premisa fundamental que puede ayudar al lector a comprender mejor los diferentes aspectos que componen la espasticidad, es que en realidad estamos hablando de mecanismos de nuestro organismo que ya existen, pero que tras la lesión ven alterada su naturaleza y funcionalidad y por ello nos encontramos con los adjetivos: reacción anormal al estiramiento e irradiación anormal, esquemas elementales de movimiento, mientras que en el caso del reclutamiento de unidades motoras se habla de déficit. En definitiva, cada uno de estos elementos no representa una patología adicional al ictus, como los provocados por una bacteria a erradicar con un antibiótico, sino una alteración de algunos componentes de la acción que también están presentes en la persona sana.

REACCIÓN ANORMAL AL ESTIRAMIENTO

Como vemos, existe esta palabra "anormal" que nos hace entender que la reacción al estiramiento es algo que ya forma parte de nuestro cuerpo, pero que en algún momento sufre una alteración. Es un mecanismo neurofisiológico fundamental para garantizar nuestro movimiento: eficacia, economía, seguridad y adaptabilidad. Digamos que estamos en el auto en el tráfico y de repente alguien nos golpea, estaremos sujetos a ese fenómeno llamado latigazo cervical, con nuestra cabeza, que debido al repentino movimiento hacia adelante del auto, se inclina violentamente hacia atrás. Este evento es muy rápido; mucho más rápido de lo que puede ser una respuesta de control voluntario en el movimiento de la cabeza, por lo tanto, intervendrán niveles de control de movimiento de tipo reflejo que tienen la ventaja de ser mucho más rápidos. Cuando las fibras de nuestros músculos se alargan, las vías nerviosas aferentes envían una señal a la médula espinal sobre su estado de alargamiento y, como respuesta, las vías nerviosas eferentes que provienen de la médula enviarán una señal de contracción al mismo músculo. Por tanto, cuanto más intensamente se estire el músculo, más decisiva será la respuesta refleja para contraerlo y limitar su estiramiento. En el caso de la colisión, tras la extensión dorsal de la cabeza, los músculos anteriores del cuello se estiran repentinamente, demasiado rápido para que intervenga una respuesta protectora voluntaria, pero afortunadamente interviene un reflejo muy rápido capaz de contraer automáticamente los músculos estirados al mismo tiempo ofrecen protección a las articulaciones del cuello. En esta circunstancia, el reflejo de estiramiento ha actuado en términos protectores sobre nuestro organismo y es una de sus características fundamentales. Si bien es un reflejo, no se comporta completamente ajeno a nuestra intencionalidad. De hecho, después de la primera colisión que sufrimos, siempre que nos encontremos parados en los semáforos y escuchemos el chillido de los neumáticos detrás de nosotros, reaparece el recuerdo del antiguo accidente, prepararemos nuestro cuerpo para el impacto y modificaremos el umbral de reacción al estiramiento de los músculos. jugando con anticipación y perfeccionando así el resultado. Lo que hace que los músculos que se estiran se contraigan es un reflejo, pero también disfruta de la modulación que ofrece nuestro control intencional. El reflejo de estiramiento no sólo actúa para proteger nuestras articulaciones de movimientos demasiado grandes y repentinos, sino que también regula la eficiencia y economía del movimiento. Sería dramático caminar y controlar intencionalmente cada característica del movimiento como el tono muscular o la activación de los músculos individuales que participan en la acción. Si tenemos un vaso en la mano y alguien vierte agua sobre él, el peso del vaso creciente determina un estiramiento de las fibras musculares de nuestro bíceps y este estiramiento se ajusta inmediatamente también de forma refleja, para permitirnos mantener siempre el vaso en la misma posición. Si estamos en los bloques de salida dispuestos a participar en una carrera a pie, en el momento que antecede al disparo del arrancador, el umbral de la reacción al estiramiento de nuestros músculos bajará porque deben ser elásticos, explosivos y reactivos durante la ejecución deportiva. El gato que camina sobre el borde de un techo, a pesar de su facilidad, tiene un umbral de reacción al estiramiento más bajo que el que tiene durante el paseo por el piso, porque en el techo, necesita elevar el nivel de reactividad para manejar cualquier emergencia.

El reflejo de estiramiento es una joya de la fisiología del movimiento, trabaja en muy estrecha relación con la intencionalidad y es efectivo siempre que nuestro sistema nervioso esté sano, pero cuando nuestro cerebro está involucrado en una lesión, ya no es capaz. para hacer su propia contribución al manejo y modulación de este reflejo.

Imaginemos que el movimiento es gestionado en colaboración por dos maestros, uno cerebral y otro medular, pero que en algún momento debido al ictus, el maestro cerebral ya no está en condiciones de ejercer su propia influencia sobre el movimiento. Como bien podemos imaginar, en este punto, el maestro medular se encontrará solo para manejar todo el destino de nuestro movimiento, pero lo hará lo mejor que pueda realizando su tarea habitual, que es contraer y liberar los músculos cuando estos se alargan o acortan, sin poseer sin embargo de la participación y modulación del maestro cerebral y por ello su acción será exagerada: anormal.

Así dicho, parecería que el aumento de la contracción muscular debido a la acción refleja es un destino inevitable, irreversible y progresivo tras un ictus: afortunadamente no parece ser así, pero para explicar la razón por la cual el cerebro maestro que sigue la lesión ya no es capaz de participar en el movimiento y para entender cómo favorecer la recuperación del control en cambio, hay que recordar lo que le había pasado a otro dueño, el de la pizzería. Cuando todos los empleados se quedaron en casa a causa de la gripe, el negocio se cerró unos días y lo mismo le pasa a nuestro cuerpo tras el ictus: se propaga un estado de inhibición donde se desactivan los intercambios sinápticos, al igual que los circuitos nerviosos más simples como las que regulan el reflejo, así como las más complejas que permiten funciones superiores como las intencionales. Algunos pacientes recordarán, en las primeras semanas, la entrada del neurólogo a la habitación, golpeando la rodilla con un martillo, poniendo a prueba los reflejos, y que en un principio no obtuvo respuesta. Con el tiempo, sin embargo, el cuerpo tiende a liberar los primeros circuitos nerviosos de las garras de la inhibición y lo hará partiendo de los más simples, los que tienen menos sinapsis, los más débiles: los reflejos que serán los primeros en desinhibirse. serán los primeros movimientos en aparecer. Este mismo reflejo, sin embargo, no es aislado, no es un circuito nervioso que pertenece solo a la periferia, sino que disfruta de representaciones también a nivel de la corteza cerebral participando en una red nerviosa que paulatinamente se vuelve cada vez más compleja.

Ezras Asratian fue un eminente fisiólogo ruso y alumno del más famoso Ivan Petrovič Pavlov y en su libro *Compensatory Adaptation, Reflex Activity & Brain* (1965), explica los mecanismos por los cuales el sistema nervioso central se reorganiza después de una lesión, primero re-activando precisamente los circuitos nerviosos más simples que se refieren a un número reducido de sinapsis.

Pasadas las primeras semanas tras el ictus, el martillo del neurólogo finalmente encuentra la respuesta refleja de nuestra pierna, incluso una respuesta acentuada en comparación con lo normal, pero los circuitos nerviosos más complejos que permiten un movimiento intencional de carácter evolucionado aún están bajo las garras de la inhibición. Por ello, tras un bostezo, un estornudo, un esfuerzo, un susto, una fuerte emoción, la mano empieza a dar señales de vida y a doblarse y por el mismo motivo se hace cada vez más difícil mantenerla abierta sobre el muslo o sobre la mesa porque los dedos tienden a cerrarse. La razón por la que observamos este fenómeno de rigidez radica en el despertar de la red nerviosa que favorece los circuitos más simples a los que se refieren los movimientos elementales, sin embargo, el reflejo al estiramiento que experimentamos en esta circunstancia aparece diferente al que nos ayudó a proteger las vértebras del cuello durante el latigazo cervical o la preparación de los músculos para correr porque parece exagerado y más allá del control intencional. Las estructuras nerviosas que determinan la aparición del reflejo de estiramiento se encuentran en estado de hiperexcitabilidad.

Como vemos, nuestro sistema nervioso está regulado por estos dos grandes procesos, como la inhibición y la excitación, que operan en armonía y que, tras una lesión, están llamados a desempeñar un papel fundamental en la recuperación. Inmediatamente después de la lesión, la inhibición jugará un papel protector contra la red nerviosa, luego comenzará a dejar espacio para la excitación nuevamente, liberando primero los circuitos nerviosos más simples. La excitación que vuelve a ser capaz de regular la actividad de estos sencillos circuitos recién liberados de la inhibición se acentuará, precisamente para ayudar a restablecer las conexiones que fallaron durante el período de inactividad y promover otras nuevas. Esta condición de hiperexcitabilidad determina la propiedad anormal del reflejo de estiramiento y podrá facilitar el circuito reflejo que ve la musculatura contraerse en relación a su alargamiento, excluyendo temporalmente las fibras descendentes que provienen de los centros superiores y aún se encuentran en estado de inhibición. Por lo tanto, todavía no puede participar en la gestión del movimiento. En el sistema nervioso, lo que se activa simultáneamente fortalece su vínculo en deterioro de las estructuras que no participan en la función, por lo que es fundamental entender cuán cruciales son para el paciente los primeros meses después de la lesión a fin de orientar la red nerviosa para que se regulen, actividad refleja y actividad intencional.

Al estar de pie, nuestros brazos deben estar extendidos y relajados a los lados, pero en el paciente hemipléjico el estiramiento natural de los músculos del brazo se interpreta como lo suficientemente exagerado como para generar un reflejo al estiramiento y por esta razón el paciente de pie a menudo se encuentra con el codo doblado.

Misma suerte para los músculos del hombro que tienden acercar el brazo al pecho y para los músculos de la muñeca, palma y dedos que tienden a flexionarse gradualmente (sinergia flexora). Sin embargo, este proceso no siempre es inmediato, es decir, en las primeras semanas posteriores al ictus cuando por el contrario, el paciente padece la condición opuesta, de hecho está flácido, hipotónico e incluso se inhibe el reflejo. En estas primeras semanas los pacientes de los tres guiones todavía lucen muy similares; no se ven movimientos significativos. Pasadas las primeras tres o cuatro semanas, los primeros circuitos simples comienzan a reactivarse y el paciente empieza a experimentar la aparición de los primeros movimientos, que en realidad son reacciones reflejas. Después del periodo de hipoexcitabilidad de las sinapsis que caracterizó la fase flácida, el organismo proporcionará un período posterior en el que los intercambios nerviosos serán hiperexcitables. Siguiendo al neurofisiólogo Ruso Asratian, la importancia de esta fase de hiperexcitabilidad radicaría siempre en la necesidad de facilitar nuevas conexiones neurológicas. El cuerpo activa los impulsos para ayudar al paciente a reconstruir las conexiones nerviosas. En esta etapa, el paciente ya se encuentra en una clínica de rehabilitación especializada y será dado el alta en unos dos meses. El centro de salud tendrá la presión de tener que garantizar al paciente el máximo nivel de autonomía posible al alta, por lo que comenzarán a hacer caminar al paciente de manera temprana, aunque todavía tenga muchos trastornos perceptivos y el control del movimiento sea todavía muy pobre. Exponer al paciente en estas condiciones a un trabajo motor de alta intensidad podría facilitar la aparición de reflejos de estiramiento y su consolidación. En el caso del segundo guión, la marcha empieza a tomar forma, aunque la pierna esté bastante rígida. De hecho, el aumento del reflejo de estiramiento se manifiesta precisamente en aquellos músculos que extienden el miembro inferior y por tanto garantizan la rigidez suficiente para mantenerse de pie (sinergia de extensión). Desde cierto punto de vista, la profesora tenía razón cuando hablaba de la espasticidad como una ventaja, de hecho es la propia naturaleza la que produce esta oportunidad: una base de apoyo que nos garantiza la autonomía. Sin embargo, esta es una base y no la máxima expresión de recuperación a la que tanto el paciente como el profesional debe aspirar. El alta de la clínica está sobre nosotros, los 60 días de hospitalización están a punto de expirar, la autonomía aún está por conquistar y el brazo no ha mostrado signos alentadores de recuperación, de hecho, su tendencia ha sido la rigidez paulatina: por este motivo, la mayoría de las veces, el personal sanitario decidirá reducir progresivamente el tiempo dedicado al brazo para invertirlo todo en la marcha y la autonomía.

La reacción anormal al estiramiento en algunas partes del cuerpo comienza a jugar un papel decisivo en la patología del paciente hemipléjico, de hecho el pie tendrá tendencia a llegar al suelo con la punta y con el lado externo debido al aumento del tono de la musculatura de la pantorrilla: en este caso se propondrá el uso de una férula que mantendrá el pie forzado a 90 grados la férula tendrá que reducir el riesgo de caídas evitando que el pie llegue al suelo con el borde exterior deformado, y también existe la esperanza de que llevar el corsé y forzar mecánicamente el pie a una posición ortodoxa también pueda servir para contrarrestar la contracción neurológica, sin considerar que el problema no es inherente a la articulación del tobillo sino a los procesos nerviosos que regulan el tono de los músculos que lo componen.

ESQUEMAS ELEMENTALES DE MOVIMIENTO

Recordamos que el proceso de inhibición desencadenado tras la lesión primero libera los movimientos más elementales, los más accesibles al paciente desde las primeras etapas de recuperación. Cuando un paciente de gravedad media intenta producir un movimiento intencional, especialmente en las primeras etapas de la recuperación, verá una respuesta más precoz e intensa a los movimientos elementales, los primeros disponibles por la liberación del proceso inhibitorio.

Un ejemplo de un esquema elemental es la flexión del pulgar: cuando el paciente intenta extender los últimos cuatro dedos de la mano es posible notar la flexión del pulgar, pero nuevamente se puede observar el mismo movimiento incluso frente a una intención completamente diferente, como querer flexionar los últimos cuatro dedos o hacer un movimiento de hombro. Se define como un esquema elemental precisamente por su aparición indiscriminada siguiendo diferentes intenciones del paciente y porque se diferencia de las características de variabilidad, fragmentabilidad y adaptabilidad del movimiento. Estos son los primeros movimientos que el paciente ve aparecer dentro de una conducta motora; no garantizan una relación efectiva con el entorno y no favorecen la construcción de información con el mundo. Es difícil observarlos de forma aislada, de hecho por efecto de la irradiación, estos simples movimientos acompañarán a los demás formando lo que se denominan patrones de movimiento sinérgico. En el intento del paciente hemipléjico de realizar un paso veremos la aparición de una serie de patrones elementales de movimiento que configuran el cuadro patológico de la marcha; levantando la cadera pléjica, extendiendo la rodilla, apoyando la planta del pie por la parte lateral, levantando el dedo gordo y flexionando los otros cuatro dedos. Claramente, lo que se ha descrito representa un cuadro general y no se puede generalizar para todos los pacientes.

IRRADIACIÓN ANORMAL

En el sujeto sano observamos el fenómeno de la irradiación cuando se le somete a una tarea compleja tanto desde el punto de vista cualitativo como cuantitativo. Se manifiesta físicamente a través de la participación de múltiples músculos y segmentos corporales simultáneamente con el objetivo de lograr el objetivo final de la acción. Cuando levantemos una maleta especialmente pesada, involucramos un mayor número de unidades motoras hasta que también se levante el brazo contrario. Lo mismo ocurrirá también cuando estemos inmersos en una actividad compleja desde el punto de vista de la coordinación. Pensemos en cuando aprendimos a escribir en el teclado de la computadora, al principio los hombros estaban rígidos y los movimientos para presionar las teclas implicaban todo el brazo incluyendo los hombros, pero luego de un largo período de entrenamiento, la intensidad de la activación de las unidades motoras se redujo así como se redujeron los movimientos en el espacio de los segmentos corporales, finalmente haciendo el movimiento más eficiente. En el paciente hemipléjico, en cambio, observamos la aparición de irradiación incluso cuando realiza actividades que aparentemente se ven sencillas, pero que en realidad requieren un compromiso cognitivo considerable, como caminar, levantarse de una silla, subir escaleras. Aunque son actividades diferentes, los efectos de la irradiación serán similares: flexión del codo, muñeca y mano. También podemos notar la misma reacción refleja tras un estornudo o un susto. La irradiación en el paciente hemipléjico asume, por tanto, características patológicas porque invariablemente afecta a los mismos grupos musculares, los que forman parte de las sinergias patológicas.

En el campo de las neurociencias, desde hace varias décadas está en auge una frase que nos ayuda a reflexionar sobre el fenómeno de la irradiación, "Neurons that fire together wire together", promovida por el psicólogo canadiense Donald Hebb y que traducida sonaría así: "Las neuronas que se disparan juntas se conectan". Por ello, los implicados en la rehabilitación neurocognitiva tienen mucho cuidado en evitar que aparezcan estas contracciones musculares reflejas, precisamente para evitar que se fortalezcan, arriesgando a alejar al paciente de la recuperación de la calidad del movimiento. Fomentar una forma elemental de mover al paciente, entre otras cosas ya puestas a disposición por el organismo durante las primeras etapas de la recuperación, cuando se desinhiben los procesos nerviosos más simples, podría facilitar su activación y por tanto su unión entre sí a costa de la activación de procesos más complejos, capaces de garantizar las características del movimiento de mayor adaptabilidad, variabilidad y fragmentabilidad.

DÉFICIT EN EL RECLUTAMIENTO DE UNIDADES MOTORAS

Entre los elementos que componen el cuadro de la espasticidad, quizás el relativo al déficit de la capacidad de contraer los músculos sea el más evidente y el más sencillo de interpretar. Es evidente de inmediato, incluso para los no expertos, que el problema más obvio del paciente hemipléjico es la ausencia de algunos movimientos y la falta de fuerza. Sin embargo, la alteración de la capacidad de activar unidades motoras, tras una lesión del sistema nervioso central, afecta no solo a la esfera cuantitativa, sino también a la cualitativa. Durante una acción vemos que no solo se activan diferentes músculos, sino que dentro del propio músculo se activan las unidades motoras que lo componen siguiendo un orden muy específico que varía según la tarea. Por ejemplo, al caminar o subir escaleras se ve al músculo gastrocnemio involucrado en ambas actividades, que se contrae y libera en la parte posterior de la pierna durante las diversas fases de la acción, pero con una modalidad y secuencia de activación diferente de los distintos compartimentos del mismo músculo en las dos tareas, por tanto, el déficit de reclutamiento de unidades motoras en el paciente hemipléjico es cuantitativo, determinando la presencia de músculos paralíticos, pero también cualitativo, alterando la calidad del movimiento de los músculos que el paciente aún es capaz de contraer, pero de alguna manera pobre desde un punto de vista temporal y espacial.

EL ICTUS AFECTA EL CEREBRO, NO LOS MÚSCULOS

Si el problema no está en el músculo, dudo que la solución pueda apuntar al músculo en sí. En la actualidad, la mayoría de las soluciones terapéuticas para el tratamiento del paciente hemipléjico tienen como objeto de intervención el músculo y no la recuperación de funciones cognitivas alteradas por la lesión cerebral que, día a día, se ven privadas de la oportunidad de retomar su rol hacia el movimiento. Para analizar la razonabilidad de una propuesta terapéutica que pretende recuperar a un paciente que ha sufrido una lesión a nivel cerebral, podríamos preguntarnos:

¿ Esta opción terapéutica involucra al cerebro y a sus funciones o se dirige solo a la parte física del cuerpo?

¿ Durante los ejercicios hay una reducción en el tono de los músculos o un aumento de los mismos?

¿La relajación obtenida con esta opción terapéutica es algo que el paciente puede reproducir por sí mismo o siempre necesita la intervención de su terapeuta?

Entre las opciones terapéuticas que tradicionalmente se ofrecen al paciente que ha sufrido un ictus, pero que actúan principalmente sobre la parte física del cuerpo, encontramos movilizaciones pasivas, estiramientos y ortesis para la mano. Estas últimas también se denominan férulas y son aparatos ortopédicos que ofrecen una superficie rígida sobre la que fijar la mano abierta del paciente con la esperanza de contrarrestar su cierre. En realidad, si entendemos cómo funciona el reflejo de estiramiento, fácilmente entenderemos que abrir la mano a la fuerza, y por tanto estirar los músculos, solo mantendrá activo el circuito reflejo que conduce a la contracción de los propios músculos: la mano aparece abierta porque se fuerza sobre el palmar, pero a menudo sigue siendo rígida. Entre los tratamientos dirigidos al músculo que no consideran los aspectos cognitivos del paciente también debe incluirse la toxina botulínica que, inyectada localmente, interrumpe la conducción nerviosa entre el nervio y el músculo con el resultado de la relajación temporal de las fibras musculares. El efecto de la parálisis inducida por la inoculación de la toxina es temporal, después de aproximadamente 2-3 meses el paciente comienza a experimentar un nuevo aumento de rigidez y esto requerirá más inyecciones en el futuro, sin embargo, muchos pacientes en promedio ya desde la tercera administración reportan una disminución de los efectos y abandonan esta línea terapéutica. En otras circunstancias, el paciente, muchas veces lleno de buena voluntad, se involucra espontáneamente en actividades terapéuticas domiciliarias dirigidas al fortalecimiento muscular, tratando cada día de intentar superar sus límites caminando para viajes cada vez más largos o aumentando el tiempo de entrenamiento con la bicicleta estática; actividades que sin duda garantizarán una sensación de mayor resistencia e independencia, pero que, si no van acompañadas de una atención esmerada para mejorar la calidad de la función, podrían correr el riesgo de estructurar la rigidez muscular y con ella los defectos de la marcha.

Si las funciones cerebrales que participan en la acción no están involucradas en los ejercicios, entonces no tiene sentido compartir la afirmación de que el accidente cerebrovascular afecta al cerebro y no a los músculos, parece más un lema banal que una creencia real basada en hechos. Existe un defecto lógico tangible en la interpretación y el tratamiento común de la espasticidad. En las primeras etapas de la recuperación, el paciente se enfrenta al problema opuesto, a saber, el de la hipotonía, la flacidez y la propuesta terapéutica hará todo lo posible para sacar a la luz las primeras respuestas motoras que serán predominantemente de tipo reflejo. La búsqueda de la autonomía del paciente en poco tiempo, que le permita ser lo más independiente posible antes de su alta de la clínica de rehabilitación, inducirá un aumento dcl fenómeno espástico en todo el lado del cuerpo involucrado en la paresia. En los últimos días previos al alta, la espasticidad aceptada y favorecida hasta entonces será interpretada como un fenómeno patológico, por lo que se adoptarán contramedidas encaminadas a su contención: inoculaciones de toxina botulínica y propuesta de aparatos ortopédicos para bloquear mecánicamente las articulaciones. En los años siguientes el paciente que aún contará con los ciclos de rehabilitación que ofrece el sistema nacional de salud será tratado por un lado, con ejercicios de fortalecimiento muscular, para mantener o favorecer su independencia y por otro, con estiramientos y propuestas farmacológicas o instrumentales encaminadas a reducir el tono muscular amplificado por las mismas actividades de fortalecimiento propuestas.

El resultado en estos casos es, lamentablemente, mantener vivo y amplificar el comportamiento motor que preferiría corregir. Con base en esta evidencia, no en vano, entre las preguntas que abrieron el capítulo me pregunté: ¿durante los ejercicios obtienes una reducción del tono o un aumento del mismo?

GUIÓN 4

El análisis de los casos de mis pacientes me ha permitido esbozar, como ya se ha mencionado, tres guiones bastante estructurados y de los que parece difícil alejarse, pero forma parte de la naturaleza del profesional apuntar a la mejora continua de sus resultados, empleando toda su energía y recursos para no aceptar las cosas como son. Para ello es necesario redactar un cuarto guión, un guión inédito, donde no se le pone fecha de caducidad a la recuperación del paciente, como se hace para los productos alimenticios y donde su mejora dependerá de la calidad de los ejercicios propuestos. Un cuarto guión donde la mejora ante una terapia bien estructurada siempre es posible, obviamente en diferente medida para cada paciente, pero siempre perseguible. El protagonista del cuarto guión sufre un ictus, pero la respuesta de emergencia lo traslada puntualmente a un hospital con Unidad de Ictus, donde recibirá los primeros tratamientos encaminados a reducir el resultado de la lesión. Donde, desde los primeros días de internación junto con la atención primaria necesaria para estabilizar su estado clínico, el paciente recibe de inmediato la primera atención fisioterapéutica cuyos ejercicios están encaminados a mejorar la percepción y atención hacia la mitad del cuerpo paralizado. Una vez que el personal médico esté seguro de la supervivencia del paciente, preparará a la familia para el largo proceso de recuperación al que se enfrentará. El paciente no está obligado a ponerse de pie temprano porque la clínica de rehabilitación puede contar con un mayor tiempo de hospitalización, por lo que el paciente comienza a ver aparecer los primeros movimientos elementales, pero sin un aumento de las contracciones reflejas patológicas, que los propios profesionales de la salud enseñan al paciente a reconocer y controlar. Los familiares del paciente en el cuarto guión se involucran en el proceso de rehabilitación y se identifican como recursos clave para su recuperación por tal motivo son educados y capacitados para que puedan ofrecer su aporte a la recuperación de su ser querido. Tras seis meses de internación, el paciente finalmente es dado de alta del centro de rehabilitación y puede caminar lentamente y con la ayuda de un bastón, pero con un patrón correcto. Es capaz de realizar los primeros agarres con su miembro superior y se mueve con precaución porque le han enseñado a percibir, a prestar atención y a no evocar movimientos involuntarios que involucren partes del cuerpo no deseadas. En los meses siguientes a la hospitalización, el paciente seguirá acudiendo al centro de rehabilitación para continuar su camino de recuperación como hospital de día y los profesionales sanitarios, siempre con el apoyo de la familia, podrán llevar a cabo el proyecto de rehabilitación del paciente durante otros tres meses. mejorar sus habilidades día tras día. Un año después del suceso dramático, el paciente del cuarto guión siempre se ha enfrentado a la posibilidad de ver aparecer espasticidad, pero le enseñaron a manejar el movimiento para que no aparezca y mientras tanto se ha entrenado a todos los pacientes con procesos cognitivos que habían sufrido una alteración tras la lesión cerebral. El paciente continuó la rehabilitación con la ayuda de su familia y un fisioterapeuta. El proceso de recuperación, aunque muy lento, continúa incluso después del primer año, tanto que la empresa para la que trabajaba le permitió ser reintegrado con facilidades. Este es el cuarto guión que pronto espero que se abra camino con los otros tres identificados en el transcurso de mi carrera.

10. TELE-REHABILITACIÓN

*«Oh, padres conscriptos,
todas las cosas que ahora reputamos
consolidadas por su antigüedad, fueron
novedades»*

P. Cornelio Tácito

Michele había estado hospitalizado con nosotros durante aproximadamente un año y había hecho un progreso extraordinario, pero se acercaba el día de su alta. El niño podía caminar solo, pero debido a su trastorno del equilibrio, siempre necesitaba algo en lo que apoyarse, como un mueble o una pared. Incluso con respecto a la mano, a pesar de haberse vuelto más hábil en la manipulación de objetos, todavía necesitaba hacer rehabilitación. Michele con su madre vivía en un pequeño pueblo del sur de Italia, donde en ese momento sabíamos que no habría ningún colega experto en Ejercicio Terapéutico Cognoscitivo, sin embargo, Michele tendría que seguir su camino y continuar la rehabilitación que tuvo en esos meses que le había garantizado muchas mejoras. Alessandra, la madre de Michele, no se perdía una sesión de fisioterapia, siempre estaba presente en el proceso de rehabilitación. Esto fue muy importante, porque habitualmente los ejercicios requerían ayuda de otra persona. Al principio no podía distraerme debido a que Michele corría el riesgo de caerse incluso estando sentado y la ayuda de su madre fue muy valiosa. Alessandra ya se había convertido en una experta, conocía todos los ejercicios y era capaz de realizarlos con Michele, incluso, al finalizar la terapia conmigo, ella en la habitación seguía trabajando con su hijo. Esta doble ración de ejercicios, los que realizaba conmigo en el gimnasio y los realizados con Alessandra, fue probablemente uno de los elementos que garantizó el éxito de la terapia de Michele. A medida que se acercaba el alta, Perfetti tuvo una idea extraña pero al mismo tiempo visionaria:

«Sarmati, teniendo en cuenta todo el aprendizaje que ha adquirido la madre de Michele respecto al proceso terapéutico, sería interesante realizar una grabación de los ejercicios para que se sigan trabajando en casa y posterior a dos meses, evaluaremos los resultados que tengamos, aumentaremos más a los mismos».

Era a principios del año 2000, tiempo en el cual se utilizaba el VHS. Estos sistemas de grabación y la cámara de video fueron utilizados en las últimas semanas, grabando videos que enseñaban a Alessandra cómo realizar el trabajo con Michele para que en casa, tuvieran una guía a seguir y reproducir el trabajo de forma independiente. El proceso de despedida con Michele y Alessandra no fue fácil, el vínculo que se crea con un paciente que ves renacer día tras día es especial y no poder seguir participando en su recuperación es difícil de aceptar, porque temes perder los avances logrados, pero aunque de una u otra forma, seguí siendo parte en la recuperación de Michele aunque fuera de una manera inusual y remota. Michele fue el paciente cero de la telerehabilitación. Cuando escuchamos este término hoy pensamos en una rehabilitación hecha con una tableta, quizás usando aplicaciones que ofrecen juegos o pruebas psicológicas. En realidad, la telerehabilitación se constituye en una disciplina que permite el desarrollo de actividades de rehabilitación incluso a distancia, haciendo uso de tecnología y herramientas de telecomunicación. La tecnología en ese momento ofrecía VHS, pero permitió a Alessandra, que vivía a 830 km de distancia, tener una conexión directa con el proyecto de rehabilitación que creamos en la clínica. Después de dos meses, Michele y su madre regresaron al centro de estudios según lo programado y con gran alivio descubrí que Michele no había perdido nada del progreso que había alcanzado y adicionalmente, parecía más maduro en su razonamiento y equilibrado en su caminar y rehabilitación. Alessandra llevaba alrededor de un año fuera de casa y ciertamente esos meses conllevan a dificultades desde el punto de vista organizativo, pero aún así, logró hacerse el espacio para continuar la fisioterapia con los ejercicios que le habíamos dejado. Durante esa reunión definimos el plan de trabajo para dar continuidad en los meses siguientes y así, fue posible hacer seguimiento a Michele a distancia durante un año más. Fue un primer paso, aunque muy primitivo, de rehabilitación a distancia.

En este tiempo me encontraba cursando una Beca, al finalizar, regresé a Roma, mi ciudad natal, en donde con otros tres ex compañeros de universidad, Fabio, Dario y Paolo, decidimos abrir un centro de rehabilitación. Sentí la necesidad de recrear mi oasis feliz, un ambiente donde pudiera continuar investigando, estudiando y trabajando con el paciente como lo había aprendido con Perfetti. Desde el principio trabajé con pacientes con hemiplejía y me sentía muy satisfecho porque había recreado el mismo ecosistema protegido que el centro de estudios. Los pacientes que acudieron a mí sabían que recibirán un tratamiento poco convencional y los que no lo sabían lo aprenderían muy rápidamente. Los resultados de los pacientes fueron satisfactorios, pero sufría de una gran limitación, los pacientes iban acompañados de vez en cuando por algún familiar y la frecuencia con la que podía trabajar con ellos era en promedio dos veces, máximo tres veces a la semana. Una semana son 168 horas y, en el mejor de los casos, el paciente podría haber trabajado conmigo solo durante 3 horas; significaba que pasaba los 165 restantes solo o con su familiar. Hubo progreso, pero no como yo lo deseaba, mucho menos como el propio paciente hubiese querido. Había aprendido de Perfetti a no dejar a los miembros de la familia fuera de la puerta del gimnasio, sino a ser partícipes del trabajo realizado con su ser querido. De inmediato encontré que esta era una elección muy correcta e imprescindible, puesto que ninguna otra clínica había visto esta oportunidad e inclusive, los propios familiares no estaban acostumbrados a ser participantes activos del proceso. No había nada que esconder, detrás de la oportunidad dada a la familia, también había una gran ventaja para el terapeuta. Una vez que el familiar finaliza la terapia en el gimnasio, se queda con su ser querido, quien inevitablemente tiene que ayudar en las actividades diarias y en el posicionamiento. Durante las sesiones de rehabilitación, el terapeuta dedica mucho tiempo a enseñar al paciente cómo recuperar el control de su cuerpo y cómo manejar los efectos de la espasticidad. Por ello, los movimientos se realizan con cuidado, se controlan los esfuerzos y se enseña al interesado a evitar todas aquellas actividades que activan la espasticidad. Si el propio miembro de la familia no se da cuenta del valor de tales actividades, podría actuar en la dirección opuesta cuando esté en casa con el paciente. Un ejemplo de ello podría ser, cuando aparecen los primeros movimientos de la mano de tipo reflejo, los que provocan su cierre, el familiar podría interpretarlos como favorables y por tanto ser inducido a animarlos, quizás pidiendo al paciente que apriete una pelota u otras actividades realizadas que pudieran frustrar al paciente.

Permitir que el familiar asistiera a la sesión de fisioterapia, me pareció una elección inteligente, justa y humana. No hay contraindicaciones para involucrar conscientemente al familiar en el proceso de rehabilitación del paciente. Hasta la fecha, la experiencia me lleva a afirmar con absoluta firmeza que no existen familiares neutrales, por tanto, el familiar puede ser un aliado de la recuperación o un enemigo, pero nunca juega un papel inactivo en el resultado final. Debido a esta naturaleza de absoluta relevancia para la recuperación del paciente he aprendido que hay que involucrar al familiar en todo el proceso. Si bien es cierto, el familiar puede constituirse en una barrera o en un facilitador para el manejo del fisioterapeuta, entonces es parte del proyecto de rehabilitación. Así como el ingeniero examina y eventualmente modifica el terreno donde construirá su edificio, considerándolo un elemento fundamental para la estabilidad de su trabajo, así el terapeuta transformará al familiar en un aliado consciente evitando en lo posible acciones que frustren o limiten su trabajo. En las primeras sesiones con pacientes, me encontré realizando ejercicios muy simples, como el reconocimiento de superficies táctiles para los dedos de la mano. Este es un ejercicio fundamental para la recuperación del agarre, de hecho es poco probable que el paciente pueda recuperar la capacidad de manipular objetos si no es capaz de percibir el contacto. Sin embargo, el tiempo del que disponía era muy poco y sabía que tenía que invertirlo en muchas otras actividades, por eso, en lugar de limitarme a que únicamente asista a la sesión, comencé a involucrar al familiar de manera activa hacia el tratamiento, enseñándole estos ejercicios sencillos que podrían ser reproducidos en casa y eso me habría permitido concentrarme en actividades más complejas. Estaba reproduciendo con todos mis pacientes, lo que habíamos hecho con el caso de Michele y Alessandra. Los resultados me dieron la razón, las condiciones de los pacientes evolucionaron de forma más rápida y además, les permití a los familiares una participación más consciente.

Sin duda, el ictus afecta al paciente, sin embargo no se puede desconocer que toda la familia sufra las repercusiones. Desde el primer momento, tras el accidente, se libera una gran cantidad de energía en la unidad familiar. Sus seres queridos sienten que tienen que hacer todo lo que esté a su alcance para restablecer el equilibrio en su familia y ayudar a sus seres queridos a salir de la situación de la mejor manera posible. Al principio recopilan la información necesaria para comprender lo que sucedió y se adhieren a cualquier bata blanca que pase en la sala, precisamente para llenar ese vacío de conocimiento. La familia, especialmente en los primeros períodos de recuperación, es el órgano que asume la responsabilidad de las decisiones, entre ellas las más impactantes que se relacionan con hospitalizaciones, dadas de alta y terapias, hasta aquellas aparentemente menos importantes, como las relacionadas con la gestión diaria del paciente en casa. El sistema de salud que no involucra a la familia de manera directa y decisiva, además de perder la oportunidad de disponer de recursos útiles, también se expone al riesgo de que esa energía sea liberada por los propios familiares hacia actividades contraproducentes, limitando la recuperación en lugar de favorecerla. De esta manera, uno de los roles del terapeuta es asumir la responsabilidad de guiar a los miembros de la familia y que toda la energía liberada por el evento adverso esté en la dirección de la recuperación. Por ello, siempre he dedicado una pequeña fracción del tiempo que tengo disponible en la sesión, para entrenar al familiar, asignándole gradualmente ejercicios cada vez más avanzados. De esta manera pude romper uno de los primeros obstáculos para la recuperación, que es el límite de tiempo, de hecho el paciente ya no recibía conmigo solo tres sesiones de trabajo a la semana, sino que dependiendo de la disponibilidad de tiempo del familiar también podía realizar los ejercicios dos veces al día, conllevando a catorce sesiones semanales.

En esos años, desde el punto de vista tecnológico, apenas podía enviar un correo electrónico, pero con un poco de paciencia comencé a escribir un pequeño blog, donde podía compartir mis experiencias y las características más destacadas de la teoría neurocognitiva con la red. Aunque las páginas del blog empezaron a gozar de una popularidad creciente, seguía siendo un producto casero poco profesional. Esto fue hasta la llegada de Ciotti. Hay amigos que te acompañan en todas las etapas de tu vida, infancia, adolescencia y adultez y Ciotti es uno de ellos. Tras su traslado a Alemania nos habíamos perdido de vista, pero en la época navideña en la que todos los emigrantes vuelven a encontrarse con sus familias, nos encontramos en una pizzería en una de esas tertulias entre viejos amigos. No sabía nada de él, ni siquiera cuál era su trabajo en Alemania, pero esa noche que estábamos sentados uno al lado del otro, me contó su vida y, entre otras cosas, que ahora era un experto en sitios web. A partir de ese día, Ciotti se habría encargado de todas las partes digitales y de informática de nuestros servicios de tele-rehabilitación. Fue una reunión decisiva, porque de inmediato asumió el rol de Director Técnico y en cada una de nuestras reuniones, realizadas rigurosamente a través de videollamadas, trazamos la visión de lo que sucedería en el ambiente de la rehabilitación en los años venideros; creamos una realidad en la que el mundo de la rehabilitación y el de las telecomunicaciones se fusionaran para romper todas las barreras físicas existentes.

Eran los años en los que la popularidad de internet se iba extendiendo y eso hizo que empezaran a llegar a nuestro centro pacientes también de otras ciudades y no solo de Roma. Sin embargo, esto representó una anomalía en mi trabajo, de hecho no todo el mundo podía sostener una frecuencia de tratamiento de dos o tres veces por semana. Significaba viajar cientos de kilómetros tres veces por semana y esto era impensable. Cuando sabía que en la ciudad natal de un paciente vivía un colega, que como yo, se formó en el Ejercicio Terapéutico Cognoscitivo, les pasaba el contacto, pero cuando me enfrenté a una situación similar a la de Michele y Alessandra, donde ningún terapeuta podía seguirlo en el mismo enfoque neurocognitivo, supe que tenía que actuar de manera diferente. Una hora para las reuniones ya no sería suficiente, porque ya no era una sesión de fisioterapia dirigida al paciente, se necesitaban al menos 3 horas. En ese lapso de tiempo visité al paciente y en base a los cambios que pensé que podría lograr en un mes, elegí los ejercicios que yo mismo habría realizado si hubiera trabajado directamente con el paciente. Una vez elaborado el programa de trabajo, con mi cámara de video grababa los ejercicios que yo hacía con el paciente y uno a uno también dejaba que su familiar los probara para que los aprendiera. Me aseguré de que hubiera suficiente material en el rodaje y de que una vez que llegaran a casa le permitiera reproducir el trabajo que había creado. A menudo el paciente iba acompañado de un colega, quien por un lado fue inducido por el propio paciente en emprender esta experiencia en el campo de la neurocognición y en parte él mismo siempre había oído hablar del Método Perfetti y tenía curiosidad por saber más. Cuando, por el contrario, el paciente estaba acompañado solo por el familiar y en su área no había compañeros que pudieran hacerse cargo del proyecto, entonces puse todo el enfoque en el familiar mientras econtraba otras soluciones. Obviamente era un plan B, enseñar los ejercicios solo al familiar, pero ciertamente era el mejor plan, si la alternativa era dejar al paciente sin rehabilitación. La mayoría de los casos a los que fui sometido fueron de pacientes que habían sufrido un ictus durante varios años y que ya lo habían intentado todo y no querían volver a realizar las mismas actividades que conocían muy bien, actividades compuestas de ejercicios pasivos en cama, estiramientos y largas caminatas. Afortunadamente, la tecnología me estaba ayudando en este delicado proceso, de hecho el VHS había sido reemplazado definitivamente por los DVD que eran más cómodos. Después de un mes había revisado al paciente, familiar y terapeuta y en base a los cambios obtenidos habría elaborado un nuevo programa compuesto por nuevos ejercicios y así sucesivamente en los meses siguientes. En la segunda reunión, las mejoras del paciente fueron a menudo evidentes, especialmente en términos de percepción y control sobre la espasticidad de la mano, pero aunque el grupo estaba satisfecho con los resultados, sentí que algo andaba mal. Cuando vi los ejercicios realizados por el familiar o compañero, me di cuenta de que se cometían errores de ejecución, a veces leves y menores, pero a veces más graves y su presencia repercutía inevitablemente en el resultado final. Tuve que encontrar la manera de evitar estos errores de manera más oportuna, sin tener que esperar un mes para poder corregirlos.

Llevaba algún tiempo intentando pedirles a los pacientes y familiares que me enviaran correos electrónicos con videos de cómo estaban haciendo los ejercicios en casa; para que pudiera corregirlos de raíz. En ese momento, para hacer una grabación de video todavía era necesario usar una cámara de video y el archivo de video pesaba cientos de MegaBytes y era muy difícil enviarlo por correo electrónico. Tuve que lidiar con un cuello de botella, que sin embargo afortunadamente se resolvió gracias a un avance vertiginoso de la tecnología durante los meses siguientes y fue en ese período entre 2008 y 2012 cuando esos primeros intentos de rehabilitación remota rápidamente se convirtieron en un sólido sistema de tele-rehabilitación. Se empezaba a hablar del impacto actual de las redes sociales y en particular de esta nueva plataforma: Facebook.

Inmediatamente quedó claro que no era solo un sitio web, sino un fenómeno social que de alguna manera podría ayudarnos. Me di cuenta de que los problemas de las familias y los pacientes no solo estaban relacionados con la recuperación, sino con la gestión de la discapacidad en 360°: la burocracia en los seguros médicos, conseguir personal de rehabilitación, licencias para conducir, exenciones fiscales, ni hablar de las dificultades para una persona con discapacidad en lugares no adaptados para ellos o todas las pequeñas preguntas sobre cómo abordar los problemas de una familia con discapacidad. Detrás de la experiencia de cada familia había una gran cantidad de conocimientos que tenían que ser compartidos con otros y Facebook ofrecía la solución. Creé el primer grupo de intercambio de experiencias para pacientes y familiares. Inmediatamente fue un éxito claro, ese grupo respondió a una necesidad comunitaria de poder compartir experiencias y también apoyarse: cada familia se siente sola al enfrentar esta tragedia y el apoyo de una comunidad fue y es de fundamental importancia. Hasta la fecha, ACV Ictus Hemiplejía para compartir experiencias e informaciones, tiene miles de miembros y es la comunidad de habla hispana de Facebook más grande que une a pacientes y familiares involucrados en la tragedia del accidente cerebrovascular. Sin embargo, a ese experimento le siguió otro de fundamental importancia, que surgió de una necesidad técnica fundamental, de poder saber y ver lo que sucedía en la casa de mi paciente durante el mes en que no nos vimos. Me sentía ciego y necesitaba corregir los errores de ejecución más rápido, ya no aceptaba tener que esperar un mes para revisar a mi paciente. Afortunadamente, todos fuimos testigos de otra revolución en el campo de la tecnología y las telecomunicaciones: el nacimiento del teléfono inteligente. Ya estábamos conectados a la red en todos los lugares y en cualquier momento, pudimos tomar fotos y videos absolutamente rápido, enviando y subiendo videos con facilidad. Por eso decidí crear un grupo técnico, un grupo donde solo podía manejar a los pacientes que seguían mi programa de trabajo a distancia. En este grupo los pacientes pudieron compartir conmigo, en tiempo real, la forma en que realizaban los ejercicios y siempre en tiempo real pude dar mis sugerencias y correcciones sobre su ejecución. Una vez recibidas mis correcciones, el paciente y su terapeuta harían los cambios necesarios y volverían a publicar sus videos hasta que estuviera satisfecho con su desempeño.

El grupo técnico denominado Resilients tenía muchas ventajas: finalmente ya no me sentía ciego y podía garantizar que los ejercicios se realizaban correctamente. Además, se generó otro efecto social que no había considerado: al agregar a todos mis pacientes en un solo grupo, efectivamente había creado una comunidad, un hospital virtual, una clínica digital, donde los pacientes y familiares se reunían y podían alentarse mutuamente aprendiendo de los errores y éxitos de los demás. Mi trabajo estaba evolucionando muy rápidamente, estaba dejando que los cambios en el mundo tecnológico se integraran a la perfección en mi relación diaria con el paciente. En ese momento mi trabajo se transformó totalmente en sesiones de formación, donde enseñé a compañeros y familiares sobre el trabajo que deben hacer en su casa con el paciente. Recibí gente de ciudades cada vez más distantes de Roma.

VISITAS ON-LINE

Todo iba tan rápido y yo intentaba interceptar las necesidades y problemas de la familia para poder enfrentarlos, también gracias a la tecnología que cada día ofrecía nuevas oportunidades. El viaje que muchos pacientes tenían que afrontar para ir a mi centro a menudo era pesado y también caro, por lo que muchas veces la reunión física se sustituyó por una visita online realizada por Skype. Alessandra y Michele varios años antes, después de tres veces que habían enfrentado ese largo viaje de más de 800 km, ya no volverían a la clínica para recibir el nuevo video de ejercicios, el viaje era demasiado exigente y en ese momento no se podían concebir otros sistemas.

En 2010, casi todos en casa tenían una conexión a Internet, la velocidad y la estabilidad de la conexión mejoraba constantemente. Conocía al paciente y lo veía casi todos los días en el grupo a través de sus videos, así que con la visita online ya pude elaborar un programa de trabajo posterior. El grupo Resilients publicó docenas de videos de ejercicios todos los días y esto me permitió recopilar una cantidad incalculable de material práctico, que podía usar como tutorial para otros pacientes. El paciente cada vez que publicaba un video en el grupo podría ayudar a otro terapeuta a aprender como realizar un nuevo ejercicio con su paciente.

VIDEO GUÍAS

Mientras tanto, iba tomando forma otra pieza que completaba el cuadro de la rehabilitación remota, quizás el paso más delicado y controvertido: la creación de la Video Guía para la recuperación del paciente post-ictus.

La idea de crear un video curso sobre cómo realizar ejercicios en casa había sancionado la explotación del Ejercicio Terapéutico Cognoscitivo a distancia, pero al mismo tiempo había comenzado a generar bastantes resistencias en el mundo de la rehabilitación, incluso en el mismo entorno del que vengo y con quien compartí el mismo impulso de la de difundir el enfoque neurocognitivo de la rehabilitación.

El cambio y el progreso siempre han sido motivo de resistencia y preocupación. Muchos lo miran con miedo. Durante esos años he recibido muchas críticas de algunos de mis estimados colegas. Los asimilé con respeto, sin embargo esta nueva oportunidad estaba teniendo efectos positivos demasiado evidentes en la comunidad y el progreso nunca debe ser limitado o ralentizado, sino favorecido. El profesor Carlo Perfetti ha dedicado toda su vida a la investigación y el estudio, dando lugar a un enfoque de rehabilitación sofisticado e innovador. Para mí, Perfetti había inventado la rueda y sentía que con mi trabajo estaba ayudando a hacerla girar, llevándola directamente a los hogares de la gente común. Cada vez que conocía a un nuevo paciente en mi centro me daba cuenta de que, a pesar de ser tan diferentes entre sí y únicos en sus características individuales, tenía que seguir un esquema de enseñanza estructurado, preciso y unívoco que permitiera de forma sencilla y gradual todo lo que le tenía que enseñar tanto a familiares y colegas para aprender lo que tenían que replicar; ejercicios y formas de trabajar que no conocían y nunca habían visto o realizado antes. Estaba emergiendo un esquema didáctico, una codificación de los ejercicios que hacía más claro y compartible el plan de trabajo. Había fuertes diferencias entre un paciente con hemiplejía izquierda y un paciente con hemiplejía derecha con afasia, así que comencé a escribir el proyecto de dos video guías separadas, una para el paciente izquierdo y otra para el paciente derecho.

Esta distinción fue necesaria para considerar los problemas más evidentes de comprensión del afásico, un paciente con el que siempre es posible establecer un canal de comunicación, pero con una estructura de trabajo muy diferente a la que se puede utilizar con quien habla y entiende. Con el tiempo, cada paciente que conocí me permitió diseñar un proceso terapéutico que podría proporcionar la base para el tratamiento neurocognitivo. Una serie de videotutoriales donde yo mismo expliqué los ejercicios más relevantes para la recuperación del agarre y la marcha. Cada ejercicio se dividió en niveles de dificultad, de modo que el programa se pudiera adaptar a todas las situaciones en las que se encontraba el paciente. Los ejercicios de la video-guía fueron diseñados para ser válidos tanto para los pacientes más complejos como para los más leves, para los que habían sufrido un ictus hacia unos días y para los que lo habían sufrido durante varios años. El concepto básico, que me guió en la realización de este apoyo, nació de mi identificación con la familia y el paciente. Mi pensamiento en ese momento era simplemente crear algo que yo mismo hubiera querido si un ser querido hubiese sufrido un derrame cerebral. Está claro que si un familiar mío tuviera un ictus, yo personalmente me ocuparía de él o se lo preguntaría a Vinciguerra o incluso a cualquier otro terapeuta neurocognitivo de la zona. Pero, ¿qué haría yo, si por alguna razón ninguna de las personas más adecuadas, incluido yo mismo, pudiera seguir su rehabilitación? Ciertamente me gustaría que mi ser querido siguiera el trabajo neurocognitivo de una forma u otra, a cualquier costo, incluso si otro miembro de la familia que no sabe nada de rehabilitación tendría que hacerlo. La video guía nació con este impulso, el de crear una plataforma de enseñanza en caso de que uno de mis familiares lo necesite, y que por una razón u otra no pudiera recibir una rehabilitación de alto nivel brindada por un profesional capacitado.

Esta video guía era la pieza que faltaba para completar el sistema de telerehabilitación creado años atrás. Finalmente fue posible transmitir la rehabilitación a distancia.

La telemedicina siempre ha sido más madura en relación a su prima de tele-rehabilitación, porque la fisioterapia tiene el límite de identificarse en el talento que reside en las manos y no en el talento de saber identificar la experiencia terapéutica más adecuada para explotar la plasticidad del cerebro. Las familias podían comprar Video Guías sin tener que viajar y podían conocerme por Skype y durante la visita en línea pude definir el programa de ejercicios. La familia publicaría videos de cómo realizaban los ejercicios en el grupo de Resilientes, hasta la próxima visita donde retocaríamos el programa de trabajo. Con gran orgullo vi que la Video Guía también fue comprada por compañeros fisioterapeutas que querían descubrir algo más sobre este enfoque neurocognitivo, pero que al mismo tiempo querían tener una serie de ejercicios prácticos a la mano para aplicar. Involucrar a Alessandra en la recuperación de su hijo Michele había sido una elección dictada por una necesidad en ese momento, pero inmediatamente me fascinó el potencial y los efectos positivos que podría generar en la comunidad de pacientes y profesionales. Desde ese paciente cero me dejé llevar literalmente por el fluir de las revoluciones tecnológicas y el mundo de las telecomunicaciones, trasladándolos de vez en cuando a la estructura de tele-rehabilitación que poco a poco se fue creando y transformándose al mismo tiempo. Mi trabajo pronto se centraría casi exclusivamente en dar forma a los sistemas de rehabilitación remota.

11. PREGUNTA DEL MILLÓN

Aunque el miedo tenga más argumentos, elige siempre la esperanza

L. A. Seneca

Nadie está preparado para afrontar un ictus, ni el paciente ni los familiares. La persona común tiene que aprender todo o casi todo desde cero. Estás catapultado a un mundo nuevo. Por ello, la familia desde los primeros momentos necesita recibir respuestas a preguntas aparentemente sencillas, pero que en realidad reflejan toda la confusión que también afecta al mundo clínico.

Los años siguientes a los vividos en el centro de investigación dirigido por Perfetti fueron fundamentales para entender que la rehabilitación no es solo un acto técnico; está compuesta por estudio, investigación, disciplina y atención durante el ejercicio. El ictus es un evento que no solo afecta al organismo y no solo altera los procesos cognitivos que permiten que la persona se mueva y viva con normalidad.

El ictus es una realidad que también distorsiona la esfera existencial del paciente y de toda su familia. Por ello, el profesional que asume la tarea de recuperar al paciente no puede dejar de considerar los efectos del ictus en su conjunto. Detrás de las preguntas de los pacientes y familiares se esconde todo su panorama interno, de hecho de estos es posible comprender su nivel de consciencia sobre lo que ha sucedido y lo que sucederá y lo que es más importante la forma en que se enfrentará todo el proceso. Aprendí en esos años que la técnica y destreza del ejercicio tiene que ir acompañada de otros aspectos a explorar y profundizar como los relacionales y sociológicos.

«Hola Dr. Sarmati mi nombre es Sandro, le contacto por el problema de mi esposa que tiene una hemiplejía izquierda y nos gustaría hacer algo para mejorar la situación»

Este fue el comienzo de la llamada de Sandro.

«Somos de Novara y nos gustaría seguir su programa, quería hablar directamente con usted , antes de hacer la cita porque mi esposa tuvo un derrame cerebral hace 22 años».

Estaba acostumbrado a trabajar con pacientes cuyo accidente se remonta a muchos años pero esta vez el desafío fue particular, por primera vez me enfrentaba a un ictus de tanto tiempo y me sentía dentro de un gran desafío. Sandro e Ivana no vivían cerca, tenían que emprender un viaje agotador y caro, mi respuesta tenía que estar bien equilibrada.

Me doy cuenta del impacto emocional que pueden tener las respuestas de un profesional en la familia que está experimentando la tragedia del accidente cerebrovascular. Cuando deseamos con fuerza un cambio en nuestra vida y necesitamos sacudirnos ese pesado velo de inquietud que día tras día oscurece nuestras vidas, cada rayo de luz y esperanza nos atrae con una fuerza irresistible, empujándonos a emprender a toda costa un nuevo camino. Estamos cargados de nuevas energías, esperanzas y expectativas, estamos dispuestos a redimir nuestra vida y a involucrarnos para recuperar lo que injustamente se nos ha quitado y no me refiero solo a la salud, sino al bien que considero más preciado: la alegría de vivir. El profesional pende del mismo hilo que la familia con la que se entra en contacto, debe moverse con extrema precaución y sopesar cada palabra, porque más allá de su trabajo, hasta lo que dirá y la forma en que lo dirá tendrá repercusiones imborrables. Veintidós años es mucho tiempo, mi récord hasta ese día había sido lograr mejoras con un paciente que había tenido un accidente cerebrovascular solo ocho años antes. Ivana casi había triplicado ese período y para esto respondí:

«Sandro, si me has llamado es porque habrás leído algunos de mis artículos y habrás entendido que creo que el cerebro no tiene fecha de caducidad para recuperarse, pero debo decirte que es la primera vez que tengo un paciente con veintidós años de lesión, en mi carrera.

La voz de Sandro era muy relajada y serena, al final su carrera como cuidador superó con creces la mía como profesional. Sandro e Ivana en el último cuarto de siglo ya habían fundado una gran cantidad de pruebas, intentos, aciertos, fracasos y esperanzas desilusionadas. De hecho, me dijo:

«Por supuesto que me doy cuenta, sabemos que después de todo este tiempo no habrá un cambio increíble, pero mi esposa y yo estamos convencidos de que con un buen trabajo aún existe la posibilidad de ver avances, incluso pequeños que podrían mejorar la calidad de nuestras vidas. Al releer su sitio web, nos dimos cuenta de que Ivana siempre ha recibido tratamientos físicos y su cerebro nunca ha estado involucrado en la rehabilitación, así que queremos probar su camino».

Aquí... fue Sandro quien se movió extremadamente elegante en nuestra cuerda y me dio la oportunidad de responder con mucha más confianza. Me estaba liberando del peso de mis futuras palabras.

Atesoro una frase del profesor Perfetti: «Los límites del paciente no deben ser los límites del profesional».

Dando a entender que si un profesional no puede obtener un resultado con su conocimiento, no significa que el paciente no pueda lograrlo. Por eso, todo límite percibido debe entenderse como un límite a superar.

«Bien Sandro, pero si viviera aquí en Roma, tendría menos dificultades, así que en cambio hay un viaje que hacer como desafío».

Sandro respondió de nuevo:

«Dr. Sarmati, hice el servicio militar en Roma, es una ciudad que adoramos, tenemos varios amigos y nos quedaremos allí un par de días, así que para nosotros es un viaje y además lo veremos». A pesar de los 22 años transcurridos desde el evento, Ivana se veía particularmente joven, de hecho había sufrido un derrame cerebral a los 30 años. Los primeros momentos en los que conozco a un nuevo paciente están entre los más hermosos, lo observo en busca de los fragmentos de todos los pacientes pasados, pero que, organizados y mezclados de una manera absolutamente única, dan forma a un nuevo rompecabezas.

Entonces, con asombro descubro esos nuevos matices nunca antes observados, esas novedades que no esperas, que harán más emocionante el desafío. Aparentemente Ivana no mostró diferencias tan obvias en comparación con otros pacientes que tenían menos años de hemiplejía a sus espaldas. Caminaba sin bastón, con la clásica pierna izquierda rígida. La movió hacia adelante con el levantamiento de la cadera haciendo un círculo. Su brazo izquierdo estaba aferrado a su cuerpo, con su codo doblado lo suficiente como para llevar su mano justo debajo de su pecho. La muñeca estaba dramáticamente flexionada y los dedos de la mano tenían un rasgo que nunca había visto hasta ese día, de hecho estaban bastante deformados, sobre todo las últimas falanges. Durante nuestra primera entrevista, mientras Ivana hablaba de su currículum vitae como paciente, entendí el motivo de esas deformidades en las extremidades de la mano: me dijo que había llevado férula de mano en los primeros años y durante mucho tiempo. Generalmente la mano tiende a cerrarse debido a la contracción refleja de los músculos y con la palma se ve obligada a permanecer en una condición perpetua de estiramiento, por ello aparece abierta, pero no quiere decir que esté relajada. Las pequeñas articulaciones de los dedos estresadas por la presión continua provocada por la tensión de la mano, es probable que se desgasten y cedan, produciendo en ocasiones tales deformidades. Desde ese día, cada vez que veo rastros de estas deformidades en los dedos de mis pacientes, puedo adivinar que en su pasado terapéutico ha existido un posible uso de la férula para la mano. Pregunté si existía la posibilidad de que los ejercicios que iba a indicar pudieran ser realizados por un fisioterapeuta de su ciudad, pero la pareja me dijo que en ese momento no podían encontrar un profesional que los siguiera, precisamente por los 22 años que habían pasado desde el ictus. Ivana fue clasificada inmediatamente como paciente estabilizada y crónica. Sin embargo, decidí seguir adelante y mostrarles los ejercicios a realizar con la esperanza de encontrar un colega en su zona que pudiera atenderla. Les enseñé a Sandro e Ivana los ejercicios que deberían hacer en su casa y los grabamos. Los seguí durante unos 2 años, cada mes hacían su viaje a Roma e Ivana aparecía cada vez con nuevas mejoras. Su forma de caminar había logrado una discreta modificación, la rodilla finalmente se flexionaba al despegar el pie y se extendía casi por completo cuando llegaba al suelo y la elevación de la pelvis se reducía parcialmente: esto le garantizaba llegar al suelo con el talón en la mayoría de los pasos. Con su mano todo fue más difícil, pero los éxitos que Ivana logró a lo largo de los meses la hicieron feliz. Para muchos de nosotros puede parecer un asunto trivial, pero para Ivana, el simple hecho de poder sostener la bolsa de la compra con la mano izquierda mientras con la derecha buscaba las llaves en la bolsa para abrir la puerta principal, fue claramente un éxito. que le importaba mucho. Incluso en la cocina me dijo que se había vuelto más eficiente, de hecho, incluso aunque con su mano izquierda aún no era capaz de manipular un objeto, si podía sostener un calabacín mientras lo cortaba con la derecha. A menudo escuchamos que después de 6 meses o un año después del derrame cerebral ya no es posible recuperarse, pero Ivana me había brindado una nueva experiencia que hizo aún más sólida mi certeza de que el cerebro no tiene fechas de vencimiento, pero tiene hambre de conocimientos y siempre dispuesto a aprender. Sandro e Ivana por su experiencia en el campo del ictus, realizada en primera persona y en primera línea, conocían bien la diferencia entre mejora y sanación, por eso supieron apreciar hasta los pequeños cambios, entre otras cosas obtenidas con mucho compromiso. Llevará algún tiempo comprender completamente el cerebro y sus funciones. Por la misma razón, el ictus y la recuperación son aspectos que aún requieren mucho estudio para ser comprendidos, y quienes se enfrentan a un ictus también deben afrontar la incertidumbre que vive el propio profesional de la salud. No todos los profesionales comparten los mismos conocimientos, pero casan técnicas, métodos, enfoques y en ocasiones siguen corrientes de pensamiento que no siempre convergen en la misma dirección. Esta incertidumbre y confusión hace que los pacientes y sus familiares tengan hambre de respuestas. La pregunta más popular, la pregunta del millón de dólares fue: «Han pasado X años, ¿todavía tengo la oportunidad de recuperarme?» Creo que los 22 años pueden responder a un buen 99% de las personas que han sufrido un ictus y se preguntan si la naturaleza todavía tiene posibilidades de recuperación que ofrecerles. Claramente, aún más difícil es la pregunta planteada en diferentes términos:

«Han pasado X años, ¿todavía podré curarme?»

Incluso mientras escribo las líneas de este capítulo, siento bajo mis pies esa cuerda floja que me obliga a sopesar muy bien mis palabras, equilibrando lo razonable, la honestidad intelectual y la pasión por el tema. Antes de responder, me gustaría discutir con ustedes el concepto de curación y la elaboración de lo sucedido. A menudo se identifica "al ictus" como un monstruo, una fuerza maligna que ha elegido a uno de nosotros robándole toda la vida que conocía, arrojándolo al suelo con una vida rota, que nada tiene que ver con lo que construyó pacientemente en su día a día. Entonces, en muchos casos, la pregunta:

«¿Podré curarme?» Se traduce en: «¿Volveré a ser como antes?» Un entrenador, cuando uno de sus alumnos le pregunta si ganará alguna vez la medalla de oro en los próximos Juegos Olímpicos, sabe que el objetivo puesto en la balanza es de proporciones titánicas. Para responder esa pregunta con certeza, necesitaría poderes de adivinación y una bola de cristal, pero aún así le dirá a su alumno que cultive su sueño y se involucre lo mejor que pueda. A mí me pasa lo mismo cuando un paciente al mirarme a los ojos con la intención de encontrar alguna señal adicional en mis palabras, me pregunta:

«Doctor, ¿me curaré?»

El objetivo de dejar que un paciente retome el hilo de la vida desde donde lo dejó justo antes de sufrir un accidente cerebrovascular, es un objetivo que siempre guardo en un espacio especial de mi corazón e invito al paciente a hacer lo mismo, pero en paralelo, trabajo para reelaborar el concepto de curación en sí. La curación, como la medalla de oro en los Juegos Olímpicos, es una eventualidad sujeta a una serie interminable de factores y pasos obligatorios que deben ser analizados cuidadosamente. Hasta la fecha, un cálculo rápido y aproximado me permite contar alrededor de 3000 pacientes tratados en mi carrera y entre ellos tuve la suerte de participar en la recuperación, como comúnmente se entiende, solo para una parte muy pequeña de ellos. Pacientes que, enseguida veremos en los próximos capítulos, y definimos como "Personas Neurocognitivas". Cada uno de estos pacientes logró una recuperación extraordinaria, sin embargo, poseía ese factor X, la materia del campeón que llega al escalón más alto del podio, además, por supuesto, de una gran familia detrás de él. Este número de pacientes recuperados, aunque pequeño, en comparación con todos los demás que han disfrutado de mejoras, me permite no excluir esta posibilidad a priori. Alimentar o destruir la esperanza de los pacientes es un tema de debate entre los profesionales. A veces, el profesional de una manera muy concluyente y determinada excluye la posibilidad de curación y muchas veces incluso, de simples mejoras; él, probablemente de buena fe, en este caso quiere darle al paciente el regalo de su sinceridad, siguiendo el paradigma que ve prefiriendo una triste verdad a una bella mentira y que es mejor preparar al paciente para lo peor para no crear ilusiones que puedan ser fácilmente ignoradas, para sorprenderlo y alegrarlo si logra mejorar a pesar de su predicción contraria. El problema es que la predicción elaborada por un profesional en un momento tan frágil de la vida del paciente y sus familiares tiene el poder de incidir en el propio resultado. Las palabras pesan como rocas y tienen un impacto en cómo manejar toda la convalecencia. El objetivo de la curación es el pico más alto, pero no podemos alcanzarlo sin pasar por etapas obligatorias. Por eso considero la sanación como la Estrella Polar, el norte que nos guiará en nuestro camino, pero debemos poder emprender este camino paso a paso; gol tras gol. Al paciente sentado en una silla de ruedas, con la mano inerte descansando y olvidada entre los muslos, que me pregunta si se puede curar, no le digo que no, por el simple hecho de que realmente no tengo la certeza de no poder hacerlo, respondo en cambio que es nuestro sueño ambicioso y por el que trabajaremos mucho, pero que para lograrlo tendremos que superar una serie de objetivos, uno tras otro.

«Ya que me preguntaste si te puedes curar y luego reutilizar esta mano como lo hiciste antes, ¿cómo puedes esperar hacerlo si la mano está entre tus muslos todo el día sin que nunca le prestes atención?»

«¿Qué te parece si en estas 2 primeras semanas de trabajo nos fijamos el objetivo de poder al menos mantenerlo abierto en el muslo, o en la mesa mientras comes?»

En la primera sesión, no sé si el paciente se podrá sanar, pero de la misma forma, tampoco sé si no lo hará.

La única certeza que tengo es que nunca alcanzará su meta si no comienza a tener la percepción de tener un rol activo en la recuperación y no será solo cuestión de tiempo o suerte, sino de la calidad de las experiencias que tendrá a partir de ahora.

«Si en dos semanas puedes manejar tu mano, como te acabo de decir, considerando sostenerla abierta sobre tu muslo, sobre la mesa mientras comes o en el brazo del sofá cuando miras televisión, entonces sabrá que ya hemos llegado a una primera etapa y podemos planificar la siguiente».

Massimiliano, era un señor de 71 años, a quien se le había dado el veredicto incontrovertible de que nunca podría levantarse de la cama. Formaba parte del primer guión, aquel en el que junto con el ictus te encuentras manejando muchas otras complicaciones, de hecho, tal y como era de esperar, había vivido su primer año acostado en la cama: sin embargo, los miembros de su familia querían hacer todo para verlo mejorar y empezaron a involucrarse con los ejercicios en casa y aunque no eran profesionales, en dos años lograron ponerlo de pie y ahora puede dar sus primeros pasos en casa con el bastón. Massimiliano está lejos de poder definirse curado. Llegar al baño para muchos de nosotros puede no ser un objetivo importante, pero para él que sudó todos los días para llegar a esta etapa, y que al principio todavía tenía una sonda vesical, es un gran resultado. Incluso dos años parece mucho, pero en este período, no ha faltado nada: infecciones urinarias, dolencias y hasta un infarto, por lo que al llegar al baño, más que una medalla de oro olímpica lo veo como una verdadera medalla al ¡valor!

Los veredictos definitivos, tanto positivos como negativos, son falibles, nadie en el campo puede saber realmente cuál será el resultado final: no sabemos la forma en que el paciente afrontará el camino terapéutico, no conocemos las habilidades de los que guiarán al paciente durante ese período y sobre todo, lo que aún no sabemos, son los nuevos descubrimientos en el campo de las neurociencias que cada día nos hacen más precisos y efectivos en nuestro trabajo.

12. X FACTOR

*Pues la inteligencia no necesita de
relleno como un vaso, sino como la
madera sólo de alimento, que crea impulso investigador y deseo hacia la
verdad*

Plutarco

El ictus sumerge a todos en el caos. Nadie se salva. Paciente, familiar, médico, neurocientífico; todos bajo amenaza con la madeja de significados que derivan de un solo evento. Una especie de Big Bang del universo interno de un ser humano, capaz de poner de rodillas hasta las certezas más concretas, como el significado de la recuperación. ¿Qué significa recuperarse? ¿Significa realmente recuperar las habilidades perdidas después de una lesión? ¿Recuperar la capacidad del paciente para abrir y cerrar la mano, realizar todas las actividades que eran imposibles después de la lesión y caminar sin signos de discapacidad significaba haber logrado la recuperación?

El número de pacientes con los que entré en contacto todos los días fue creciendo de manera constante y con ello también dudas sobre la naturaleza y el significado de la recuperación. El modelo que usa el terapeuta para medir la recuperación del paciente, no es el mismo que el que usa el paciente y no parece haber ninguna duda al respecto. Hay pacientes que han obtenido una recuperación extraordinaria, a fin de engañar al ojo clínico del médico más experimentado, pero que viven a nueva condición maldiciendo y renegando todo el día mientras que por el contrario hay otros que, a pesar de no haber recuperado ni siquiera el mínimo movimiento de la mano; sin embargo parecen haber tenido readaptación a su nueva vida, mostrándose bastante serenos. ¿Cómo explicar esta gran diferencia? ¿Sentirse encontrado, aceptado y en paz con el universo, a pesar de no gozar todavía de plena autonomía y eficiencia motora? Ante esta extrema variabilidad en la relación entre la recuperación motora y la percepción del paciente sobre la recuperación de su propia vida, muchas veces me he preguntado cuál era el mandato del terapeuta: ¿recuperar el movimiento o ayudar al paciente a recuperar su vida? Cada figura profesional en la era de la hiperespecialización tiene su mandato específico, el fisioterapeuta se encarga de la recuperación física, el logopeda para la recuperación del habla, el neuropsicólogo para la recuperación de los procesos cognitivos, el psicólogo para la recuperación de las desviaciones mentales. Sin embargo, la recuperación existencial es una propiedad emergente que no se puede obtener de la suma de estas intervenciones realizadas de manera independiente y sin relación, pero ni siquiera con miras a una intervención multidisciplinar, si cada profesional persigue únicamente su objetivo específico. Si aceptamos experimentar la rehabilitación como un sistema ecológico, incluso el concepto de recuperación en su identidad elemental debe reflejar la complejidad del todo. Si interpretamos la recuperación como la capacidad del paciente para aprender nuevas formas de adaptación al mundo, entonces juega un papel fundamental la relación entre la recuperación de la motricidad y la percepción subjetiva del paciente de su propia recuperación.

En el primer encuentro con un paciente siempre trato de entender si es un paciente simple o más complejo. La complejidad del paciente en este caso, medida por "ojo", depende de una estimación de cuántas dificultades podría encontrar para obtener ciertas modificaciones. Hay pacientes que requieren más esfuerzo y al final de la sesión te hacen sentir agotado, drenado de todas las energías, pero al mismo tiempo recargado de otras energías, que no son las tuyas, sino las del paciente, como si se hubiese producido un intercambio de recursos entre ambos, durante la terapia. De este modo, se realiza una distinción casi emocional de los pacientes al diferenciar entre negativos y positivos. Ni siquiera es necesario hablar del ictus para obtener la confirmación de mis colegas sobre lo que se acaba de describir, es inevitable sentir una carga emocional diferente en el paciente independientemente de la patología que padezca y de la gravedad de sus resultados. El paciente no solo ofrece su cuerpo a su terapeuta para que lo recupere, sino que pone en juego toda su forma de afrontar la vida y sus obstáculos, y es también desde este último aspecto que pasa la distinción entre un paciente fácil y un paciente difícil. Si la recuperación no es solo aquello que se manifiesta con movimiento o autonomía, sino que también contiene la percepción subjetiva del paciente de su propia existencia y posición en el mundo, entonces el papel del profesional es también estudiar las características, las herramientas y las estrategias que permiten al paciente madurar una evolución existencial. Una vez que queda claro que la diferencia entre pacientes, pero también entre familiares, no era solo de tipo emocional, y que no solo se podía distinguir entre positivo y negativo, me atraían cada vez más las características que le permitían al paciente vivir su camino de recuperación con serenidad y consciencia porque aunque de manera absolutamente empírica, me doy cuenta de que estos últimos fueron los pacientes que lograron continuar la terapia por más tiempo y con resultados más halagadores que los compañeros que, a pesar de las mejoras, volvieron constantemente su atención a lo que habían perdido y no a lo que estaban recuperando. Me enfrenté a un Factor X real, ese talento innato o adquirido que hizo que los pacientes fueran resilientes y estuvieran destinados a tener éxito en su camino de recuperación.

PERSONAS NEUROCOGNITIVAS

Cada miércoles en la clínica de Perfetti había visitas médicas. En mi carrera estudiantil asistí a muchas de ellas en hospitales que eran pasantías en la universidad, pero esto era algo diferente, se parecían más a los seminarios de Pavlov en su San Petersburgo, donde el célebre fisiólogo, junto a sus alumnos, diseccionaba y profundizaba todos los miércoles lo ocurrido durante la semana en el laboratorio. De hecho, Perfetti solía definir nuestros gimnasios como laboratorios, porque el gimnasio nos recuerda una actividad física, gimnástica, mientras que lo que hacíamos con los pacientes era diferente. Usamos el ejercicio, pero no para entregar una actividad al paciente, sino como una herramienta científica para probar un razonamiento, una hipótesis. Todo el mundo tiene una persona de referencia científica, si la mía es Carlo Perfetti, para el propio Perfetti fue el fisiólogo ruso Ivan Pavlov. Cada miércoles era como asistir a una conferencia donde Perfetti compartía generosamente su pasión y sus estudios con todos nosotros. En uno de esos miércoles, le estaba exponiendo al profesor el progreso de Marcello, un paciente que me estaba dando mucha satisfacción, se estaba recuperando bastante rápido, demasiado rápido para atribuirse el mérito de ese progreso y de hecho Perfetti dijo:

«Sí, Sarmati está bien, pero el señor mejora porque es una *persona neurocognitiva*»

Todos estábamos parados formando un círculo alrededor de la cama de Marcello y cuando el profesor dijo esta frase, fue natural mirar a todos en busca de alguien que entendiera lo que quería decir con *persona neurocognitiva*. Perfetti entonces comenzó a explicar el significado de su discurso y todo quedó inmediatamente claro. Marcello, con una hemiparesia en el lado derecho del cuerpo y sólo algunas leves alteraciones del habla, tenía características especiales, tomaba sus propias iniciativas durante el día, actividades que en realidad facilitaron su recuperación. La primera vez que lo vi hacer algo como persona neurocognitiva, fue cuando en los primeros días de internación, mientras estábamos trabajando, me pidió un vaso de agua porque tenía que tomar una pastilla. Mientras le llevaba el vaso, vi que con su mano izquierda, la opuesta a la paresia, estaba guiando la mano derecha completamente desprovista de movimientos en la toma de la tableta y una vez agarrada, siempre con la mano *sana*, estaba guiando a la mano pléjica para que llevara la tableta a la boca. Fue un acto absolutamente anti-intuitivo. Tomar la pastilla con la mano "sana" y llevársela a la boca hubiera llevado menos tiempo, más rápido y con menos riesgo de dejarla caer al piso. Marcello, sin embargo, no quiso privar a su mano derecha de su papel y la involucró aunque aún no pudiera moverla. La mano izquierda no reemplazó a la fuerza a la pléjica, sino que la usó como si fuera un terapeuta cariñoso, ayudando bastante a la mano en dificultad. De esta forma Marcello trasladó lo aprendido durante las sesiones terapéuticas a su vida diaria. Cuando empezaron a aparecer los primeros movimientos, unos más limpios, otros más toscos, Marcello en su habitación siempre estaba inmerso en estudiar su cuerpo, moviendo ambas extremidades, intentando captar las diferencias y perfeccionando la percepción y el movimiento de ese cuerpo; su lado derecho. Con Marcello tuve la impresión de que cuando terminó la sesión conmigo, fue en ese momento que comenzó su verdadera terapia.

«No debemos aplicar la rehabilitación neurocognitiva, debemos crear Personas Neurocognitivas». Perfetti continuó.

Las personas neurocognitivas son aquellas que han madurado internamente que su cuerpo no es una máquina que nos lleva por el mundo, ni el hardware de una computadora cuyo software está escrito en el cerebro. Han comprendido que su cuerpo y su mente son parte de una unidad indivisible y el cuerpo no es un sujeto de la mente al que deba obedecer ante cualquier orden. Las personas neurocognitivas han desarrollado una nueva consciencia de los elementos fundamentales como Cuerpo, Movimiento y Recuperación. El paciente, al igual que el médico, construye su propia teoría sobre cómo actúa el cuerpo, cómo se gestiona el movimiento y cómo funciona la recuperación. La forma en que el paciente comprenda estos tres elementos fundamentales determinará, en consecuencia, también su comportamiento. Marcello había construido una teoría en su cerebro, en línea con los principios que sustentan la rehabilitación neurocognitiva. Entendió que la mano no solo tenía que responder a los comandos enviados por el cerebro, sino que debía participar en la acción, permitiéndole percibir el mundo, darle sentido y emocionarse por su relación con él. Marcello comprendió exactamente que no tenía que producir movimientos en los que estuvieran presentes los signos de la patología, como contracciones reflejas que tendían a endurecerla. Trató de moverse tanto como sintió que podía permitirse, siempre a salvo de movimientos que pudieran dañarlo y que no le permitieran entrar en una relación efectiva con el mundo. Con respecto a la rehabilitación, también había ganado certeza, que su mejora pasaría por un entrenamiento continuo de sus habilidades cognitivas, por lo que pasaba mucho tiempo sintiendo su cuerpo y experimentándolo, disfrutando del poco progreso que hacía cada día. Marcello contaba con el Factor X, un filtro especial que le permitía interpretar los elementos de su existencia de una manera absolutamente efectiva para obtener recuperación. La recuperación, que deseo recordar, no es sinónimo de curación.

La idea de curación como se le entiende comúnmente, es decir, como un momento de redención de todos los sufrimientos vividos y el regreso a la vida anterior, esconde algunos obstáculos que no juegan a favor de la convalecencia y la recuperación en sí. Construir una vida, día tras día, dar lugar a los sueños y verlos romperse ante los ojos en un solo instante es un gran trauma. No solo nos encontramos inmersos en una vida que ya no aceptamos, sino que también habitamos un cuerpo que ya no nos pertenece: ya no nos reconocemos, y en ocasiones incluso el recuerdo de lo que fuimos en el tiempo comienza a distorsionarse, a idealizarse. La mirada siempre se vuelve hacia el pasado y hacia lo que fuimos; la orientación se distorsiona, nos atrae el pasado para ser redescubierto y no un futuro para ser creado y conquistado. Esta tensión entre pasado y futuro congela al paciente y lo hace vivir en un estado de pausa de la vida.

Hace algún tiempo, cuando enfrenté el problema con Gianni, un paciente mío, que aún no tenía cuarenta años, tuve constancia de este fenómeno de suspensión de la vida. Su nivel de recuperación en ese momento le permitía caminar con una calidad decente, cuando estaba fuera de casa prefería el bastón para sentirse más seguro, pero en general tenía un buen ritmo. La recuperación del brazo estaba atrasada, pero en un año de trabajo había avanzado considerablemente en el control de su espasticidad y ya era capaz de realizar las primeras presiones. Evidentemente, su habilidad no fue suficiente para poder disfrutar plenamente de todos los intereses que había cultivado hasta el día anterior a su ictus, como la pesca deportiva que era su mayor pasión. Los amantes de la pesca saben que no solo existe el acto en sí, sino todo el contexto hecho del placer de vivir al aire libre, inmerso en la naturaleza y compartiendo la misma pasión con otros amigos. Cuando le dije a Gianni que sería útil afrontar nuevos retos como ir a pescar, o conseguir una licencia especial de conductor y de esta forma adquirir independencia, siempre me respondió que todo eso lo haría cuando se recuperara y que ahora no tendría sentido, mi comentario también tendía a molestarlo. Mi invitación a romper los patrones diarios no solo era psicológica, sino que también tenía una explicación más técnica para la recuperación en sí, de hecho, solo al exponerse a nuevas pruebas y nuevas necesidades motoras podría haber estimulado su cerebro aún más completamente. Si su objetivo era volver a pescar, no podría conseguirlo si su vida y experiencias motrices lo vieran siempre y sólo moverse en un espacio doméstico: del dormitorio a la sala, de la sala al baño. La rehabilitación puede no ser suficiente si el paciente carece de la consciencia de que la recuperación no se producirá sólo gracias a la recepción de ejercicios, sino con la creatividad de verter todo lo que aprendemos a través de los propios ejercicios, en la mayor cantidad de contextos posibles de nuestra vida. Ésta es una de las características de la persona neurocognitiva. Por varias razones, ya no pude trabajar junto con Gianni, pero con gusto supe que a pesar de sus dificultades, todavía decidió abrazar la vida, volver a pescar con amigos, conducir su coche y estoy seguro de que este es el nuevo contexto donde su recuperación tendrá aún más posibilidades de desarrollarse.

Andrea, que en cambio había mejorado la toma de objetos en comparación con la caminata, me preguntó asombrado cómo era posible que un día, caminando por las calles de su ciudad y encontrándose con un viejo amigo, su brazo retrocediera meses, rígido y sin control. Según él su brazo se comportó como un "extraterrestre". Andrea sabía cuánto afectaba la esfera emocional a la espasticidad porque tenía que lidiar con ella todos los días, pero no estaba acostumbrado a salir de casa y conocer gente. No era cualquier persona, sino alguien a quien no había visto en mucho tiempo y que no sabía lo que le había pasado, Andrea se veía a sí mismo con los ojos de su amigo, y lo que veía no era aceptable; no era reconocible y no coincidía con la visión de sí mismo que creía proyectar hacia afuera. Andrea lo llamaba efecto hermano mayor, cada vez que me enviaba un video de su andar, quería especificar que cuando caminaba sin la presión de la cámara, la calidad era 100 veces mejor, pero puntualmente en cuanto escuchaba el bip del inicio de la grabación fue asaltado por tensiones que creía haber superado. Andrea en ese momento, cara a cara con su pasado, se veía a través de los ojos del otro, no se reconocía, no se agradaba, se avergonzaba, como nos pasaría a cualquiera de nosotros si nos encontráramos caminando en un centro comercial o entrando a un restaurante, podríamos sentir la mirada de todos en nosotros, con la sensación de escuchar sus pensamientos:

«Pobrecito, mira cómo está reducido, antes era una persona tan inteligente»

Es probable que hoy en día, si alguien quita la vista de su teléfono inteligente, piense algo así, pero en realidad, la mayoría de la gente no presta atención a los demás. Tanto es así que muchos pacientes dicen que caminando por la calle con un bastón y prestando atención a los miles de barreras del terreno, también tienen que preocuparse por no ser atropellados por transeúntes apresurados y distraídos por sus miles de vicisitudes y pensamientos.

Todo se lo debo a mis pacientes, ellos han cambiado la forma en que percibo mi vida, los valores y la manera en que enfrento la adversidad. Viviendo sus dramas de la noche a la mañana, me da vergüenza quejarme de esas tonterías o bagatelas que a veces parecen envenenar nuestras vidas. Cada día dedicado a reconstruir la sensibilidad del cuerpo de mis pacientes, me ha permitido disfrutar de mis propias sensaciones, incluso las más triviales como la sensación de las yemas de los dedos en contacto con las teclas de la computadora que estoy usando para escribir este libro. Son mis héroes, ver el coraje y la determinación con la que quieren hacerlo a toda costa, me da el mejor ejemplo de cómo hay que afrontar la vida. La frase que dice:

«No importa cuántas veces te caigas al suelo, sino cuántas veces te caes y te levantas» es muy fascinante, pero nunca tanto como ver su aplicación real por parte de una persona real y por esta enseñanza estaré eternamente agradecido. Cuando salgo con un paciente y me encuentro a su lado entre la gente, me siento privilegiado de estar cerca de una persona de tanta profundidad y me gustaría que todos los supervivientes salieran de casa con la cabeza en alto, conscientes del valor de su nuevo camino, lo que los convierte en héroes de pleno derecho y no se avergüenzan de ser diferentes a los anteriores. Incluso si no nos hemos curado o aún no hemos obtenido nuestra medalla de oro en los Juegos Olímpicos, estamos trabajando con valentía y dedicación todos los días para lograr nuestro objetivo.

¡FELIZ ANIVERSARIO!

Vi que ya había algo mal en el rostro de Alessia. La piel estaba tensa y las respuestas que me dio fueron bastante concisas. Los dos estábamos frente a una pantalla, cada uno en los dos extremos del mundo, pero la incomodidad de Alessia de ese día podría sentirse incluso si estábamos en una videollamada. Habían pasado meses desde que Alessia había logrado controlar con éxito los movimientos involuntarios de su mano, que ahora parecía tener vida propia, se abría y cerraba, giraba la palma y en ocasiones presionaba su muslo y vientre como si quisiera llamarla para obtener su atención. Empecé la visita online con mi frase habitual.

«¿Cómo estás Alessia, cómo fueron estas dos semanas de trabajo?»

La respuesta de Alessia me sorprendió: «No bien, no estoy mejorando, al contrario estoy empeorando».

Llevábamos 6 meses trabajando juntos y desde el principio Alessia había mostrado una recuperación extraordinaria, mejoró la percepción de su lado derecho del cuerpo y con ello la calidad de los movimientos. Más allá de los avances motores que ella misma reportaba con sorpresa cada vez que nos veíamos en línea, Alessia había experimentado una evolución interior impresionante, una persona neurocognitiva estaba madurando. Por eso me sorprendió bastante cuando Alessia me dijo que no estaba mejorando y que al contrario, se encontraba peor. Desde el comienzo de nuestras reuniones en línea, había sido una progresión continua hacia la recuperación, pero ahora, Alessia se quejaba de un revés. Tuve que investigar, así que pregunté:

«Dime mejor, ¿qué quieres decir con que estás empeorando?»

Alessia mirándose la mano, mientras se movía cada vez más nerviosa, respondió:

«La mano comenzó a moverse por sí sola nuevamente, todavía siento ese molesto hormigueo y descargas eléctricas».

Lo que me dijo Alessia fue obvio, aunque no pude ver el hormigueo, su malestar era evidente y claro. Tuve que seguir investigando:

«¿Qué pasó que en tan pocos días cambió una situación que parecía resuelta?»

Alessia respondió:

«No sé doctor, de hecho estoy nerviosa y en estos días han pasado varias cosas»

Mi campo es la rehabilitación y no soy psicólogo, no tengo el título ni las habilidades, pero mi mandato es la recuperación, por lo que cualquier cosa que se interponga entre mí y la recuperación de mi paciente, entra en mi campo profesional para ser abordado: sería poco prudente pero no importaba si era necesario indagar más sobre su vida personal, habría seguido investigando mientras Alessia me lo hubiera permitido, así que continué:

«Alessia, intenta decírmelo si quieres, porque sea lo que sea lo tenemos que afrontar ya que tiene un impacto en tu recuperación»

La respuesta de Alessia me dejó perplejo, estaba preparado por un motivo muy diferente, pero no para el que ella me dio con esta respuesta:

«No he visto a mi sobrino de otra ciudad lejana desde hace 2 años y lo siento mucho»

No me creí el comportamiento de Alessia, la tensión en su rostro y esta historia del sobrino lejano no concordaban:

«Estoy convencido de que quieres mucho a tu sobrino, pero Alessia, lo siento, no creo que esto tenga nada que ver con el cambio que estás viviendo: piensa si de verdad quieres contarme lo que realmente sucede, pero la historia de el sobrino no me convence».

Finalmente Alessia decidió hacerme el regalo que esperaba, hacerme reflexionar sobre un aspecto importante que nunca había considerado realmente y que a partir de ese momento se convirtió en un tema que tocaría con todos mis pacientes. La respuesta de Alessia fue: «Hoy tengo un ictus desde hace 3 años».

Mientras lo decía, la tensión en su rostro se reorganizó y transmitió una emoción verdaderamente conmovedora, un cóctel de miedo, ira, dolor y melancolía. Pudimos ver que era una emoción muy fuerte, que si no se manejaba podría haberle causado buenos y malos momentos en su proceso de recuperación. Un día podremos cuantificar, medir y comunicar numéricamente de forma científica también lo que concierne a las emociones, pero ese día estaba y está lejos y con Alessia habría tenido que trabajar como artesano. Como cuando un niño descarta su don con asombro, estaba a punto de descubrir algo excepcional que hasta entonces había ignorado en mis pacientes. Por un lado estaba Alessia con su miedo y su rabia y por el otro yo con mi asombro.

Alessia lloraba desconsoladamente mientras su marido le acariciaba el hombro: lamenté no poder abrazarla en persona, y desde la pantalla era imposible. En mi cabeza algunos puntos se conectaron, como en el juego de crucigramas de las revistas de rompecabezas, todas las historias de mis pacientes conectadas con este aniversario, de hecho, apenas recordaba a un paciente que no hubiera despertado emociones particulares ese día. Todos recuerdan el día, la hora, el lugar y lo que estaban haciendo. Probablemente solo haya otro evento histórico que produjo esta consciencia global: el ataque del 11 de septiembre. Acontecimientos extraordinarios, que te marcan y te obligan a recordarlo todo. En el caso de la persona que ha sufrido un ictus, ese día es recordado como el mayor atentado contra la vida, una conmoción que quedará grabada en la memoria para siempre. La memoria es nuestra salvación, nos protege de lo que recordamos que es dañino. Las advertencias de nuestra madre de no poner la mano sobre el fuego no fueron suficientes: para saber que el fuego produce o emite mucho calor y daña, teníamos que tocarlo con las manos y solo a partir de ese momento habríamos aprendido. La memoria nos ayuda a evitar todas las circunstancias que pueden dañarnos. El paciente que acude al hospital para un chequeo o incluso para visitar a un familiar suele verse afectado por todos los recuerdos de sus días en el hospital. El paciente que cortó el panettone en Navidad y sufrió un derrame cerebral en ese momento, en el futuro cada vez que encuentre el panettone frente a él lo mirará con otros ojos. Mientras escuchaba a Alessia, sigo conectando los puntos en mi mente y repasando el significado del aniversario con todos mis pacientes. También reflexiono sobre el hecho de que incluso los familiares así como los directamente afectados, dañados y molestos por el suceso, recuerdan exactamente cada momento de ese día: hay quienes, cada vez que escuchan un ruido sordo en la casa, se congelan al recordar el sonido de su pareja en el suelo durante la enfermedad, o el que se paraliza al escuchar los pitidos de los electrodomésticos porque recuerdan el sonido de la maquinaria de reanimación del hospital. El día del accidente cerebrovascular se imprime en la memoria individual, así como el ataque a las torres gemelas se imprime en la memoria colectiva. La memoria recopila todos los datos para mantenernos alerta y ayudarnos a evitar que el evento traumático nos vuelva a encontrar desprevenidos.

Alessia no estaba contenta de mostrar debilidad, tal vez no aceptaba el hecho de que un recuerdo o una fecha interfirieran tanto en su recuperación, por lo que rápidamente contuvo sus lágrimas y se compuso lista para continuar con su análisis, aunque yo no hubiera dicho todavía nada, me dijo:

«Lo sé, tiene razón Doctor, una fecha no debería significar nada, pero todavía tengo mucha rabia».

Si el miedo como emoción es absolutamente comprensible, la ira es igualmente entendible. Estamos tranquilos y felices, viviendo la vida que nos hemos construido con esmero día tras día y en un solo instante todo el mundo que conocíamos se pone de cabeza. Nuestro puesto de trabajo desapareció, nuestra posición familiar completamente desorganizada, nuestra posición social cuestionada. A partir de ahora seremos llamados pacientes, incluso antes que personas. Nuestra relación con el mundo parece haber cambiado las reglas. Si queremos hacer algo, ya no basta con quererlo, el cuerpo ya no responde a nuestras órdenes, sino que se comporta como si tuviera vida propia y siguiera reglas completamente distintas. Teníamos sueños y proyectos que se hacen añicos en un segundo, hay quienes querían hacer carrera en su empresa, o los que ya habían hecho una carrera y se esforzaron para dejar el fruto de una vida en manos de sus hijos, los que se estaban graduando o los que mantenían en pie a toda la familia, criando hijos y administrando la casa. El Ictus lo cambia todo y lo hace en un instante, sin gradualidad: se lo lleva todo de inmediato, las metas, los sueños, las ambiciones cambian. Desde las primeras horas siguientes al ictus, el objetivo más ambicioso según los médicos pasa a ser el de sobrevivir, después para algunos será, el ser capaz de respirar y comer de forma independiente sin ayudas artificiales, para otros será poder mantener la espalda recta mientras están sentados, sin caer aquí y allá, como si alguien los hubiera privado de la columna vertebral, luego están los que principalmente tendrán que esforzarse por comprender lo que dicen las personas que les rodean y pronunciar las primeras frases como un niño de un año que aprende a hablar por primera vez. Sentir enojo es humano; pensar que te ha golpeado la mala suerte sin tener la culpa es comprensible y aceptable, no sentirlo por el contrario, podría interpretarse como una falta de consciencia, similar al trastorno del Sr. Giacomo que negó la presencia de su patología.

La telerehabilitación me ha permitido seguir a pacientes de todo el mundo, los idiomas cambian, los colores de piel, pero la sensación es siempre la misma, ya se llame "Ira", "Anger" o "Wut", la emoción es siempre lo mismo, un enfado profundo. Alessia continúa:

«Sé que no tiene sentido tener toda esta ira y estoy recuperando mi vida, pero no puedo controlarlo».

Cuando las emociones se mezclan dan vida a una nueva emoción, pero que no es simplemente la suma de las emociones que la componen; un cóctel de miedo e ira mezclados constituyen una nueva emoción. Las emociones nos guían en cada comportamiento, tenemos la ilusión de tener una decisión racional para cada acción que realizamos, si bien la racionalidad juega su papel fundamental, el empuje que mueve todo desde abajo es la emoción. Por ejemplo, la adolescente que tendrá que elegir entre dos novios, lo hará en base a esa sensación efervescente que sienta en su estómago, misma que todos hemos experimentado al menos una vez en nuestra vida o al menos eso espero. Las emociones son la forma en que nuestra consciencia se comunica consigo misma a través de la información del cuerpo. Son mensajes más o menos claros que tienen la tarea de producir una adaptación conductual a un evento que requiere acción de nuestra parte. El miedo desencadena una cascada de eventos químicos en nuestro cuerpo que responderán a la reacción que comúnmente conocemos como atacar o huir, es decir, dos comportamientos que podrían garantizar la supervivencia ante un evento potencialmente dañino. Si nos detenemos a identificar las características de todos los miedos, notaremos que el ingrediente común es lo desconocido. Lo que no entendemos ni siquiera lo podemos predecir y cuando nos enfrentamos a algo impredecible, suenan las alarmas de nuestra consciencia que nos advierten que estamos viviendo una situación que, precisamente por su imprevisibilidad, de alguna manera podría ser peligroso. Muchos pacientes tienen miedo cuando caminan y muchas veces el fisioterapeuta intenta ayudarles a superar el miedo tranquilizándolos desde un punto de vista psicológico, pero el miedo también en este caso podría ser el resultado de algo que permanece desconocido y que no es predecible; algo que el paciente no puede percibir bien.

Cuando generamos un comportamiento motor, lo hacemos a través de una síntesis aferente, es decir, juntando toda la información que viene del exterior y del interior de nuestro cuerpo. Este conjunto de información crea un panorama informativo que nos permite organizar el movimiento de manera efectiva; sin embargo, aquellos que han sufrido una lesión cerebral también pueden tener trastornos de percepción y el panorama informativo que se debería preparar para el movimiento podría ser incompleto o poco confiable. La información procedente de la planta del pie que comunica cómo se mueve el peso del cuerpo o la información espacial de donde se encuentra el pie podría alterarse. Es posible que el paciente no sienta correctamente cómo se colocan las articulaciones de la cadera de la rodilla y el tobillo entre ellas. La síntesis aferente podría ser poco fiable e incompleta, dejando espacio para numerosas informaciones desconocidas que a su vez no permiten generar una predicción de movimiento satisfactoria. En este punto, el paciente experimenta la emoción del miedo durante la caminata, pero no es un miedo psicológico como el de la persona que necesita ser animada y tranquilizada: es un miedo generado por una alteración de la información. De ello se desprende que el papel del terapeuta no puede limitarse a tranquilizar amistosamente al paciente, sino que debe ir más allá con la rehabilitación para permitir que el paciente perciba mejor su cuerpo. Pero, ¿qué se desconoce en el caso de Alessia que genera este miedo? ¿Qué no sabe y qué no puede prever? Alessia, incluso sin mis preguntas, estaba llegando al grano por sí misma, así que la dejé continuar sin interrupción:

«Antes era una persona alegre, un huracán, hacía mil cosas y siempre estaba cerca de la gente, ahora todo es diferente».

Alessia ya no se reconocía a sí misma, su cuerpo, su consciencia, su sociabilidad habían cambiado en tan solo un segundo después del derrame cerebral; ya no se reconocía a sí misma. A veces pienso en cómo era yo de niño, y si me encontrara con mi yo de diecisiete años, no creo que me gustaría mucho, de hecho creo que me gustaría darle una bofetada por su superficialidad e ignorancia. Sin embargo, cuando lo pienso, no he notado el cambio a lo largo de los años, porque ha sido gradual día a día; son eventos que te hacen crecer más rápido que otros, pero todos los días te miras al espejo y no notas ninguna diferencia particular. Experimentas las arrugas y los signos del envejecimiento de forma paulatina y lo mismo ocurre con las arrugas de nuestra personalidad. Pero en el caso de un derrame cerebral, esta personalidad sufre un desgarro limpio, todo lo que sabíamos de nosotros mismos ha sido reemplazado por alguien más que nosotros. De repente nos encontramos viviendo el cuerpo y la vida de otro, como en la película "Vice Versa", pero esta vez hemos intercambiado nuestra vida con alguien demasiado desafortunado y el pensamiento fijo es volver a nuestra vida, en nuestro cuerpo. En todas las etapas de nuestro crecimiento nuestra personalidad ha sufrido muchas lágrimas, pliegues, se ha engrosado en algunos puntos y se ha desgarrado en otros. Ha evolucionado y se ha manifestado a nosotros mismos y a los demás de manera diferente a lo largo de los años, como si hubiera muchas personalidades habitando un mismo cuerpo. A veces sacamos al niño que hay en nosotros, el lado masculino o femenino, el lado sabio y el lado indisciplinado. Todos estos matices que hemos experimentado de forma paulatina y que hemos visto cambiar imperceptiblemente a lo largo de los días, tras el ictus en cambio tendrán que lidiar de repente con un nuevo ego. Un duplicado de nosotros mismos, pero con características completamente diferentes que nos cuesta reconocer. No es solo la vida después del accidente cerebrovascular lo que no reconocemos, incluso somos extraños a nosotros mismos. Ahora nuestra consciencia parece habitada por dos personalidades, la del antes y la del después. El ego de ayer es lo que reconocemos como familiar y eso es lo que queremos volver a ser, pero el ego de hoy reclama su posición y esta tensión nos bloquea y nos pone en un limbo del que es difícil salir. Nuestro único deseo es ser quienes éramos antes del derrame cerebral. Deseamos desencadenar un proceso inverso.

Crear una "persona neurocognitiva", dijo Carlo Perfetti ese día; significa que el rol del rehabilitador no es solo el de entregar hábilmente el ejercicio a su paciente, sino que debe organizar su experiencia para que pueda madurar las habilidades motoras, perceptivas, cognitivas, pero también existenciales para poder convertirse verdaderamente en el protagonista de la propia recuperación. Pero, ¿cuál es la relación entre estos dos yoes que compiten por la misma vida? Desafortunadamente, el ego de ayer ve a la nueva personalidad como un invasor, se siente privado de su papel principal y quiere protegerse a toda costa, por lo que toda su atención se dirigirá obstinadamente al pasado. Por otro lado, el nuevo ego, que nació en efecto el día del accidente cerebrovascular, reclama su posición y requiere atención para poder seguir adelante con su crecimiento y desarrollo futuros. Esta tensión entre los diferentes egos genera un contexto en el que la recuperación está en riesgo. Era el momento de decirle algo a Alessia, no estaba preparado con respecto a este tema y obviamente no lo estoy hoy tampoco, pero en ese momento todavía no había tenido la oportunidad de construir un pensamiento hacia el problema del "Aniversario". Solo estaba tratando de conectar rápidamente los puntos mientras Alessia me contaba sus experiencias conscientes del fenómeno una tras otra, aún así expresé:

«Alessia, solo puedo imaginar remotamente lo que sientes, pero como dices ahora todo es diferente, ese día hace 3 años nació una nueva Alessia y el viejo Tú de alguna manera murió. Cuando se acerca el día del aniversario de un funeral de un ser querido, estamos tristes y melancólicos y sentimos rabia porque nos han robado un ser querido que amamos, pero los invito a pensar que ese día también hubo un nuevo nacimiento».

Preferiría ocuparme solo de los aspectos técnicos de mi trabajo, estudiar nuevos ejercicios y perfeccionar la técnica de ejecución, porque lidiar con estos problemas profundos con una persona que tiene el alma desgarrada es difícil, especialmente si no los has probado directamente. Te sientes como un intruso e imaginas que a tus oyentes les puede molestar recibir consejos sobre cómo lidiar con la situación de alguien que no ha experimentado su propio drama. Claramente todos los días me pregunto si yo mismo seguiría los consejos que doy a mis pacientes. ¿Trabajaría con dedicación todos los días haciendo los ejercicios y prestando atención a mi mano y a cada paso de mi camino? ¿Aceptaría dejar ir el viejo Yo y dar la bienvenida al nuevo Yo tan dependiente en muchas cosas de los demás? no puedo saber esto, y si un día yo también tuviera un derrame cerebral, el tiempo me dará la respuesta, sin embargo en este momento no puedo ofrecer a otros una experiencia directa sobre mi persona, trato de resumir las experiencias de los miles de pacientes y familiares con los que he entrado en contacto a lo largo de los años. En algún momento alguien me responderá de la misma manera diciéndome que no tengo derecho a dar consejos desde un punto de vista emocional ya que no soy un superviviente y él tendrá razón, pero con Alessia tuve ganas de proceder:

«Imagínense una madre que está a punto de dar a luz gemelos, pero lamentablemente uno de los dos no sobrevive al momento del parto. El dolor es inimaginable, pero piensa si en el aniversario de ese día, que corresponde al nacimiento de un hijo y la muerte del otro, la madre decidiera celebrar solo el funeral del infortunado gemelo y no el cumpleaños del hijo superviviente ».

Este último se sentirá no aceptado, quizás culpable y sobre todo no amado. Si llevamos el viejo yo con nosotros y lo ponemos en primer plano con respecto al nuevo; quiénes somos hoy y en quién podríamos llegar a ser, permanecen encadenados sin la posibilidad de evolucionar. No muchos pacientes han tenido una recuperación extraordinaria, pero por suerte tuve el honor de seguir su evolución y no sé si es una coincidencia o su forma de convencerse, pero todos relatan sentirse mejor y que el accidente cerebrovascular aunque representó la experiencia más fuerte de su vida, los mejoró. Ellos mismos aseguran que si bien han retomado su trabajo y su motricidad, de ninguna manera han vuelto a ser las personas que eran. Refieren que la persona que eran antes, ya no existe y han tenido que transformarse por completo. La experiencia y presión psicológica a la que se está sometido es tan fuerte que es imposible no sufrir cambios en el propio ser, por ello, volver a buscar algo antiguo es una tentación de la que debemos prescindir, intentando en cambio concentrarnos. sobre la construcción de algo nuevo.

A menudo veo frustración y enojo en la cara de los pacientes que intentan agarrar un objeto sin conseguirlo , o simplemente tratan de mantener sobre la mesa la mano abierta y esta sólo se pone rígida y se cierra. De manera similar, un paciente afásico quiere decir una palabra y la tiene en la punta de la lengua, pero no puede pronunciarla y está desesperado. En estos casos, estamos realizando una acción con el patrón de nuestras habilidades pasadas en mente, notamos o vemos lo que fallamos en hacer y nos percatamos de las diferencias con nuestras habilidades pasadas. Esta perspectiva es particularmente común cuando la comparo con el paciente sobre su progreso, porque solo conozco al paciente después de su accidente cerebrovascular, por lo que puedo ver lo que ha acumulado nuevamente, mientras que el paciente pone su atención especialmente en lo que ha perdido. En un intento por crear personas neurocognitivas, les muestro a mis pacientes un video con un bebé de pocos meses tratando de agarrar un juguete de madera frente a él. El agarre del niño es torpe, de hecho el juguete cae sobre la mesa muchas veces debido a su agarre ineficaz. Entonces le pregunto al paciente cómo cree que se siente el bebé:

«¿Está tan enojado y frustrado como tú cuando fallas en un movimiento?»

Deberíamos pedirle al niño que esté seguro, pero creo que la emoción que siente es de asombro con respecto a sus nuevas habilidades. Probablemente hasta ayer o la semana anterior, ese pequeño juego ni siquiera podía levantarlo de la mesa debido a su agarre aún más torpe. No está frustrado porque falla, sino emocionado por sus nuevas habilidades motoras y su interacción más efectiva con el mundo. Marcello, mi primer paciente neurocognitivo, parecía asombrado al hacer las cosas. Él hacía las cosas de forma menos efectiva que antes del accidente cerebrovascular, pero cada día mejoraba sus habilidades en comparación con el día anterior

La maravilla era la emoción que lo impulsaba, obviamente junto con muchas otras como la resistencia, el coraje, la curiosidad, la determinación y la lista podría seguir y seguir.

«No sé cómo afrontar la situación ahora, pero sólo sé que este nuevo Tú hay que aceptarlo y tenemos que apuntar a construir algo nuevo. La memoria del pasado no debe borrarse, porque todo lo que construyas será una continuación de él. No tenemos que retroceder, la dirección es hacia adelante».

El mismo día que Alessia publica esta foto en su perfil de Facebook, estaba tratando de celebrar el nuevo nacimiento. Un hermoso pastel de chocolate con el número 3 en un lugar destacado, Alessia tenía el Factor X y estaba madurando su yo neurocognitivo.

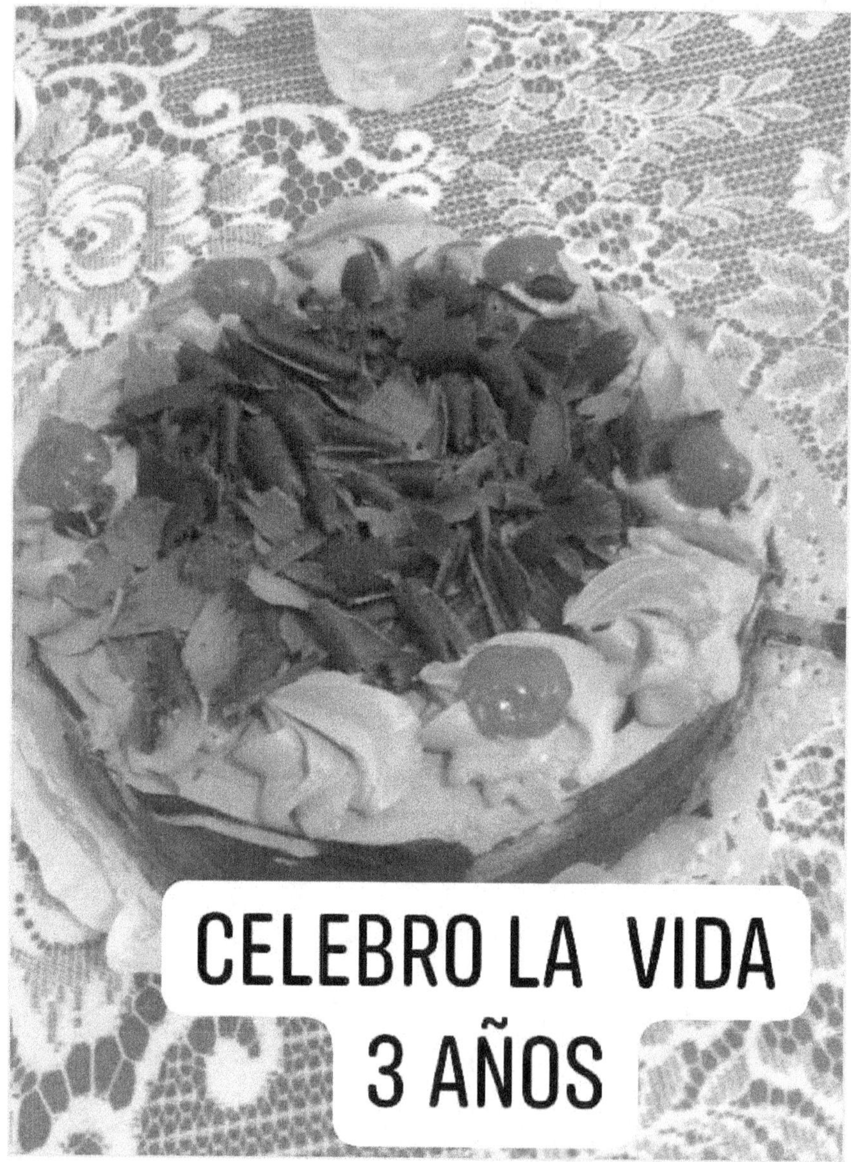
CELEBRO LA VIDA
3 AÑOS

13. REHABILITACIÓN EN VACACIONES

Habían pasado siete años desde mi regreso a Roma, había abierto mi centro de rehabilitación y afortunadamente la única mujer del mundo que podía soportarme había aceptado casarse conmigo. Cada día mi trabajo se trasladaba al mundo digital, la tele-rehabilitación estaba en el centro de mis actividades y mis perspectivas y el continuo desarrollo tecnológico favorecían su expansión. Los días estaban llenos y ciertamente no había falta de satisfacción, sin embargo un sentimiento de malestar e impaciencia me estaba abriendo espacio. Crecía tan lentamente, todos los días, que ni siquiera podía reconocerlo o entender qué era. El Centro Fisioterapia Roma creado con gran sacrificio junto con Fabio, Darío y Paolo, es un centro de rehabilitación donde todas las patologías son tratadas con todos los métodos e instrumentos modernos: un centro muy grande, donde yo tenía mi habitación, era la última en la parte de atrás, mi reino, un hábitat protegido, lleno de subsidios y equipo para realizar los ejercicios de Perfetti, una cámara para filmar, una computadora y algunos libros. Los pacientes pasaban uno tras otro, atravesaban largos y agotadores viajes para ser examinados por mí y para recibir el programa de trabajo que reproducirían en casa. Cada día este proceso se repetía y cada día esa presencia oscura ocupaba más y más espacio, y hacía que cada acción fuera cada vez más agotadora. Seguí repasando los fundamentos: salud, familia, trabajo, todo lo cual seguía ahí y no entendía qué quería de mí esta nube que cada día me recordaba que las cosas no podían continuar así y amenazaba con hacerme pagar de alguna manera si no la escuchaba. En su oscura presencia se escondían emociones muy fuertes, incluyendo miedo, culpa, tristeza, frustración, ira, decepción, resentimiento; cuanto más fuertes se hacían, más intentaba silenciarlas aumentando el ritmo de mi trabajo. Era invierno y la secretaria del centro me avisó que el último paciente no llegaría por el retraso de su tren, así que decidí irme a casa y fue una de las primeras veces que lo hice bajo la luz del sol, para ser honesto un sol débil que iba camino a la puesta del sol, pero cuya luz era suficiente para mostrarme el paisaje más allá de la extensión de coches alineados en la autopista de circunvalación. Vivíamos en un pequeño pueblo a las afueras de Roma, en el campo. Había sido una decisión que mi esposa y yo habíamos tomado para protegernos del estrés de la ciudad, aunque en realidad nos obligaba a viajar largas distancias. Finalmente conseguí frenar en la autopista de circunvalación para tomar el cruce del último tramo de la carretera que me llevaría a casa. Ahora todo fluía, la ciudad estaba detrás y el paisaje tomaba un respiro. Estaba acostumbrado a ver las luces de la calle y no mucho más debido a la oscuridad, pero ese día también pude ver las montañas Lucretile en la distancia y fui golpeado inmediatamente por un recuerdo muy fuerte. Era el primero de mayo, estaba en mi coche un Smart, que iba repleto como un huevo, con dirección al Centro de Estudio de Perfetti. Vinciguerra había cumplido su plan y yo estaba listo para esos cuatro meses de entrenamiento. Me dirigía a Santorso, no tenía idea de dónde estaba y como de costumbre no me había documentado. Internet aún no era ese pozo de deseos que cumple todas tus curiosidades y la búsqueda de Santorso había salido fotos de una comunidad montañosa muy pequeña y casi perdida en alguna parte, por lo que inmediatamente clasifiqué esa información como poco confiable. Iba a ir a ver al gran Perfetti y su centro de investigación, seguramente lo encontraría en una divertida, dinámica y concurrida ciudad en la región de Véneto y no en un lugar descentralizado. El navegador del Smart señaló que en 5 min. llegaría a mi destino y, de hecho, estaba al final de la carretera, pero a mi alrededor había una vasta llanura deshabitada y al frente sólo podía ver montañas. El navegador debió haber cometido un error, no puede ser el centro de investigación de Perfetti aquí, ¡aquí no hay nada! Esas montañas iluminadas por el sol cansado de ese atardecer Romano, no se como lo hicieron, pero me acababan de catapultar a mi viejo Smart frente a los Alpes Vicentino. El viaje había terminado, estaba a punto de conocer un nuevo mundo formado por gente nueva, nuevas experiencias, nuevos lugares. Vinciguerra me había preparado para el hecho de que conocería a personas muy preparadas y dedicadas al estudio, por eso la emoción. El recuerdo no era sólo visual, porque en ese instante pude revivir el mismo estado de ánimo de aquel momento. También estaba teñido por un velo de preocupación sobre las dificultades que encontraría para integrarme.

STUDIA ET LABORA

«Ha llegado a su destino». Dijo la señorita del navegador en tono robótico. Las imágenes encontradas en Google eran fieles a lo que tenía enfrente, había llegado frente a la posada donde me alojaría los primeros días esperando encontrar un alojamiento más estable. El Centro de Estudios de Perfetti estaba situado al pie de una montaña, en un pequeño pueblo de cinco mil almas, lejos de las referencias del mundo cultural y académico de la ciudad. Con el tiempo aprendí a compartir esa elección casi ermitaña de descentralizar la clínica. Los días de los aprendices estuvieron marcados por el trabajo con los pacientes y el estudio, no hubo otras distracciones, todas nuestras energías, recursos y atenciones estaban dirigidos a los objetivos finales: nuestra formación y participación en el desarrollo de la teoría neurocognitiva. Después de esos tres años increíbles en Santorso al pie del Monte Summano, bajo la guía del Prof. Perfetti, estaba de vuelta en el coche, en ese mismo Smart agobiado por los años, por una conducción a menudo demasiado desenfrenada y por una cuanta chatarra para llevar a casa. De nuevo a la carretera y la montaña los estaba dejando atrás, la sensación era la de haber tomado una decisión difícil, la tentación de quedarme en ese mundo extraordinario era fuerte, pero también lo era la de iniciar un nuevo ciclo. Incluso Perfetti en ese mismo año decidió dejar la dirección de la clínica, para centrarse en el estudio y la investigación. Conducía sin remordimientos, de hecho sentí mucha energía, estaba feliz de regresar a mi viejo mundo con una nueva riqueza de conocimientos extraordinarios. La emoción de saber que lo que había aprendido en esos años era solo una migaja me acompañó en ese viaje y me dio el poder de participar en futuros estudios, investigaciones, trabajos clínicos y la difusión de lo que aprendí. Cuando regresé de ese día de trabajo en mi centro, ya no tenía mi Smart, estaba sentado en un auto que aparentemente quería mucho o que quizás compré solo para ver si esa nube negra dejaba de atormentarme. Por supuesto, para esa presencia oscura que me acompañaba todos los días, la cilindrada de mi auto de lujo no hizo ninguna diferencia. Las montañas a mi derecha estaban ahora envueltas por la oscuridad que se había abierto paso hacia la tenue retirada de las últimas luces del sol. La oscuridad volvió a acompañar mi enésimo viaje a casa, pero esta vez ese espacio de luz me había dado un recuerdo, una fracción de mí que había olvidado y tal vez traicionado. La sustancia oscura, de repente parecía moverse dentro de mí, ya no era estática, pesada y arraigada. Ese recuerdo debe haberle dado la sensación de que finalmente me estaba dando cuenta de por qué estaba presente y creciendo en mi alma.   ¿En qué estaba engañando exactamente? Todos los días trabajaba con muchos pacientes, en los pocos momentos libres escribía artículos en mi blog que ayudarían a personas que no se dedicaban a entender la rehabilitación neurocognitiva, con la tele rehabilitación podría ayudar a personas que nunca podrían tener acceso a una rehabilitación como esta. ¿Por qué entonces mi consciencia estaba llamando mi atención? ¿No era suficiente? ¿Qué quería de más ? Había mucho trabajo diario, pero había una falta de estudio, había una falta de profundidad, había una falta de investigación. Todo estaba centrado en el desarrollo del sistema de telerehabilitación que había puesto en marcha, en la mejora de las video guías y en los métodos de asistencia. ¿Dónde estaba el Studia et Labora? ¿Dónde estaba la visión romántica de la rehabilitación que había aprendido de Perfetti y Lurija? Había llegado a casa, casi sin recordar haber conducido por lo que estaba atrapado en el descubrimiento. Gire las llaves en la cerradura de mi casa, con una nueva consciencia: Esa rutina tenía que ser eliminada, tenía que volver a ser fiel a lo que sentía que era mi destino. Era necesario liberarse de todas las distracciones, impedimentos y llamadas de la mundanalidad. Era necesario romper con la vida que estaba viviendo y tenía que ser rápido y claro.

AISLAMIENTO

Estaba claro que el corte de esa vida también pasaría por una transferencia, tendría que salir de Roma. La evidencia me la ofreció esa nube que ya no me asustaba y al mirarla bien no era tan oscura. Se había convertido en un vapor cálido y claro, el que empuja una locomotora y le da la fuerza para llegar a su destino, solo tenía que entender dónde estaba. Durante un par de años había estado trabajando con Leonardo, un paciente mío que al inicio de su ictus realizaba mis ejercicios con su hermana, pero que luego en las últimas etapas había alcanzado un nivel donde su recuperación estaba en declive, es decir, también podía mejorar trabajando solo. Así que nos veíamos periódicamente en mi consultorio, para alimentar sus habilidades de sentir su cuerpo y perfeccionar su movimiento. Las sesiones con Leonardo eran bastante largas y se intercalaban con una pausa para el café. Fue en uno de esos descansos que me habló sobre su deseo de mudarse a Gozo, una isla de Malta. Era la primera vez que oía hablar de esta isla.

«Imagínese Italia en los años cincuenta» Esta fue la manera en que Leonardo me explicó Gozo, y aunque mi idea de Italia de los años 50 era bastante vaga, ya que nací en la década de los 80, fue suficiente para despertar mi curiosidad y conseguir boletos de inmediato para ir a una inspección con mi esposa. Una incursión de fin de semana para comprender mejor. En ese poco tiempo que pasé en esa isla árida, donde en aquellos días soplaba un viento que pocas veces había visto en mi vida, tanto mi esposa como yo tuvimos la sensación de que este sería nuestro lugar. En esos días habíamos visto a muy poca gente, los pueblos parecían deshabitados y todo parecía ir despacio. En cuestión de meses, nos habíamos mudado con el gato a cuestas, ante el asombro de todos los familiares y amigos que no entendían nuestra opción de abandonar una vida en plena construcción, dejar las certezas del trabajo, faltar a compromisos y responsabilidades, alejarse de los seres queridos y dejar la patria. Parecía que la única entidad que estaba totalmente de acuerdo con estas decisiones era la que yo veía anteriormente como una nube extraña y que por suerte estaba en perfecta sintonía con la de mi esposa, de hecho ambos experimentamos el mismo malestar sin saberlo. En este trozo de roca, lejos del mundo que dejaba, sentía que podía volver a ser fiel a mis disposiciones morales. Habría nuevas preocupaciones, nuevas incertidumbres y nuevas dificultades, pero sabíamos que podríamos manejarlas con valentía y firmeza.

MÁS ALLÁ DE LA TERAPIA

Después del primer año de adaptación, finalmente pude estudiar como en los viejos tiempos y mientras tanto ocuparme del desarrollo de la tele-rehabilitación, pero sentí que me faltaba la relación directa con el paciente. Aquí en la isla no hubiera querido volver a meterme en la misma tela de trabajo, después de todo acababa de salir de ella. De vez en cuando volvía a Italia para dar continuidad a los pacientes que trataba y que periódicamente encontraba en mi centro, pero echaba de menos el trabajo diario con el paciente. Por eso decidí hacer un experimento, ya que estaba en un lugar donde la gente podía pasar sus vacaciones, así que alquilé una casa espaciosa con vista al mar en una de las bahías más características de la isla. Por lo tanto, comencé a invitar a mis pacientes, junto con sus familias, a pasar lo que llamé Rehabilitación en Vacaciones. Un programa de dos semanas donde, al igual que cuando trabajaba con Perfetti, me reunía con el paciente durante dos sesiones diarias de aproximadamente dos horas, una por la mañana y otra por la tarde. En las horas restantes el paciente y el familiar podían disfrutar de sus vacaciones. Prácticamente todos los pacientes a los que trataba se sumaron a esta iniciativa, repitiendola en los años siguientes. Fue una de las mejores experiencias de mi vida, porque finalmente tuve acceso a una parte del mundo del paciente que hasta ese momento no podía conocer. Paciente, profesional y familiar conviviendo bajo un mismo techo, un proyecto bastante particular, pensándolo bien, es coherente con el mandato que tiene el rehabilitador de reposicionar a su paciente en el centro de su vida, ofreciéndole la mejor oportunidad para moverse, pero también para recuperar sus espacios. Sentí que mi conocimiento del universo personal y de la familia del paciente era parcial. Compartir la misma casa durante dos semanas, a menudo comiendo juntos y compartiendo espacios y momentos de relajación, me ofrecía una visión absolutamente nueva del panorama de la vida del paciente. Esto me permitió durante los ejercicios crear vínculos y objetivos cada vez más cercanos a su realidad. El familiar, trabajando estrechamente conmigo, podía aprender más rápido y profundamente. Cuando el terapeuta se encuentra con el paciente en su consultorio y trabajan juntos durante una hora, no tiene la oportunidad de acceder concretamente a su vida real y comprender cómo la lesión ha cambiado su personalidad y su vida diaria. Incluso cuando vas al domicilio del paciente, no tienes una visión fiel de la verdadera dinámica de la vida diaria, porque durante la ventana de tiempo dedicada a la terapia, se construye un entorno terapéutico, a menudo ajeno al contexto real en el que se encuentra inmerso el paciente. Ahora vivir en la misma casa y poder compartir fragmentos de la vida real con el paciente, me dio una visión sin precedentes y ampliada del accidente cerebrovascular.

NO SOLO BARRERAS ARQUITECTÓNICAS

Hay otro aspecto de la Rehabilitación en Vacaciones que me impactó profundamente: el coraje de las familias y el deseo absoluto de recuperar un trozo de normalidad. Muchos de los pacientes ni siquiera salían al supermercado; otros desde el día en que regresaron del hospital nunca habían vuelto a dormir fuera de la casa, y en su lugar para esa Rehabilitación en Vacaciones se enfrentaron a un viaje nada fácil, compuesto por travesías en coche, tren, barco y avión, todos con sillas, bastones, andadores, y ese maletín lleno de medicamentos. Un salto al vacío para muchos de ellos, hecho con valentía, pero que al final tuvo éxito para todos.

Probablemente, lo más importante que lograron llevar a casa fue la sensación de poder superar esos límites y barreras creadas por el accidente cerebrovascular, obviamente no sólo de tipo arquitectónico; obstáculos que te alejan de abrazar la vida y vivirla de todos modos, independientemente de todas las nuevas dificultades.

EL DESAFÍO DE LO COTIDIANO

El gran reto del rehabilitador es poder transferir todo lo aprendido durante la sesión de fisioterapia a la vida diaria del paciente. El paciente es diligente con el fisioterapeuta cuando se encuentra en el ambiente protegido del gimnasio, está atento y se comporta de manera concienzuda, pero ¿qué sucede en casa? ¿De qué está hecho el día del paciente? ¿Cómo se comporta cuando su terapeuta no lo controla? ¿Cómo se comporta el familiar, le ayuda en todo o le obliga a hacer todo solo? ¿Le impone ejercicios y actividades que dañan lo que se gana en terapia o va en la misma dirección que el profesional? Desafortunadamente, la relación de trabajo fisioterapeuta-paciente se agota fuera de la hora en que los dos se encuentran en casa o en el territorio neutral de la clínica. El fisioterapeuta, puede interrogar a los pacientes y familiares para entender lo que sucede durante el día, pero nunca tendrá pleno conocimiento de ello. El fisioterapeuta, con su hora de terapia, debe apuntar a cambiar las cosas de las 23 horas restantes de las cuales desconoce la dinámica, excepto las parcialmente reportadas por el familiar y por el paciente de forma indirecta. Las experiencias terapéuticas vividas con su fisioterapeuta, le permiten experimentar una manera diferente de sentir y organizarse con su propio cuerpo. El paciente aprende a controlar los efectos de la patología a través de su atención y se entrena para sentir su propio cuerpo, lo que no sólo significa mejorar la sensibilidad, sino mejorar la capacidad de seleccionar la información más relevante, silenciando las irrelevantes y reducir ese ruido de fondo que hace que tanto percibir cómo moverse sea confuso.

Intentemos hacer un cálculo sencillo para entender la importancia de influir en el comportamiento del paciente fuera del gimnasio de rehabilitación y lo importante que es también la complicidad del familiar. Un paciente ingresado en una clínica recibe en promedio 1 hora de rehabilitación por día, durante 5 días a la semana, para un total de 5 horas a la semana, en comparación con 168 horas en la misma semana. Teniendo en cuenta que al menos 56 horas son de sueño, quedan 107 horas en las que el paciente está solo frente a todos los problemas de su nuevo cuerpo. Son 107 horas en las que la mano puede no ser considerada como lo es durante las 5 horas pasadas con el fisioterapeuta, y donde los procesos cognitivos activados durante los ejercicios pueden no encontrar continuidad en las actividades diarias promovidas por el paciente. Claramente hay estructuras donde la cantidad de trabajo es mayor, incluso puede llegar hasta tres horas diarias, es decir, 15 horas semanales. También en este caso, intentemos comparar estas 15 horas con el tiempo en que el paciente tiene que manejar su cuerpo de forma independiente, es decir 97 horas. La proporción es de 15 horas de manejo adecuado del movimiento, frente a 97 de las cuales el terapeuta no tiene control directo. Cuando el profesional encuentra una manera de afectar incluso las 97 o 107 horas restantes en las que el paciente está solo, puede estar seguro de que está mucho más involucrado en su recuperación.

UN CAFÉ DE MÁS

Fabrizio estaba listo para comenzar la primera terapia de su tan esperada Rehabilitación en Vacaciones. Estaba listo, sentado en una silla en mi sala de estar, esperándome. Al acercarme vi que estaba atento y lleno de expectativas sobre lo que le haría, pero también vi que su mano estaba cerrada, visiblemente rígida y caída entre los muslos, como a menudo veo en muchos pacientes. Mientras bajaba las escaleras, con tono provocador e irónico le dije:

«Buenos días Fabrizio, ¿esta es una mano para presentarle a tu terapeuta?»

Un poco perplejo, miró su mano izquierda que yacía inerte entre sus piernas, la tomó con su mano derecha y la cargó pesadamente sobre la mesa, apoyándola sin delicadeza, como si fuera un bulto inanimado, entre otras cosas este movimiento brusco y el impacto sobre la mesa, endureció aún más su brazo y mano. Fabrizio parecía satisfecho de haber entendido que no quería que la mano fuera olvidada en la posición original y que al menos debería mantenerla sobre la mesa. No dejaba de mirarme, esperando que me lanzara sobre su mano para manipularla, así que continué con mi provocación:

«¿Qué se supone que debo hacer con una mano así?» Hagámoslo de esta manera, ahora prepararé un café, mientras tanto relajas tu mano porque así yo no puedo hacer nada»

Fabrizio y su esposa Ilaria habían hecho un largo viaje para llegar a mí, un viaje que ni siquiera pensaron que serían capaces de afrontar, ya que él apenas salía de casa, debido a sus considerables dificultades de movimiento. Fabrizio me miró desconcertado, no entendía si estaba bromeando o hablaba en serio, incluso Ilaria parecía bastante desconcertada, pero le di la espalda y fui a la cocina a preparar el café. Sin embargo, después de un momento de vacilación, Fabrizio comenzó a esforzarse para tratar de abrir su mano sobre la mesa. Yo preparaba el café y por el rabillo del ojo lo vi agarrar su mano. Se concentró en ella y trató de abrirla, pero parecía que quería forzar las láminas de un vehículo doblado después de un accidente, cuanto más trataba de estirar los dedos y cuanto más levantaba la muñeca, más se bajaba la muñeca con fuerza y más se cerraban los dedos. El Moca comenzó a soplar y el café burbujeaba en su interior, fue el silbato del árbitro el que marcó el final de la primera vuelta, el café estaba listo y se lo llevé a la pareja. Mientras bebía mi café, le pregunté cómo había ido su intento de abrir la mano. Fabrizio parecía frustrado y desconsolado mientras me mostraba la mano que se presentaba aún más rígida que antes de su torpe intento de abrirla, así que le dije:

«Tranquilo, lo vi: ahora probemos juntos con un ejercicio que ya conoces, cerrarás los ojos, yo moveré un dedo de tu mano. Sólo tienes que decirme qué dedo estoy moviendo»

Fabrizio, mientras asentía con la cabeza, ya estaba cerrando los ojos, estaba listo. Comencé a mover suavemente el dedo índice de él con una de mis manos, pidiéndole que lo reconociera y luego con otro dedo y así sucesivamente durante unos diez minutos. La mayoría de sus respuestas eran correctas, aunque a veces tardaba unos segundos en responder. Otras veces se equivocaba con el dedo y yo le hacía sentir el dedo con el que se confundía para que pudiera aprender las diferencias entre las sensaciones de movimiento de su mano. Es difícil pensar en que podemos mover los dedos de la mano de una manera singular, si no reconocemos la sensación de movimiento que genera cada dedo. Al mover suavemente los dedos de Fabrizio sentí que poco a poco cedía la tensión de los músculos de su mano. Cada vez que sentía que la tensión de los músculos cedía, estiraba suavemente el dedo hasta permitir a su yema adaptarse a la superficie de la mesa, dedo tras dedo, la mano estaba abierta y visiblemente relajada. Llamé su atención precisamente sobre el resultado obtenido:

«¡Esta es la mano que debes presentarme cuando nos encontremos!»

También le pregunté a Fabrizio por qué, según él, mientras yo preparaba el café no había podido obtener el mismo resultado y su respuesta fue:

«No sé, ¿quizás por qué me la moviste?»

En ese momento, no revele inmediatamente la respuesta y me pongo en la posición de duda, como si tuviéramos que encontrar juntos una respuesta a esta pregunta, así que respondo:

«No estoy seguro, pero será útil averiguarlo. No creo que la razón sea porque yo te la moví, porque mientras hacía café tú también la moviste, pero no obtuviste el mismo resultado.»

Fabrizio, perplejo, seguía buscando una posible respuesta:

« ¿Por qué me la has movido con dos manos, mientras que yo sólo tengo una disponible?»

Sabía que sería una de las posibles objeciones, por lo que había tenido cuidado de usar solo una mano durante el ejercicio, se lo señalé y, abatido, parecía como si se hubieran agotado las posibles respuestas. Por eso le sugerí levantarnos y dar un paseo por el salón para estirar las piernas y refrescar nuestras ideas, ya que pronto volveríamos al tema.

Fabrizio movió la silla hacia atrás retrocediendo con la espalda y empujando con su pierna derecha, pero durante este movimiento la mano izquierda en un instante se había vuelto rígida nuevamente, al resbalarse de la mesa que acababa de conquistar y regresando a su posición original en medio de los muslos, sin que se diera cuenta. Ahora, su mano había vuelto a dejar de existir para él, en su cabeza sólo estaba la tarea de levantarse y en cuanto estaba listo para hacerlo lo detuve:

«Espera, espera, Fabrizio, pero la mano que tanto nos costó relajar ¿qué le pasó?»

Exactamente como al comienzo de la terapia, mira hacia abajo para buscar la mano, la ve de nuevamente cerrada y me mira como un niño que hizo caer un plato de la mejor vajilla de sus padres. Todo era parte de la terapia, parecía que aún no había comenzado, pero era mi manera de hacer a Fabrizio responsable y autónomo en la gestión de su mano, sin esperar a que la recuperación pasara durante de nuestras horas de terapia.

Le dije a Fabrizio que no se preocupara, que al principio podría pasar:

«Tranquilo, pero cambié de opinión, en lugar de estirar las piernas, trata de controlar dos veces la mano como lo hicimos antes, mientras tanto preparo otro café para mí»

Comenzaba a impacientarse, había hecho un largo viaje y en la primera terapia el profesional al que le estaba pagando tergiversaba en lugar de trabajar en su mano. Me di la vuelta de todos modos, como en el primer café y me dirigí a mi moka. Miraba siempre con el rabillo del ojo lo que hacía Fabrizio, quien después de unos momentos de vacilación había tomado su mano y la había vuelto a poner sobre la mesa, una vez más sin delicadeza, parecía un trozo de carne de res en el mostrador del carnicero justo antes de ser deshuesado. Era como vivir un déjà vu, bebiendo mi café frente a mi paciente que frustrado y desconsolado e incluso un poco más nervioso que antes, estiró los dedos y presionó la muñeca para abrirla sobre la mesa. Interrumpo su intento de domar la mano diciendo:

«No te preocupes, tarde o temprano lo conseguirás. Intentémoslo de nuevo juntos, pero recuerda que como antes, solo usaré una mano, y que el simple hecho de mover los dedos no garantiza que se relajen».

Realizamos de nuevo el simple ejercicio de reconocimiento de dedos y la mano finalmente se relaja otra vez. Fueron necesarios muchos cafés y unos días más antes de que Fabrizio comenzara a cambiar su forma de manejar su mano. Al principio, se dio cuenta de que abrirla con fuerza como lo haría con una lata de atún no daría resultado y que cuando estaba realizando el ejercicio con él, por el contrario, era muy lento y delicado. Pronto empezó a copiar los movimientos que hacía con sus dedos, que eran lentos y circulares. Los movimientos circulares no fueron más efectivos que los demás, pero Fabrizio trataba de replicar en todo y para todo, los resultados obtenidos juntos: la mano se relajó conmigo y solo no lo logró, tenía que encontrar las diferencias. También comenzó a cerrar los ojos mientras trataba de relajar la mano; esta era la diferencia más importante, cerrar los ojos para sentir, tal como se vio obligado a hacerlo cuando tenía que reconocer el dedo conmigo. Estaba replicando el ejercicio y con él la forma en que activaba sus procesos cognitivos para solucionar el problema del dedo movido. Obviamente con su mano derecha no podía mover un dedo sin saber en parte cuál era, porque podía intuirlo a través de la información construida con la misma mano derecha, como la dirección que tomó para llegar al dedo y el tamaño de la yema del dedo tocado, sin embargo, ahora no estaba más manejando su mano izquierda como si fuera un objeto externo a manipular con la de recha, si no que finalmente la estaba involucrando en la acción. Poco a poco, la mano después de esta actividad estaba cada vez más relajada. Era el cuarto día de la Rehabilitación en Vacaciones de Fabrizio y, como de costumbre, bajé las escaleras de la casa para reunirme con él en la sala de estar, seguro de que me estaba esperando listo y puntual para comenzar el tratamiento. Estaba allí sentado frente a la mesa con la cara satisfecha, y la mano abierta y relajada sobre la mesa. Estaba inmóvil como si no quisiera perturbar la tranquilidad obtenida. Había obtenido su primera autonomía terapéutica y no iba a quitarle más tiempo de terapia al ausentarme para hacer café. En el fondo, la pareja también sabía que detrás de ese café había algo terapéutico, pero de alguna manera a ellos les molestaba y para mí estaba bien..

«Oh Fabrizio felicitaciones, ¡sabía que lo lograrías! ¡No podíamos ni imaginar recuperar la mano si no hubiera pasado por esta etapa! Ahora el desafío es dejar de aceptar que la mano no está bajo control y mantenerla relajada en cualquier situación durante el día.»

Finalmente, para burlarme de él amigablemente, continué diciendo:

«¡Celebremos con un buen café!»

Él soltó una gran carcajada ante mi broma, y esta risa suya había endurecido su mano nuevamente, pero esta vez no tan agresivamente como lo había hecho en los días anteriores. La responsabilidad que se estaba construyendo en Fabrizio, era uno de los ingredientes fundamentales para madurar como persona neurocognitiva.

14. LA RECUPERACIÓN DEL AGARRE

Gutta cavat lapidem

T. Lucrezio Caro

Mientras vivía literalmente con el paciente y su familia, estaba ejecutando el programa de recuperación de pacientes que nunca había conocido físicamente y que estaban a miles de kilómetros de distancia. Las video guías ya se habían traducido al inglés, alemán y español, por lo que los pacientes que se unieron al programa podrían vivir en cualquier parte del mundo. Estas dos perspectivas tan distantes entre sí, la de convivir con el paciente y la de verlo a través de una pantalla, alimentaron la necesidad de codificar cada vez más aquellas actividades que el paciente tendría que realizar cuando terminara de hacer ejercicios con su familiar y se encontrara solo con su cuerpo, actividades que le permitieran madurar su persona neurocognitiva.

¿ERES ASÍ O TE HACES?

A menudo por internet, muchos pacientes preguntan:

«¿Qué debo hacer para recuperarme?».

Personalmente creo que la pregunta esconde trampas y no conduce al resultado y que es más correcto preguntar: «¿En quién tengo que convertirme para recuperarme?».

Mi respuesta es que tienes que convertirte en una persona neurocognitiva para emprender el camino de la recuperación. Se trata de un camino titánico: del mismo modo, quien quiera ganar una medalla de oro debe convertirse en una *persona olímpica* y quien debe llegar al espacio, en una *persona estelar*. Se trata de entender que para lograr una meta de alto nivel no basta con conocer la lista de cosas por hacer, sino que también es necesario identificar las características de quienes debemos convertirnos para lograrlo.

Marcello, mi primera persona neurocognitiva, fue capaz de transformar cualquier acción en un ejercicio neurocognitivo que pudiera moldear su cerebro explotando todas sus capacidades plásticas. Involucrar la mano en el contexto de la acción es una necesidad fundamental, tanto para el paciente que en muchos meses ha visto su cuerpo endurecerse gradualmente, como para Marcelo que se encontraba en las primeras etapas de su recuperación. En definitiva, agarrar significa poder adaptar la superficie de la mano a la superficie de un objeto, en esta perspectiva, cuando adaptamos nuestra mano a la superficie de la mesa, estamos realizando nuestro primer agarre, estamos agarrando la mesa y lo estamos haciendo incluso en ausencia de movimientos visibles. Por esta razón soy escéptico de los tratamientos con soluciones mecánicas que no implican la participación del paciente, como la férula que mantiene la mano abierta sin su cooperación: está abierta, pero no fue el paciente quien obtuvo tal control, ni lo aprendió, como lo hizo Fabrizio entre un café y otro, aprendiendo a manejar los reflejos de forma independiente. La mano puesta en una férula también elimina la posibilidad de que el paciente ocasionalmente tome atención a la calidad del agarre que está realizando. Trabajando con pacientes de todo el mundo me di cuenta de que el uso de la férula es bastante común y del mismo modo, existe la tendencia del paciente a rechazarla y dejar de usarla, por la incomodidad que siente al sostenerla, así como la ausencia de resultados percibidos.

A decir verdad, no es suficiente que el paciente finalmente aprenda a manejar su mano de forma autónoma y que sea capaz de adaptarla a cada superficie: ciertamente todo esto ofrece un punto a favor de la recuperación, pero también se necesita algo más. Recuperar la función del agarre siempre ha sido un problema aún más complejo para el rehabilitador y el paciente que la recuperación de la marcha. Caminar es un fenómeno claro, que se puede medir y clasificar, mientras que la función del agarre es más complejo. Afeitarse la barba, pelar una manzana o hacer un tapete tejido con ganchos son acciones que recaen todas en la función de agarre y manipulación, aunque son acciones completamente distintas. El paciente, aunque lo haga incorrectamente, finalmente logra caminar, mientras que, para el agarre, si no ha alcanzado los requisitos mínimos para el control de la espasticidad y los primeros movimientos aún no han aparecido, no podrá hacer ni el más grueso de los agarres. En cambio, una pierna que se mueve en bloque y un pie sujetado a una férula pueden permitir al paciente caminar, aunque en este caso, en lugar de caminar, sería más correcto hablar de la posibilidad de moverse en posición vertical desde el punto A al punto B.

AGARRAR SIN MOVERSE

El agarre y manipulación de objetos es una función muy compleja que consta de varias fases. Uno de los requisitos fundamentales es la capacidad del sujeto para adaptar la superficie de su mano a la superficie del objeto. Si el paciente no puede colocar la mano parética en la superficie de la mesa, incluso con la ayuda de la mano sana, entonces, ¿cómo podemos esperar que algún día pueda realizar el gesto con total autonomía? No es necesario que el paciente sea capaz de abrir la mano y estirar los dedos por sí mismo, porque en esta primera fase debe concentrarse en adaptarse y controlar la rigidez. Cuando el paciente puede mantener la mano relajada y abierta sobre la mesa, está realizando efectivamente su primer agarre, está agarrando su primer objeto: la mesa.

MOVERSE SIN TRASLADARSE

Si interpretamos el movimiento a partir de la capacidad de adaptar el tono muscular en un determinado contexto, entonces podremos notar la presencia de movimiento incluso cuando no sea visible. Si estando de pie realizo una flexión del codo a 90° permaneciendo inmóvil con la mano fija en el aire, diría que no hay movimiento, en realidad estoy produciendo un movimiento igual y contrario a la fuerza de la gravedad precisamente para no permitir que el codo se extienda de nuevo, por lo tanto, el movimiento está presente, incluso si no hay movimiento visible. Cuando Fabrizio con su mano derecha se ayudaba a estirar los dedos de la mano pléjica, si logró hacerlo fue, porque poco a poco, el tono de los músculos de la mano se fue adaptando. Esta adaptación, como se mencionó anteriormente, debe considerarse un movimiento en todos los aspectos, como el ABC del movimiento, incluso si el paciente no movió intencionalmente ningún segmento del cuerpo en el espacio. Si Fabrizio no hubiera podido adaptar el tono de la mano para permitir que se abriera sobre la mesa, entonces habría sido poco probable que pudiera haberla movido intencionalmente algún día. Si está claro el concepto de que el agarre del objeto parte de la capacidad de adaptar la superficie de la mano a la superficie del objeto y que el movimiento no es solo el visible, sino que parte de la capacidad de adaptar el tono, es posible proceder a identificar otras actividades que el paciente también puede realizar solo durante el día para participar más activamente en su recuperación. El mismo profesional podría identificar en estas acciones sugeridas por los propios pacientes, etapas verdaderamente útiles para poder medir de manera más objetiva el camino de la recuperación de cada uno.

RELAJARSE DURANTE EL EJERCICIO

Si adaptar el tono muscular representa el ABC del movimiento entonces incluso antes de que el paciente pueda ser capaz de adaptar la mano sobre la superficie de la mesa de forma autónoma, tendrá que al menos ser capaz de obtener una mano relajada durante el ejercicio realizado con su terapeuta. Si el paciente es incapaz de controlar la reacción anormal al estiramiento de los músculos de la mano, que gracias al ejercicio, se ve obligado a activar sus procesos cognitivos como la atención y la percepción, debemos preguntarnos si la estructura del ejercicio es realmente adecuada para nuestro paciente o si necesitamos hacer cambios.

Si con nuestro ejercicio el paciente no controla parte de su patología, ni siquiera durante la ejecución misma, no podemos esperar que luego pueda controlarla él mismo cuando esté en casa. Por tanto, el primer paso obligatorio es que el paciente cambie el tono durante la ejecución del ejercicio. En ausencia de esta modificación, debemos preguntarnos sobre la validez de la ejecución, partiendo de la delicadeza del agarre y la velocidad del movimiento, recordemos que el umbral reflejo se puede reducir considerablemente y en cambio una velocidad de ejecución aparentemente normal podría exagerarse por la capacidad de control del paciente, por esta razón el terapeuta tendrá que mover la mano del paciente con extrema precaución, la misma precaución que usaría un especialista en explosivos para desactivar un dispositivo sin que explote. Una vez lograda esta habilidad y una vez que el paciente tiene una mano bajo control al final del ejercicio, debemos asegurarnos de que aprenda a mantener esta adquisición en el tiempo.

MANTENER EL CONTROL DESPUÉS DEL EJERCICIO

Patricia, una mujer mexicana de 50 años, inició nuestro programa de rehabilitación dos años después de la isquemia cerebral que paralizó la mitad izquierda de su cuerpo. En los videos que publicaba en el grupo de apoyo de Facebook para obtener correcciones técnicas de los ejercicios, siempre se podía ver una mano abierta sobre la mesa, lo suficientemente relajada como para permitir que su terapeuta mueva los dedos y pedirle que reconociera que dedo movía. Sin embargo, pasaban los días y Patricia solía quejarse de que apenas terminaba de realizar el ejercicio, bastaba un pequeño movimiento y la mano se volvía rígida como al principio, esto era motivo de gran frustración. Durante una sesión en línea les pedí que me mostraran la ejecución del ejercicio desde el principio y fue entonces cuando entendí por qué Patricia no pudo mantener el control de su mano cuando terminó el ejercicio. La terapeuta mexicana tenía excelentes dotes manuales, supo tomar la mano de la paciente de manera muy delicada, sin obtener reacciones reflejas de cierre. Muy lentamente abrió la mano de Patricia, superando las tensiones que le ofrecía la reacción anormal al estiramiento, moviéndose con delicadeza y seguridad, logró poner la mano abierta sobre la mesa sin que Patricia participara en el control del tono de su mano. Fueron las habilidades manuales del fisioterapeuta las que garantizaron la relajación de la mano, no fue Patricia con su atención. Le pedí a Patricia que llevara su mano izquierda a su posición inicial, es decir, descansando sobre su muslo, obviamente con la ayuda de su mano derecha. Patricia con su mano derecha tomó la mano izquierda que aún estaba relajada, abierta y apoyada sobre la mesa y desde el primer contacto e intento de levantar, la mano comenzó a endurecerse y los dedos a cerrarse, hasta llegar a su muslo donde la mano izquierda ya estaba completamente cerrada en un puño. Desde esta posición le pedí a Patricia que regresara la mano izquierda sobre mesa, siempre con la ayuda de la mano derecha y sin el apoyo de su terapeuta: el resultado fue totalmente diferente, de hecho, sin la guía del profesional la mano estaba totalmente cerrada y visiblemente rígida. Solo entonces le pedí a la terapeuta que comenzara a realizar el ejercicio de reconocimiento de dedos. La colega se quedó asombrada, nunca había realizado el ejercicio con la mano cerrada en puño, sin embargo, comenzó a liberar un dedo a la vez de las garras de la espasticidad, moviéndolo suavemente y pidiendo a su paciente que reconociera qué dedo le estaba moviendo. El tono muscular de la mano gradualmente cedió y la terapeuta podía descansar sobre la mesa las yemas de los dedos que empleó en el reconocimiento. Al principio cuando la terapeuta intentó extender el dedo y colocarlo en la superficie, este se retrajo y se flexionó volviendo a su posición original en contacto con la palma, como si el movimiento fuera impulsado por un resorte, pero poco a poco los dedos comenzaron a adaptarse y la terapeuta pudo extender un dedo a la vez sobre la mesa. Habían pasado unos 20 minutos de reconocimiento de dedos y la mano de Patricia finalmente estaba abierta, relajada y apoyada sobre la mesa. A partir de ahora tendrían que lograr un ajuste de tono durante los ejercicios a través de esta modalidad, donde era la paciente con el ejercicio quien controlaba los efectos de la tensión muscular y no la terapeuta con su indiscutible habilidad manual. Existe una diferencia sustancial entre las dos manos abiertas, en una, la actividad fue realizada totalmente por una persona externa a Patricia, en la otra, fue la atención y percepción del paciente lo que guió el control sobre la hipertonicidad de los músculos. Patricia, dos horas después de nuestra reunión, publicó una foto de su mano abierta en el grupo y escribió que finalmente había logrado mantenerla así, a pesar del hecho de que el ejercicio había terminado durante algún tiempo, demostrando que el control después del ejercicio se había logrado porque la relajación había sido el resultado de la actividad de Patricia y no de las habilidades manuales de su fisioterapeuta.

El hecho de que la mano esté abierta sobre la mesa o sobre el muslo, como estoy sugiriendo en estos párrafos, no es el aspecto más importante, pues debemos considerar cuáles son los procesos que nos permiten lograr este control. He visto a pacientes a los que se les coloca cinta adhesiva entre la mano y el muslo para asegurarse de que no se mueva y otros colocan un libro sobre su mano tan pronto como la abren sobre la mesa. De esta manera estamos abordando el problema de la mano mecánicamente como si tuviéramos que manejar un cuerpo inanimado, un objeto externo a nuestro cuerpo. El paciente suele ser incapaz de gestionar una determinada acción debido a la alteración de sus procesos cognitivos. El ejercicio es la herramienta utilizada por el rehabilitador para ofrecer al paciente una experiencia que permite que sus procesos cognitivos se activen de una manera que garantice un comportamiento más avanzado de lo que el paciente demostraría espontáneamente. La terapeuta de Patricia, con sus habilidades manuales, había reemplazado la participación cognitiva de la paciente y no le había permitido vivir una experiencia significativa en el aprendizaje sobre el control de su patología. Patricia no podía experimentar las estrategias cognitivas necesarias para poder mantener el resultado de su mano abierta, porque no fue ella quien lo había conseguido. Sólo cuando la experiencia del ejercicio se vio enriquecida por el control de Patricia sobre la reacción al estiramiento, comenzó a aprender a mantener la mano relajada durante más tiempo. Con el paso de los días, Patricia y su terapeuta se daban cuenta de que la mano, al inicio del ejercicio, ya no estaba cerrada en un puño, sino más relajada, y encontraron que el tiempo para obtener el control de la espasticidad de la mano durante el ejercicio se reducía, mientras que también aumentaba la habilidad de Patricia para el reconocimiento de sus dedos.

LA ORDEN QUE LE ENVÍO ES CORRECTA PERO ESTA MANO TONTA NO QUIERE OBEDECER

El caso de Sebastiano me ayuda a dar un ejemplo de lo importante que es, no el resultado de la mano abierta o relajada per se, sino lo importante que es el proceso que conduce al resultado. Las terapias con Sebastiano se desarrollaron sin ningún problema, durante nuestras sesiones pudo realizar los ejercicios con éxito y al final de la sesión su brazo derecho se liberó de la tensión presente. Sin embargo, durante el día, cuando lo veía por la casa, o incluso en los momentos de relajación fuera de las terapias, notaba que su mano derecha solía estar abandonada en el borde externo del muslo y aunque no parecía particularmente rígida, daba la impresión de que su brazo era un accesorio inerte que colgaba de su cuerpo. Era su tiempo libre, así que intenté no ser demasiado estresante. pero le tenía que señalar esto, así que a veces le pedía que prestara atención a su mano y la acomodara mejor, tal vez en una mesa de café o sobre el apoyabrazos del sofá. Sebastiano obedecía; en cada ocasión tenía que ayudarse con la mano izquierda, pero siempre lograba relajar la mano pléjica para obtener el resultado requerido. Esta habilidad, sin embargo, contrastaba con el hecho de que al principio la mano siempre se dejaba sola, rígida y no considerada. Cuando Sebastiano tuvo que relajar la mano a petición mía, me di cuenta que tenía una estrategia probada: miraba por la ventana, iniciaba una conversación con un tema que no tenía nada que ver con el contexto y, si había un televisor encendido se perdía un momento siguiendo el programa en el aire. Sebastiano para relajar su mano había encontrado la estrategia opuesta a la que yo le propuse: le pedí que prestara atención a la mano y Sebastiano en cambio desvió su atención de ella. Era necesario entender más cómo organizaba sus procesos cognitivos, así que le pregunté: «Sebastiano, veo que siempre logras relajar tu mano, pero ¿cómo lo haces?» Su primera respuesta comenzó a orientarme hacia la solución: «cuanto más pienso en mi mano, no se abre, pero si me distraigo, se abre por sí sola». El término abrir utilizado por Sebastiano, me ayudó a comprender que su intención no era relajar una mano rígida, sino abrir una mano cerrada. Cuando pensaba que quería abrir la mano lo hacía como lo hubiera hecho antes del ictus, es decir, extendiendo los dedos y la palma de la mano, pero tenía el efecto contrario y la mano se cerraba más. Sebastiano añadió así: «La orden que le envío es correcta pero esta mano tonta no quiere obedecer».

Incluso con esta frase Sebastiano me había ayudado a comprender más su forma de enfocar la acción en la que estaba involucrado. Su intención era abrir su mano voluntariamente, tal como lo habría hecho si no hubieran existido todos los problemas motores y cognitivos relacionados con la lesión cerebral y habiendo verificado que con el modo de pensar no estaba obteniendo el resultado deseado, entonces había encontrado la estrategia opuesta: la de distraerse por completo.

Estaba claro que con Sebastiano, tendría que trazar su camino de rehabilitación para que comprendiera lo mucho que las reglas de su cuerpo y movimiento habían cambiado y que para manejar su nuevo cuerpo no tendría que pensar en términos de un cerebro que envía órdenes correctas y una mano que debe ejecutarlas, sino que tendría que aprender a percibir su mano y también los efectos de la patología, como la tensión producida por el reflejo muscular. Debería haber entendido la diferencia entre la intención de abrir una mano y la intención de adaptarla a un objeto como la mesa. Sebastiano tuvo que desarrollar algunos aspectos neurocognitivos en su persona. El relato de este caso también me ayuda a confirmar que el resultado de la mano abierta y relajada sobre la mesa no tiene otro valor que no sea asociado con el proceso en que esto se logra.

UN PROCESO CONTRAINTUITIVO

Después de haber logrado uno de los primeros progresos, es decir, ver la mano del paciente abierta y relajada durante los ejercicios, hemos visto la necesidad de que el propio paciente sea autónomo para lograr este resultado, sin tener que realizar un ejercicio con el terapeuta, sino manejando la mano de forma autónoma. Será aún más difícil mantener la mano abierta sobre la mesa cuando hacemos otra cosa, como comer o escribir en la computadora. A diferencia de lo que le sucedió a Sebastiano que al distraerse obtuvo la relajación de su mano, muchos otros pacientes, cuando realizan movimientos con el resto del cuerpo, como resultado de la irradiación ven aparecer el endurecimiento de su lado parético. En estos casos, una de las actividades que los interesados deben comenzar a realizar de forma independiente en su casa o ya en la clínica es comprobar el tono muscular de su mano, incluso cuando están comiendo o cuando realizan acciones que comprometen la mano sana. Es difícil pensar que el paciente pueda algún día agarrar un cubierto y comer con ambas manos si la mano pléjica queda olvidada y presa de los efectos de la patología fuera del contexto de la acción. ¿Qué es realmente la autonomía? ¿Es sólo la capacidad de ser independiente en las actividades cotidianas, las relacionadas con el cuidado personal y el movimiento? La autonomía, en su interpretación más elevada en un proceso de recuperación, es también la capacidad del paciente de crear experiencias de recuperación incluso sin la presencia de un terapeuta o un miembro de la familia. Desafortunadamente, este proceso de autocontrol es absolutamente anti-intuitivo y parece entrar en conflicto con una de las características más refinadas de nuestro sistema nervioso central, que consiste en apuntar a la economía y la eficacia de la acción. Adaptar la mano pléjica sobre la mesa mientras comemos, representa un obstáculo para la eficacia de la acción, el paciente en ese momento está privando de una porción de atención a la acción de comer y que intencionalmente tendrá que distribuir sobre el control de una parte del cuerpo en dificultad.

Durante una transmisión en vivo en su Facebook dirigido a los miembros del grupo de pacientes, mientras explicaba la necesidad de involucrar a la mano parética en todas las acciones de la vida diaria, Roberto escribió:

«No crees Valerio que lo que estás sugiriendo es totalmente anti-intuitivo»

Roberto también agregó:

«La participación de la mano es más fácil cuanto más práctico, más cómodo se hace el usarla.»

Sì, Roberto tenía razón.

Pedir que se maneje constantemente la mano, cuando esto no ayuda o facilita la acción que estamos realizando, es contra-intuitivo. Con la mano sana, a las pocas semanas del accidente ya tenemos suficiente capacidad para realizar muchas acciones que antes requerían el uso de ambas manos. Mientras el paciente está comiendo, tener que manejar la mano pléjica, ponerla sobre la mesa y asegurarse de que no se desplace, porque la mano tiende a deslizarse hacia abajo arrastrando platos y cubiertos, es una actividad desgastante, sería más fácil y económico dejarla inmóvil sobre el muslo. Incluso despertarse a las 6:00 am para trotar puede parecer anti-intuitivo en comparación con permanecer en el calor de la cama, pero el entrenamiento requiere más esfuerzo en todas las disciplinas. En el estudio se necesita perseverancia y curiosidad en profundizar, en la música se necesita dedicación y pasión para practicar, en el deporte se necesita sacrificio y ganas de superar los límites: en la recuperación, de la misma manera, se necesitan todos estos ingredientes para dirigir al máximo que la naturaleza nos pondrá a disposición.

«¡Solo queremos una pastilla!»

Aldo, otro participante en la transmisión en vivo, exclamó

Me hizo sonreír, pero también reflexionar mucho. Este comentario resume en cuatro palabras precisamente la necesidad de que la recuperación se produzca con certeza, de forma rápida y desde el exterior, mientras que, inevitablemente, las características reales de la recuperación post ictus son la incertidumbre, la lentitud y la participación absoluta del paciente. Tampoco bastará con que el paciente se le exija disciplina como para obtener cierto control sobre los movimientos y las actividades diarias si el familiar tiene que pedírselo cada vez. Hay una gran diferencia entre el paciente que es capaz de ser realmente autónomo en estas actividades y el paciente que sólo puede hacerlo si se lo pide una persona externa. Si siempre fuera el familiar o el terapeuta el que recuerde al paciente que debe manejar su mano en contextos en los que ya ha aprendido a controlarla, estaríamos ante una situación potencialmente exitosa, pero al mismo tiempo también un fracaso de la terapia y esto empuja al equipo a invertir sus recursos para que el paciente sea más autónomo ofreciéndole las herramientas fundamentales para tener más percepción y atención hacia su mano. El salto intuitivo del paciente que es capaz de asumir la responsabilidad y en cambio interpretar esta acción contra-intuitiva como un acto terapéutico pertenece a la persona neurocognitiva: es uno de los ingredientes de su Factor X.

TMIR

En 1915 Trendelemburg decidió amputar el brazo sano de los monos hemipléjicos para estudiar sus procesos de recuperación. El científico observó un inicio más rápido de la movilidad del miembro afectado por la parálisis. En 1917 Franz y Ogden, siguiendo la misma línea de investigación sin amputar los miembros, procedieron a la inmovilización forzosa, observando también en este caso una recuperación más rápida por parte de los sujetos estudiados. El conocido investigador Taub continuó sus estudios confirmando estas observaciones. Hoy en día, estas investigaciones han dado lugar a un verdadero enfoque de rehabilitación que toma el nombre de TMIR, Terapia de movimiento inducido por restricción. El paciente con el brazo sano inmovilizado se ve obligado a utilizar el brazo parético. A la luz de lo comentado en los párrafos anteriores, un abordaje de este tipo también podría parecer razonable si se interpreta como un incentivo obligatorio para que el paciente considere su lado pléjico de otra manera muy difícil de integrar en el contexto de la acción, Sin embargo, creo que es apropiado hacer algunos comentarios al respecto. Anteriormente discutimos la necesidad de lograr la adaptación de la mano en superficies cada vez más complejas y esta operación muchas veces al inicio requiere la participación de la extremidad opuesta precisamente para evitar que aparezcan movimientos patológicos, reflejos y compensaciones. Obligar al paciente a no mover el brazo sano no garantiza la responsabilidad del paciente de controlar tales fenómenos que corren el riesgo de aparecer y volverse más fuertes. En la literatura científica disponemos de un número bastante elevado de publicaciones que demuestran la eficacia de este abordaje rehabilitador incluso en el paciente hemipléjico, sin embargo, como en todas las propuestas de rehabilitación, nos enfrentamos a un problema relacionado con las escalas de evaluación utilizadas para medir la eficacia: a menudo los resultados de esta práctica se miden en función de la capacidad del paciente para realizar actividades de la vida diaria y, de hecho, los pacientes que se ven obligados a involucrar el lado pléjico con esta práctica son más rápidos e ingeniosos en el manejo de tales acciones, como el vestirse o cuidar la higiene personal, sin embargo, sería importante introducir en la evaluación de los resultados también la calidad de los movimientos y la capacidad del paciente para mantener bajo control los fenómenos patológicos relacionados con la lesión central como la reacción anormal al estiramiento y la irradiación. Estoy seguro de que el paciente que ha tenido su miembro superior sano inmovilizado desde el principio de su rehabilitación, será capaz de ponerse una camiseta con mayor velocidad. Sin embargo, me pregunto si a largo plazo el paciente que se ha visto obligado a utilizar el brazo pléjico desde el principio, cuando no tenía la posibilidad de hacerlo y los únicos movimientos de los que disponía eran los primeros liberados del proceso de inhibición (de naturaleza elemental y de carácter reflejo), no podría entonces pagar la factura de esta aceleración en términos de calidad. Otra perplejidad relacionada con la inmovilización forzada de la extremidad sana, está en relación con la naturaleza de las acciones en las que están involucradas nuestras extremidades, acciones que en la mayoría de los casos son bimanuales, es decir, donde nuestras manos participan en armonía en el desarrollo de la acción y ver que la recuperación es realizada a través de la sola utilización de la mano pléjica, me temo que no sea compatible con la compleja integración a la cual el paciente debe poder acceder durante su propio camino terapéutico. Crear una persona neurocognitiva significa darle al paciente un grado de responsabilidad suficiente que le permita actuar de forma intencionada, involucrando siempre su extremidad en la acción incluso con la ayuda de la mano contraria cuando sea necesario. Apuntar a la autonomía también significa ayudar al paciente a construir las herramientas necesarias de atención y percepción para tener una mayor consciencia de su cuerpo y mantener la calidad del movimiento bajo control. En muchos contextos, estas reflexiones personales mías me han costado numerosas críticas de la comunidad clínica que, gracias a las cifras producidas por la evidencia científica, se pone en paralelo con este enfoque terapéutico. Comprendo plenamente la necesidad de buscar las evidencias, por lo que mis observaciones personales van acompañadas de mi compromiso con el estudio de nuevas escalas de evaluación que puedan considerar también los aspectos cualitativos del movimiento.

LA FAMILIA NEUROCOGNITIVA

Para alcanzar el máximo objetivo terapéutico, creo que es fundamental involucrar a la familia en el proceso de recuperación porque, si se les sigue y dirige bien, pueden ayudar mucho al paciente incluso en el manejo diario de su propio cuerpo. Creo que es necesario invertir tiempo en la formación del familiar, para desarrollar una persona neurocognitiva también en su caso. El paciente pasa todo el día con sus seres queridos y no debe perderse la oportunidad de hacerlos aliados activos en la recuperación, también para evitar el riesgo de que, si no se les guía adecuadamente, puedan, por el contrario, representar un verdadero obstáculo. Culturalmente parece normal pensar que para recuperar el movimiento es necesario hacer un esfuerzo, pero en realidad, ante una lesión del sistema nervioso central las reglas pueden no ser las mismas que las seguidas para una lesión ortopédica. Cuando el paciente se enfrenta a esfuerzos físicos mayores de los que puede permitirse, verá aparecer y aumentar el fenómeno espástico, lo que representará entonces uno de los principales obstáculos para la recuperación. El familiar, por ejemplo, puede alentar erróneamente al paciente a que camine tanto como sea posible con la esperanza de que la cantidad mejore la función; en realidad, cuanto más camine de la forma en que ya ha aprendido a caminar, con sus estrategias y compensaciones, más tenderá a reforzarlas. Mientras espera a madurar como persona neurocognitiva, el familiar participará en la recuperación de su ser querido proponiendo casi con toda seguridad actividades o ejercicios físicos, con la esperanza de ayudarle en su recuperación. Esta energía, este deseo de ser útil, es un recurso que debe ser orientado hacia actividades que sean realmente productivas para el paciente, precisamente para evitar proponer ejercicios de refuerzo como apretar una pelota de goma u otras actividades que puedan aumentar el fenómeno espástico. Ciro, el hijo de Anna, me envió una foto de su madre con la mano en la mesa durante una comida. Había algo extraño en la foto, así que me concentré para tratar de entender lo que estaba mal y cuando hice zoom vi primero la mano de Anna cerrada (este no era el problema), luego un objeto cerca de su antebrazo: un gancho de ventosa de los que se usan para colgar batas en el baño. Ciro había colocado la ventosa en la mesa y luego fijó su brazo en ella con un pañuelo. Algunos pueden sonreír ante esta solución, sin embargo, no parece tan lejos de elegir poner la mano en una férula y luego fijarla. El hijo había captado la utilidad de involucrar a la mano pléjica en el campo de acción, pero su panorama de razonamiento lo orientaba a operar en términos mecánicos y no neurocognitivos. Este episodio nos ayuda a comprender lo ventajoso que puede ser que el familiar participe en las terapias y le enseñe hasta los ejercicios más sencillos: el terapeuta puede estar más seguro de que su paciente está mejorando aunque no lo trate directamente, y éste encontrará una mayor continuidad en su formación; por último, el familiar que, incluso sin indicaciones específicas, habría volcado su atención y cuidado hacia el paciente, puede hacerlo esta vez, pero con la cuidadosa orientación del profesional.

EL AGARRE POR GRADOS

La mesa es uno de los primeros objetos que le pedimos al paciente que agarre y según esta perspectiva seremos capaces de identificar superficies aún más sencillas para proponer en casos más complejos. Por ejemplo, una mesa es una superficie más difícil que un cojín, porque es una superficie rígida y no encaja, lo que obliga a la mano a moldearse. Sin embargo, al mismo tiempo, la mesa es una superficie más fácil que el muslo de la pierna pléjica, porque la forma del muslo es irregular y requiere que cada dedo de la mano realice una tarea precisa para permitir su agarre. Otra variable a tener en cuenta para evaluar la complejidad del agarre es el contexto en el que lo realizamos, por ejemplo, la adaptación de la mano sobre la mesa mientras el paciente está ocupado sólo en esa tarea, será más fácil que si el paciente tiene que mantenerla abierta mientras come, es decir, en una situación en la que la atención se divide en otra actividad. La adaptabilidad es una característica fundamental del movimiento. Puedo caminar descalzo o con botas de ski en los pies, ya sea que el piso sea de mármol o caminar sobre las rocas. El principio de adaptabilidad también afecta al agarre; si soy capaz de adaptar mi mano a una superficie, debería poder hacerlo ya sea acostado cuando la abro sobre mi estómago, o parado si la pongo sobre el hombro de un amigo. Desde la mano en el muslo estaremos listos para conquistar nuevas posiciones y apoyar nuestra mano en el reposabrazos del sofá o incluso en nuestro gato apoyado en las piernas. Estamos acostumbrados a pensar en nuestro cuerpo de manera sectorial, hablando de dedos, mano, muñeca, antebrazo, codo y hombro, en realidad si miramos bien la estructura musculoesquelética y las regiones de inervación, podemos darnos cuenta de que esta distinción es sólo didáctica. El paciente hemipléjico sabe que si extiende el codo, sus dedos se arriesgan a flexionarse. El mismo Fabrizio observó que tratando de estirar los dedos sobre la mesa flexionaba la muñeca. La musculatura proporciona una continuidad en todo el cuerpo donde es difícil aislar un solo segmento desde un punto de vista anatómico.

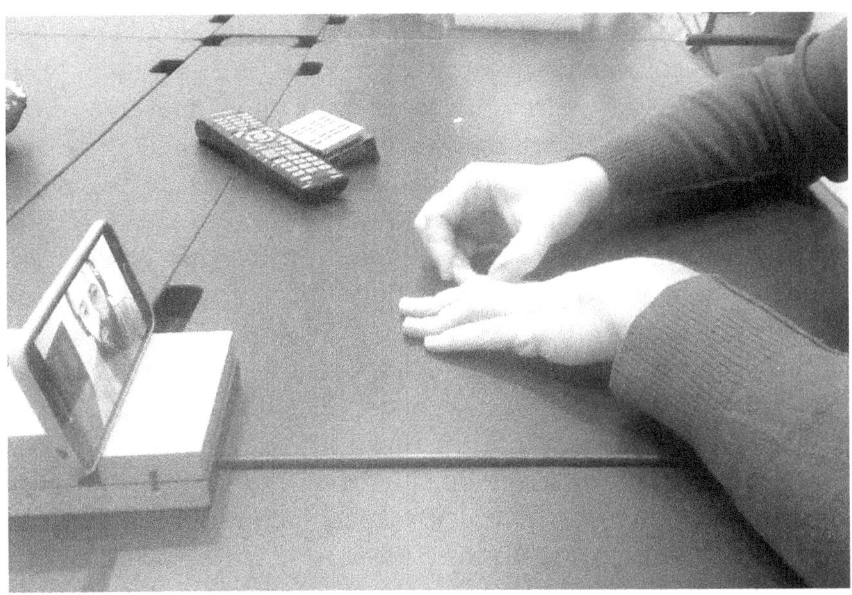

Esta foto me la envió Alessio durante una de las transmisiones en vivo por las redes sociales, me dio enorme placer pensar que aunque solo por una hora, hubo decenas de personas que al escuchar mi intervención recordaron que tenían que manejar su propia mano.

ABRAZAR EL MUNDO Y ENGAÑAR AL ICTUS

La forma en que nos movemos es característica de cada uno de nosotros, a veces podemos reconocer a un amigo nuestro aunque esté lejos y en una multitud, sólo porque podemos distinguir su forma particular de moverse. Nuestro movimiento es un poco como una huella digital: nos caracteriza. Sin embargo, cuando nos enfrentamos a una movilidad reducida como la causada por un derrame cerebral, también reducimos nuestra variabilidad y adaptabilidad al entorno. Si observamos con atención el comportamiento motor del paciente, notaremos que cuando se sienta en el sofá o silla siempre asume la misma posición. A menudo se puede encontrar con ambas piernas apoyadas en el suelo y la mano pléjica entre los muslos o sostenida por la mano sana. Puede ser difícil ver esto en una posición sentada más dinámica, como a menudo lo hacemos en un sofá, donde muy variadamente colocamos nuestras manos en todas partes y posicionamos nuestras piernas de muchas maneras diferentes en la constante búsqueda de la posición más cómoda. Después de guiar al paciente hacia la necesidad de manejar su propia mano, sobre una superficie plana como la de una mesa e irregular como la del muslo, llega el momento de hacer más completa la adaptación al mundo que nos rodea de una manera siempre cambiante. En la foto observamos a un paciente con hemiplejía derecha que está aprendiendo la importancia de contrarrestar la tendencia de la condición de reducir su capacidad de abrazar el mundo, tanto en posición de piernas como de brazos.

Después de haber adquirido la habilidad suficiente para adaptar la mano sobre una superficie plana y luego sobre una irregular como el muslo, el resto solo debe seguir las reglas de la imaginación y la creatividad del individuo. El sentido es recuperar la posibilidad de adaptarse al mundo, o encontrar nuevas formas de adaptarse a él, experimentando con asombro diferentes posiciones. Estamos acostumbrados a entender la postura como una actitud estática y firme, en realidad nuestro cuerpo está en constante movimiento y adaptación hacia sí mismo y el entorno que lo rodea. Cuando vi esta foto por primera vez, le dije a Pino, el protagonista, que no podía entender cuál era su lado parético, era una foto que también engañaría al ictus, confundiéndolo y haciéndole perder el rastro de su paso.

ASISTENCIA EN LA MANIPULACIÓN

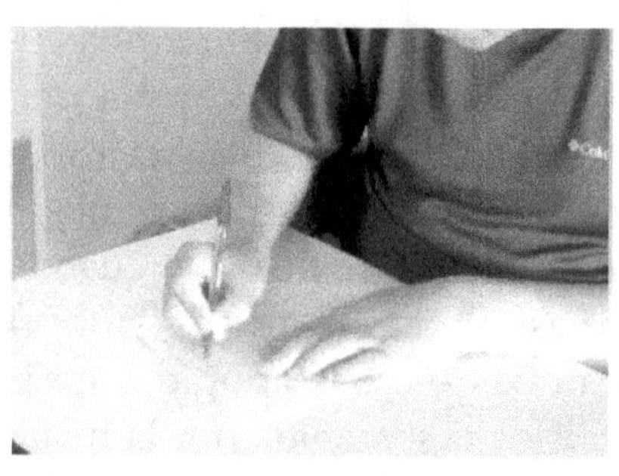

Cuando somos capaces de colocar nuestra mano en la superficie plana de la mesa, de alguna manera la estamos agarrando y, en efecto, esto representa uno de los primeros agarres del paciente. El objetivo es recuperar la capacidad de manipular el objeto, pero incluso antes de poder madurar estas habilidades, el paciente debe entrenarse para adaptar la mano al objeto, manteniéndola quieta para facilitar la manipulación con la mano contraria. Después de 22 años del evento, Ivana había comenzado a sostener un calabacín mientras lo cortaba con su mano derecha. Sostener un tazón de helado con la mano pléjica mientras la mano sana está ocupada con la cuchara; sostener la botella de agua con la mano pléjica y con la mano sana girar la tapa, agarrar el paquete de pañuelos para permitir que la otra mano saque uno y cientos de otros ejemplos, pueden ser oportunidades que no se deben perder durante el día. El desafío de este nivel de interacción con el objeto es no comprometer los reflejos patológicos que de todos modos tienden a ofrecer una ayuda en el cierre de la mano, mientras que aflojar el agarre y liberar el objeto podría ser la verdadera dificultad. También en este caso no es el resultado de haber agarrado el objeto lo que importa, sino la calidad con la que se realiza este agarre y la capacidad del paciente para organizar el movimiento necesario para sostener el objeto sin excederse para no seguir un patrón sinérgico. Detrás de esta invitación, sin embargo, hay una trampa, de hecho, el paciente que sostiene la botella de agua con la mano pléjica mientras que con la otra desenrosca la tapa, puede no prestar suficiente atención a la aparición de la irradiación: arriesgándose así a aumentar la rigidez de la mano en lugar de entrenarse para controlarla. Al leer estas líneas, el paciente ciertamente se sentirá motivado y querrá intentar esta acción, pero mi invitación es a evaluar también los efectos sobre el tono de la mano, de hecho, si después de haber desenroscado la tapa, para liberar la botella del agarre de la mano pléjica, es necesario un esfuerzo, entonces significa que no ha habido suficiente control sobre la calidad del movimiento y ha aparecido la irradiación, propio uno de los fenómenos que hay que aprender a controlar en lugar de facilitar su aparición.

ALCANZAR LAS SUPERFICIES

Una vez que aparezcan los primeros movimientos que no sean reflejos, sino movimientos intencionales sin compensación, entonces será posible comenzar a involucrar a la extremidad superior en acciones más elaboradas. Si al principio el paciente ha aprendido a adaptar la mano a las diferentes superficies, ahora que es capaz de insinuar los primeros movimientos de la extremidad superior, podría comenzar a alcanzar estas mismas superficies. Si el paciente estuviera sentado y su brazo tendido a lo largo del costado, entonces él mismo podría llevar la mano sobre el muslo. En los primeros intentos se debe incentivar la intervención de la otra mano para ayudar a la acción, si es necesario, para evitar la aparición de movimientos patológicos. Después de aprender a alcanzar el muslo, el paciente puede intentar alcanzar la mesa o el reposabrazos del sofá. En estas primeras

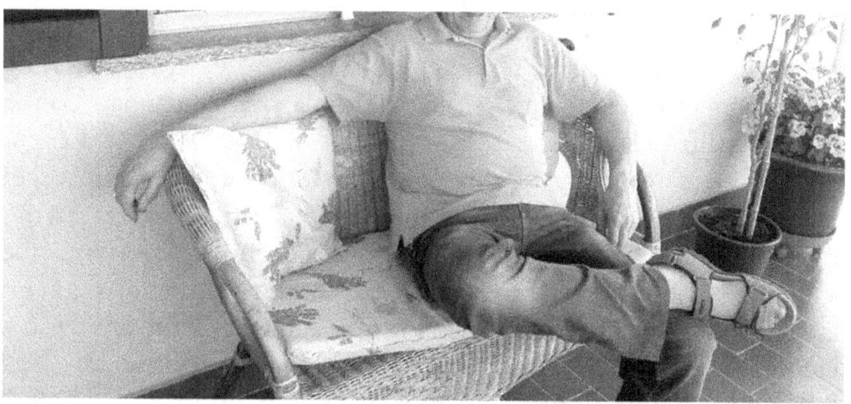

actividades, en las que se requiere un movimiento visible por parte del paciente, es necesario estar muy atento a la calidad de los movimientos, pues si el movimiento no se realiza con cuidado, sino que por el contrario se genera una fuerza excesiva, entonces es probable que se vea el fenómeno de la irradiación que tenderá a endurecer la mano, elevar el hombro y también afectar la espalda. Es comprensible que el paciente y el familiar experimenten un momento de euforia al aparecer los primeros movimientos, considerando que el brazo, definido como muerto por todos, está en cambio mostrando signos de vida. Estos signos de esperanza, sin embargo, lamentablemente se manejan de manera incorrecta, reforzándolos continuamente y de manera inespecífica. Estamos en una delicada fase de recuperación, en la que gran parte de la calidad motora del paciente estará determinada por la calidad de la gestión de estos primeros movimientos.

DE LA SARTÉN AL FUEGO

Comencé a trabajar con Diego dos meses después de su ictus, y aún no había desarrollado signos de la patología motora del paciente hemipléjico aparte de la relacionada con el déficit de reclutamiento de las unidades motoras. El brazo se presentaba en esa condición que se denomina flácida. Empezar a trabajar con un paciente en esta etapa es siempre un placer ya que te encuentras con una hoja en blanco, todo por escribir. Diego es mexicano y como mucha gente, no sabía lo que era un ictus y cómo podía evolucionar su condición, por eso durante nuestra primera visita a través de Skype estaba visiblemente preocupado por lo que yo pudiera decirle, preocupado de que pudiera decir que no se recuperaría. Obviamente no fue así, ya que estábamos en el principio y Diego todavía tenía todo para jugar. Precisamente porque nos encontrábamos en una posición privilegiada, a saber, la de haber empezado a trabajar ya dos meses después del evento, tenía que tener muy claro que la relajación en la que se encontraba su brazo no debía representar el problema, aunque se definiera como flácida y el término no presagiaba nada bueno, Diego debía temer en cambio la aparición de movimientos reflejos, aquellos que podían endurecer su brazo determinando un obstáculo para la futura recuperación de los movimientos finos. Cuando le explico esta necesidad a un paciente, me doy cuenta de que es muy complejo entender estas nuevas reglas. Tras un accidente de coche, numerosas fracturas y meses de estar en cama, sabemos que nuestra fuerza de voluntad y fortaleza jugarán un papel clave: el esfuerzo para superar nuestros límites, superar el dolor y comprometernos físicamente al máximo serán las claves del éxito. En un accidente neurológico, las leyes de la recuperación no son las mismas, por lo que es muy difícil para el paciente entrar en este nuevo paradigma, donde no se requiere esfuerzo, sino atención a la calidad del movimiento y donde no se requiere un compromiso exquisitamente físico, pero siempre acompañado de una participación cognitiva.

Diego había visto morir todo el lado izquierdo de su cuerpo, no podía moverlo y no tenía control sobre él, había vivido los últimos dos meses con el lado izquierdo de su cuerpo inerte y pegado al lado derecho que tenía que hacer todo, día tras día; estaba probando, confundido y asustado. Durante su relato, mientras me explicaba lo que le había sucedido y lo que sentía en su cuerpo, me contó con satisfacción que precisamente en los últimos días se había dado cuenta de un fenómeno que le había dado esperanza, era que su mano tendía a cerrarse cuando bostezaba. Para Diego, ver ese primer movimiento fue la señal de que su mano estaba viva. Trató de bostezar tanto como pudo durante el día un poco como un resucitador realiza un masaje cardíaco a un moribundo. Estaba contento con esa señal y quería mantenerla viva tanto como fuera posible, porque pensaba que podría aumentar si se entrenaba constantemente. El paciente también había notado que haciendo un esfuerzo con su mano derecha podía obtener el mismo efecto que el bostezo, por lo que intentó en la medida de lo posible hacer movimientos que requerían un esfuerzo, obteniendo como respuesta una reacción de la mano. Creo que es absolutamente normal y humano pensar como Diego y tratar de mantener activas esas señales de vida de la mano. Sin embargo, no podía saber que el desarrollo de esas respuestas reflejas de manera no específica podría generar con el tiempo el cuadro de paresia espástica que padece la mayoría de los pacientes. Claramente, no sólo los pacientes piensan que cuanto más se estimule el movimiento con la fuerza, más aumentará. Incluso los miembros de la familia tienden a favorecer estas prácticas, y lo hacen de buena fe, al igual que muchos profesionales de la salud que quieren sacar al paciente de la fase de flacidez rápidamente, incluso a costa de entrar en la fase espástica: de la sartén al fuego. El paciente en esta fase tan delicada de su recuperación, se encuentra atrapado entre dos fuegos, por un lado el riesgo de no considerar su mano y por otro el riesgo de forzarla demasiado y desarrollar espasticidad. Aquí es donde la habilidad del terapeuta reside en hacer que el paciente sea consciente de este escenario y en extender esta consciencia a todos aquellos que tienen algo que ver con el paciente, especialmente a los familiares.

EXPERIMENTAR CON ASOMBRO Y CREATIVIDAD

Cuanto más se amplían las posibilidades motoras del paciente, más difícil resulta codificar las sugerencias y determinar una lista de posibles acciones a realizar. En los primeros párrafos fue más fácil ya que las sugerencias iban dirigidas a posicionar la mano en diferentes superficies, pero ahora que el paciente es capaz de producir los primeros movimientos y está aprendiendo a protegerlos de la compensación y las contracciones reflejas, se abren muchas más oportunidades que deben ser buscadas creativamente por el propio paciente. Si ha aprendido a mantener firme el frasco de yogur mientras la otra mano está ocupada manejando la cuchara, esta vez podrá intentar alcanzar directamente el frasco de yogur con su propia mano pléjica. Si ha aprendido a mantener la mano bien relajada entre el teclado del ordenador y la mesa, puede ser el momento de intentar pulsar las teclas "shift" y "enter" con el dedo índice o llegar a las teclas que desee en el momento que considere más oportuno. Otra acción posible es llegar y agarrar la manilla de una puerta para poder abrirla o cerrarla. En esta acción, la dificultad deriva del hecho de que una vez que el paciente ha agarrado el mango, debe ejercer una cierta cantidad de fuerza para poder girarlo hacia abajo; esta misma fuerza, si no se dosifica cuidadosamente, podría reflejarse en el tono de los dedos y hacer que se flexionen, lo que a su vez haría más difícil la tarea de soltar el mango. De aquí en adelante, todo se juega también con la creatividad del paciente de encontrar siempre nuevas acciones para experimentar con asombro. Orietta comenzó a aprender a controlar la espasticidad de su mano cuatro años después de su accidente cerebrovascular y siempre he apreciado su creatividad para encontrar nuevas acciones en las que insertar activamente su mano. Cuando me envió la foto de su mano sobre su perrito, me hizo sonreír, pero luego pensando mejor consideré esta acción no sólo creativa y simpática, sino también muy válida, porque además estaba la interacción con el animal que determinaba las reglas de la calidad de este soporte. Nada cambia en la mesa si nuestra colocación de la mano sobre ella no es delicada y si ejercemos una presión exagerada con los dedos, en el límite la mano estará visiblemente rígida, mientras que el Chihuahua por el contrario requiere un contacto agradable y cariñoso. Estos aspectos intencionales del movimiento, hacen del gesto de Orietta un ejemplo a seguir. Unos meses más tarde Orietta me sorprendió enviándome un vídeo grabado el día de Navidad. En ese momento había empezado a recuperar algunos movimientos de su brazo; se ayudó a sí misma con su mano izquierda para sostener el papel del paquete, mientras que con la derecha quitó la cinta adhesiva. Mi sorpresa no fue tanto por sus capacidades motoras que conocía, sino por el hecho de que durante la acción de desenvolver el regalo, junto con la familia y con toda la atención puesta en el contenido del paquete, Orietta había concedido parte de esta atención a la gestión de su mano izquierda. La gran dificultad del paciente para seguir estas sugerencias es justamente la de tener la constancia de dividir su atención en el manejo de una mano, que hasta que no tenga movimientos eficaces, hará la tarea aún más difícil y costosa de lo que es realizarla con una mano sana.

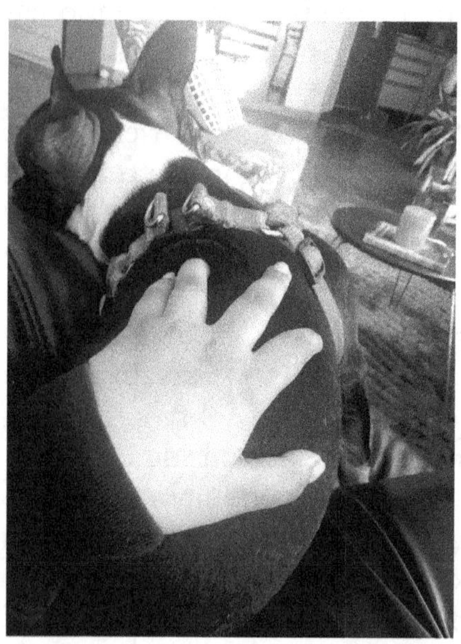

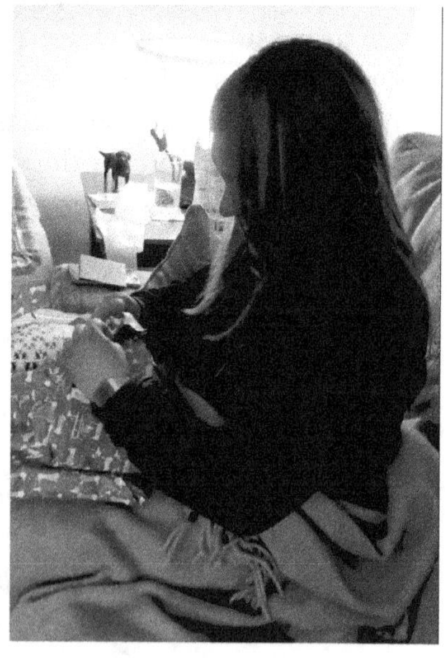

15. EJERCICIOS PARA LA RECUPERACIÓN DEL AGARRE

Conduciendo mi carro, dejé atrás el Monte Summano y los fantásticos años de mi beca en el centro de Investigación de Perfetti. Años de increíbles descubrimientos sobre la Rehabilitación con el paciente con daño cerebral, de intensas amistades y una nueva pasión por el estudio. En ese carro había guardado todos los libros, ropa y alguna chatarra, pero con estas cosas también estaba moviendo algo más, que me habría acompañado toda mi vida: la obsesión por divulgar a todos los extraordinarios conocimientos que había aprendido y la determinación absoluta de participar en el cambio de la visión miope del mundo de la Rehabilitación. El cambio habría tenido que pasar por un proceso revolucionario por decir lo mínimo, cuidadosamente planeado e implementado con lucidez y constancia. A menudo, cuando nos referimos a un *terapeuta Perfetti*, lo hacemos casi implicando su pertenencia a una comunidad cerrada, formada por terapeutas encaramados en sus posiciones, cuadrados y unidos por el propósito de proteger y hacer crecer la ciencia de la rehabilitación de acuerdo con una visión neurocognitiva. Quien se acerca y pasa a formar parte de este mundo, se siente inevitablemente identificado con la necesidad y la responsabilidad de transmitir de forma inmediata a los demás, el sentido de participación de este proceso revolucionario.

Tan pronto como llegué a casa, coloqué mi fortaleza neuro-cognitiva dentro del Centro Fisioterapia Roma, al conocer a pacientes, familiares y terapeutas de todo el país, que se enfrentaban en un viaje complicado y con el deseo de recibir un programa de trabajo. Desarrollar un plan de ejercicios para un paciente en tan solo tres horas, obviamente representa un desafío adicional ya que cada ejercicio nace de la observación individual y es como un traje a la medida. El término *observación* resulta engañoso ya que sugiere un proceso realizado mediante la vista; por otro lado, representa un proceso real de interpretación, en donde se analizan las alteraciones y habilidades residuales del paciente, mediante los conocimientos del profesionista; por lo que cada terapeuta aplica una teoría para poder interpretar al paciente y determinar el camino hacia su rehabilitación. En el lenguaje corriente, una teoría se concibe como algo abstracto, es decir, una opinión que nada tiene que ver con la práctica; mientras que en el campo de la rehabilitación, la práctica que coincide en gran medida con los ejercicios, se origina en la teoría a la que se refiere. En este caso, nos referimos a la teoría como un conjunto de leyes, evidencias y creencias que describen y permiten la interpretación de diversos fenómenos. En el mundo de la rehabilitación cabría esperar que la teoría de referencia sea la misma para todos, ya que las ciencias básicas (neurofisiología, neurología y anatomía) con las que habitualmente se relaciona son claras y precisas; mientras que las áreas de estudio para el fisioterapeuta están blindadas de cualquier proceso interpretativo, porque son de naturaleza absolutamente objetiva, (cuerpo, recuperación y movimiento); por lo que estas últimas, objetos de estudio para el profesional de la rehabilitación; como hemos comentado en los capítulos previos, son susceptibles de diferentes modelos interpretativos y las mismas teorías de referencia pueden variar de un profesional a otro.

Un terapeuta cuya teoría de referencia sea de tipo muscular identificará la patología del paciente en su incapacidad para organizar las contracciones musculares y se dotará de todas aquellas herramientas de trabajo que le permitan incidir en la capacidad de contracción de los músculos. Los ejercicios se centrarán en la ejecución del movimiento y el fortalecimiento muscular.

Los resultados obtenidos con ejercicios dirigidos a incrementar el tono de los músculos se verificarán mediante escalas de medida creadas precisamente para identificar cambios en la fuerza muscular, por lo que resultará una teoría válida. La marcha del paciente, por ejemplo en este caso, se puede medir por la velocidad y la longitud del paso, sin considerar necesariamente la calidad de los movimientos.

El profesional, que por su parte tenga como referencia la teoría neuromotora, según la cual el movimiento es el resultado de patrones sinérgicos y que los reflejos primitivos pueden ser utilizados para facilitar la recuperación intencional del movimiento, construirá sus ejercicios para poder incidir directamente en los reflejos; unas veces facilitándolos y otras inhibiéndolos con maniobras y posturas específicas. Las escalas de medida que utilizamos para verificar la validez de una intervención mediante rehabilitación neuromotora, están encaminadas al resultado final de la acción; estas, miden la eficacia de las actividades de la vida diaria en el paciente dentro de su hogar; pudiendo actuar incluso en presencia de sinergias y compensaciones patológicas, validando el abordaje neuromuscular y el motor.

El rehabilitador que tiene como teoría de referencia la neurocognitiva; según la cual la recuperación depende de la activación de los procesos cognitivos, desarrollará el plan de recuperación construyendo los ejercicios de tal manera que puedan afectar las capacidades cognitivas del paciente para planificar la acción y interacción con el medio ambiente a través del propio cuerpo. En este caso, es deseable en el panorama de la rehabilitación introducir escalas de evaluación que sean capaces de medir la calidad del movimiento y la interacción con el entorno, elementos de los cuales las escalas actualmente en uso son aún deficientes.

El ejercicio asume un valor clínico ya que representa la acción directa del profesional hacia la recuperación del paciente, pero al mismo tiempo también tiene un significado científico capaz de probar las hipótesis desarrolladas por el profesional.

Cada paciente es único y como tal escapa a cualquier protocolo o técnica que se reduzca a una serie de maniobras o ejercicios estereotipados. El término Método Perfetti, a pesar de ser el más conocido por el público en general, no es representativo del significado que asume la Rehabilitación Neurocognitiva, ya que no es un método y mucho menos una técnica. La Teoría Neurocognitiva de la Rehabilitación concebida y desarrollada por Carlo Perfetti a lo largo de casi cincuenta años de estudios y de febriles e incesantes investigaciones, representa un paradigma de investigación e interpretación del ser humano y su estado patológico que ha permitido traducir los descubrimientos científicos más relevantes en el campo de las neurociencias. Profundizar en cada proceso cognitivo del paciente, analizar en detalle cómo la lesión ha alterado su atención, memoria, percepción, aprendizaje y capacidad para crear representaciones mentales, y cómo estos elementos han influido a su vez en la conducta, hace de cada paciente un sujeto absolutamente único e impermeable a cualquier intento de simplificar el proceso de rehabilitación o de aplicar protocolos. Por estos motivos, el nacimiento de las video guías, que recogían un paquete de ejercicios para recuperar el agarre y la marcha del paciente hemipléjico, habían generado dos reacciones completamente opuestas en el ámbito de la rehabilitación; mientras que por un lado los pacientes y los terapeutas jóvenes pudieron tener un incentivo práctico y un gusto por un tema enormemente vasto como es el neurocognitivo, por otra parte, y considerando mi propio entorno, los terapeutas neurocognitivos experimentados, profesores y colegas con quienes siempre había compartido la pertenencia de un revolucionario objetivo común para la difusión de los mismos, quedó perpleja, confusa y opuesta a esta esquematización. Se trataba, con todos los efectos, de un proceso de simplificación y codificación que había puesto en marcha al crear un producto editorial; más tarde esta elección sería identificada por quienes la criticaron y se opusieron, como un mero proyecto empresarial con fines económicos. Claramente fue difícil para mí, encontrarme de forma repentina aislado dentro de mi propia comunidad y tener que manejar las críticas planteadas por los mismos compañeros con los que siempre había compartido el entusiasmo y la energía encaminados a cambiar el mundo de la rehabilitación, pero el potencial que había visto de inmediato en la difusión de las video guías, superó cualquier duda y me ayudó a seguir incansablemente en la dirección tomada, porque pudo haber representado esa palanca para cambiar, que no había existido hasta ese momento. Si la situación en el mundo de la rehabilitación iba a cambiar, no había duda de que el cambio tenía que venir desde abajo, desde los propios pacientes y su familia. Afectar la demanda sería el primer acto del proceso de cambio. Se necesitaba un impulso de difusión masivo dirigido a una audiencia a gran escala para permitir que las personas conocieran los beneficios y las diferencias del enfoque neurocognitivo de la rehabilitación. Las video guías representaron una condensación de todas mis experiencias docentes, obtenidas con pacientes y familiares que me conocieron para tener un programa de trabajo. Siempre que establecía un programa de ejercicios, comenzaba a explicarlos y mostrarlos uno por uno, me di cuenta de que estaba llevando a cabo un proceso de codificación del razonamiento de rehabilitación. Codificar significa esquematizar, traducir, clasificar y organizar el conocimiento que de otra manera sería demasiado vasto y complejo para ser entendido de manera rápida y efectiva. Cada observación de un nuevo paciente me permitió producir un plan de ejercicios que yo mismo le habría propuesto si hubiera tenido la oportunidad de seguirlo directamente todos los días; pero el mismo, inevitablemente tuvo que ser adaptado y simplificado para que el colega aún no experto y el familiar, pudieran implementarlo inmediatamente. Este proceso de adaptación permitió el surgimiento de un programa de ejercicios que partía del más simple al más complejo; Teniendo en cuenta la severidad en la afectación de cada paciente. Así nació las video guías, un paquete de ejercicios explicados de forma esquemática a través de videotutoriales realizados directamente con mis pacientes. Cada ejercicio se estructuró en diferentes niveles de calibración desde el más simple hasta el más complejo, para que cada terapeuta pudiera elegir el nivel más adecuado para su paciente. La video guía ofrece ejercicios para visualizar y reproducir, pero también pequeñas lecciones en vídeo que explican desde un punto de vista teórico el porqué de determinadas elecciones terapéuticas. En efecto, fue un curso digital teórico práctico. En ese momento era necesario crear dos video guías independientes, una para el paciente hemipléjico izquierdo y otra para el derecho, precisamente porque este último, que a menudo padece trastornos del habla, obliga inevitablemente a que los ejercicios se estructuren con características completamente diferentes a las que pueden proporcionarse a un paciente que se comunica libremente.

Las video guías, junto con el intercambio de artículos escritos en mi blog en la red, representaron el primer acto revolucionario para producir un impacto en el entorno de la rehabilitación, y, ayudar al público en general a comprender la naturaleza del enfoque neurocognitivo. El segundo acto del proceso de cambio implicaría formar a un número cada vez mayor de colegas que quieran especializarse en el enfoque neurocognitivo. Una vez estimulada la demanda, llegaría el momento de que cualquiera pudiera encontrar un número constante de terapeutas especializados en el área. Inmediatamente después de la compra de las video guías; pacientes y familiares sintieron el valor de la propuesta de rehabilitación presentada en el video curso y cada vez más personas solicitaron recibir el contacto de un colega especializado en su área que pudiera ayudarlos y orientarlos con la rehabilitación. La demanda en sí misma estimulaba la oferta. Se incrementó el número de pacientes que requirieron un terapeuta especializado en rehabilitación neurocognitiva en clínicas y hospitales, aumentando la búsqueda de terapeutas domiciliarios en la zona. Este estímulo ha llevado a una proliferación en el número de clínicas y hospitales dispuestos a invertir en cursos de formación en la Teoría Neurocognitiva, al mismo tiempo que ha aumentado el número de terapeutas atraídos para perfeccionar sus habilidades en el campo.

Las video guías durante nueve años han permitido a cientos de pacientes, familiares y terapeutas de todo el mundo tener una visión previa y rápida del panorama de la rehabilitación neurocognitiva, para poder probar de inmediato los beneficios del Ejercicio Terapéutico Cognoscitivo. Han representado un paso fundamental en el desarrollo de la telerehabilitación y participaron a gran escala en el proceso de difusión para el que fueron diseñados. Estos resultados confirmaron la visión inicial, aliviando desde el punto de vista emocional todas las dificultades vividas por los conflictos que habían surgido con compañeros de mí mismo entorno que atribuían al proyecto de las vídeo guías, sólo una ventaja personal y que me hacía sentir durante mucho tiempo un furtivo de la rehabilitación.

Actualmente las video guías ya no están disponibles porque han dado paso a un programa de rehabilitación a distancia más articulado; mismo que abordaremos en los siguientes capítulos; sin embargo, pensé que al lector le hubiera gustado ver algunos ejercicios prácticos en las páginas de este libro para poder aprender. Al escanear el Código QR al final del capítulo se podrá acceder a muchos de los contenidos que estaban presentes en las video guías para ver cómo se llevan a cabo algunas de las actividades prácticas más importantes del Ejercicio Terapéutico Cognoscitivo.

El lector atento recordará, sin embargo, que cada paciente es único, que cada ejercicio es un traje a medida de cada individuo, y que cualquier intento reduccionista de simplificar un ejercicio y adaptarlo a un público en general debe ser interpretado sólo con fines ilustrativos y no querer sustituir, cualquier indicación de su médico o terapeuta.

EJERCICIOS PARA LA RECUPERACIÓN DEL AGARRE

Instrucciones: Abra la cámara de su teléfono móvil y escanee el código QR a continuación. Los teléfonos móviles más recientes te permiten identificar códigos QR automáticamente, si tu móvil no es capaz de hacerlo puedes descargar una de las muchas aplicaciones gratuitas que hay en App Store o puedes copiar y pegar esta dirección web en tu navegador: https://neurocognitiveacademy.org/video-guia-recuperacion-agarre/

16. RECUPERACIÓN DEL CAMINAR

Caminar presupone que a cada paso el mundo cambia en algún aspecto y también que algo cambia en nosotros

I. Calvino

Desafortunadamente, sólo nos damos cuenta de la complejidad de caminar cuando tenemos que revisarlo nuevamente. Los días en que aprendimos a dar nuestros primeros pasos siendo bebés son tan lejanos que el paciente apenas puede creer que fue tan fácil aprender a caminar, mientras que ahora hasta los movimientos más simples son complicados.

EL 100% DEL PASO Y LAS DOS FASES

El análisis de la marcha se concentra generalmente dentro del ciclo de un paso (Gait Analysis). El contacto inicial del pie con el suelo, que en condiciones normales se producirá a través del talón, esto indica el punto de partida y también se identifica como el 0%. Después de tocar el suelo con el talón, obviamente comenzará la distribución del peso del cuerpo sobre el mismo pie y una vez finalizada la transferencia de carga, el pie volverá a levantarse del suelo para llevarlo hacia adelante hasta que se haga un nuevo contacto del talón sobre el piso. Este contacto posterior representa el evento final del paso que se identifica con el 100%. Por lo tanto, el ciclo de la marcha está delimitado por dos eventos clave que son: el contacto inicial de un pie y el posterior contacto inicial del mismo pie.

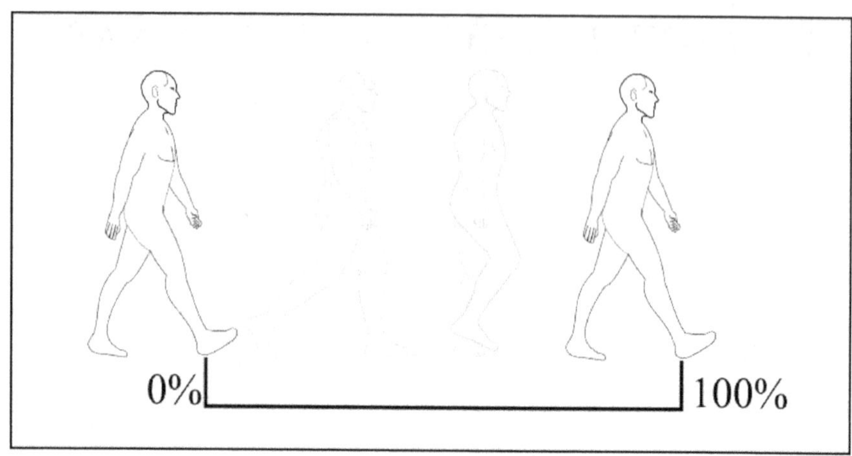

Dentro de estos dos eventos que engloban el 100% del ciclo de la marcha, podemos identificar dos fases fundamentales: apoyo y oscilación. El apoyo es fácil de reconocer porque se origina con el contacto inicial del pie, que representa el 0% del ciclo de la marcha y finaliza cuando el pie se levanta del suelo, lo que corresponde al 60%. La fase de apoyo se reconoce por el hecho de que de una forma u otra el pie está en contacto con el suelo. El 40% restante del paso está compuesto por la oscilación de la extremidad inferior y comienza con el despegue de los dedos del suelo (toe off), que se identifica al 60% del ciclo del paso y finaliza cuando el pie vuelve a tocar el suelo al 100%. La fase de balanceo también es fácilmente reconocible porque se puede identificar en todos aquellos eventos de la marcha donde el pie no está en contacto con el suelo. Esta segmentación del paso en las fases de apoyo y balanceo y la identificación de los eventos clave que los delimitan como el contacto inicial y el despegue de los dedos nos ayudará a orientarnos cuando afrontemos las desviaciones características del caminar del paciente.

MARCHA DEL SEGADOR

El principal defecto de caminar del paciente hemipléjico se conoce comúnmente con el término: marcha del segador. El movimiento circular de la hoz, que se realiza en el aire por el agricultor durante la cosecha parece recordar el movimiento de la extremidad inferior del paciente en fase de balanceo. Es una analogía muy efectiva para comprender las características del movimiento, pero a su vez dolorosa de aplicar con el paciente, que además de tener que manejar los dramáticos resultados de su lesión cerebral y los defectos motores, se tengan que abordar con analogías poco constructivas. Ciertos términos se han utilizado por costumbre, sin considerar el impacto deshumanizador que estos generan en los pacientes, por ejemplo: pie zambo y dedos en garra. Como hemos visto en los capítulos anteriores, el terapeuta tiene el papel de facilitar una reconciliación entre el paciente y su cuerpo, favoreciendo una mejor relación. Utilizar términos que hagan pensar más en una figura mitológica (mitad persona y mitad animal) produce un concepto ficticio al paciente, que genera una despersonalización del mismo; es decir, disminuye la dignidad de la persona. Se trata de simplificaciones que no hacen justicia en el lado humano, pero ni siquiera en el ámbito profesional donde el fisioterapeuta debería poder describir el fenómeno con otras observaciones más específicas y detalladas. Este defecto cortante en la marcha del paciente hemipléjico se observa a lo largo de la fase de oscilación, desde el despegue de los dedos del suelo en un 60% hasta el contacto inicial posterior del mismo pie. Existen numerosas causas que determinan el uso que hace el paciente de esta estrategia conductual. Recordemos que la lesión cerebral del paciente pudo haber alterado algunas de las funciones cognitivas como la calidad de la atención, la percepción y la capacidad de construir una predicción del movimiento, por lo tanto el sistema nervioso implementa estrategias compensatorias que le permiten al paciente tener un previsión, incluso temprana, de una serie de movimientos sencillos pero efectivos desde el punto de vista de su autonomía. El aumento del tono de los músculos de la extremidad inferior que determinan su extensión, forma parte de uno de los procesos compensatorios del sistema nervioso central y si por un lado permite al paciente poder ponerse de pie ya en las primeras semanas y probar sus primeros pasos, darán a esta fase de oscilación del miembro inferior precisamente las características patológicas que estamos describiendo. En el momento del despegue de los dedos del suelo, la rodilla debe estar en una condición de flexión de unos 50°, mientras que el paciente a menudo en este momento del paso se enfrenta a un aumento de la rigidez de su extremidad y con extrema dificultad podrá flexionar la rodilla. El no flexionar la rodilla obliga al paciente a compensar con otros movimientos que involucran estructuras que le permitirán la liberación del pie del suelo, esto lo observamos cuando el paciente levanta todo el lado pléjico. La elevación de la pelvis representa uno de los primeros movimientos que aparecen después de la lesión que acompaña al movimiento de todo el tronco para permitir el balanceo hacia adelante de la pierna, que como recordamos todavía está básicamente extendida. Para evitar que el pie se arrastre hasta el suelo, el paciente, además de levantar el costado y promover la oscilación a través del movimiento del tronco, utilizará una trayectoria de balanceo de la extremidad hacia afuera y luego la traerá hacia adentro para mantener la dirección de la marcha; esta combinación de direcciones da a la oscilación del paso la trayectoria circular característica que ha despertado la analogía de la forma de la hoz del segador. La sinergia extensora que involucra la extremidad inferior del paciente no se limita a los músculos que extienden la rodilla, sino también a los del tobillo, no permitiendo que el paciente utilice correctamente el pie conforme avanza la extremidad y realiza el despegue digital.

SUPINACIÓN DEL PIE

Entre los músculos que intervienen en el aumento del tono para los patrones motores elementales, también se encuentran los que determinan la supinación del pie o su desviación hacia el borde exterior; misma que va acompañada de una extensión del pie, provocando que en esta combinación de movimientos en los casos más severos se corra el riesgo de determinar que el contacto inicial se produzca con el borde exterior del pie. Esta actitud del pie provoca un riesgo concreto de caída y altera la dinámica del paso, por lo que en muchos casos los médicos sugieren el uso de una férula que bloquea el movimiento del tobillo. La tendencia del pie a girar hacia afuera es particularmente visible en el momento del contacto inicial, sin embargo está presente durante todo el ciclo de la marcha, inclusive cuando el pie está retirado del suelo, de hecho en este momento es posible ver que el mismo está libre del suelo comenzando por el borde interior y terminando por el exterior.

FLEXIÓN DEL BRAZO

La complejidad de la marcha y la demanda de gran atención por parte del paciente condiciona a menudo una irradiación en el miembro superior incluso en aquellos pacientes que han recuperado algo de movilidad. La actitud característica del miembro superior en la marcha hemipléjica, muestra un paciente con la extremidad pegada al cuerpo; con el codo, la muñeca y los dedos de la mano en flexión. Esta condición, junto con un comportamiento del tronco más orientado a manejar la oscilación de la extremidad inferior, reducen la posibilidad de que el paciente con sus brazos pueda producir ese movimiento oscilatorio capaz de conferir ahorro energético a la marcha y al equilibrio general.

HIPEREXTENSIÓN DE LA RODILLA

La fase de apoyo de la marcha, donde el paciente transfiere el peso de su cuerpo únicamente sobre la pierna pléjica, representa uno de los momentos más delicados y complejos: debe poder apoyarse casi exclusivamente en el miembro inferior del lado donde sufrió la paresia del cuerpo. Transferir la carga es una actividad dinámica que requiere la participación coordinada de todas las articulaciones del cuerpo, especialmente las del miembro inferior, pelvis y tronco. La complejidad organizativa que requieren estos momentos para llevar a cabo la carga la suele manejar el paciente mediante dos estrategias características: flexión de rodilla o hiperextensión de rodilla. Organizar los segmentos del cuerpo y las articulaciones del miembro inferior desde un punto de vista espacial y dinámico requiere un gasto considerable de atención y una percepción adecuada de la posición exacta en el espacio de cada elemento en juego. Esta complejidad requiere una simplificación que a menudo se identifica en la extensión forzada de la articulación de la rodilla, dirigida a bloquear la articulación y asegurar el soporte mecánico de todo el cuerpo. Durante esta extensión forzada de rodilla, el paciente fija toda la extremidad inferior permitiéndole dar un paso adelante con la opuesta. Muchas veces esta extensión forzada genera malestar o incluso dolor en el paciente que refiere percibir un "chasquido" en la rodilla cuando la extiende y por ello, en otras ocasiones, encuentra una estrategia que parece ser la contraria, a saber, la de realizar la carga con la rodilla doblada.

Por extraño que parezca, una persona con una capacidad reducida para controlar el movimiento y un déficit de fuerza, pueda soportar el peso del cuerpo con una rodilla doblada; en realidad la patología motora del paciente, en esta circunstancia, garantizará la estabilidad de la articulación gracias a la reacción anormal al estiramiento de la musculatura del muslo que, estirada por la presión ejercida por el aumento del peso del cuerpo sobre la extremidad, reacciona por reflejo contrayendo y estabilizando a su vez la articulación.

UTILIDAD DEL BASTÓN

No es una desviación real o un defecto de la marcha del paciente con hemiplejía, pero sigue siendo uno de los signos característicos. De hecho, el comportamiento del tronco decidido a participar en el balanceo del miembro inferior hacia adelante durante la fase de balanceo y las dificultades para organizar la carga durante la fase de apoyo, requieren la ayuda de un bastón que el paciente utiliza con el brazo contrario al parético. En casos más complejos necesitarás uno que ofrezca una base de soporte más amplia (un bastón de 4 puntos o de un punto); esto dependerá de la estabilidad de cada paciente en especial.

MIRADA

Durante mis clases universitarias, al momento de abordar el tema de la marcha del paciente hemipléjico, siempre le pido a uno de los estudiantes que se ponga de pie y muestre a la audiencia cómo camina un paciente que ha sufrido un derrame cerebral. En todos los casos el alumno imita exactamente lo descrito en los párrafos anteriores con excepción de un detalle que muchas veces se escapa: el comportamiento de su cabeza. Durante el acto de caminar, el paciente a menudo se presenta con la cabeza agachada y la mirada constantemente hacia abajo porque al tener que aprender a caminar de nuevo tiene inevitablemente mucho miedo de caer. El miedo es frecuentemente el resultado de una dificultad para predecir los resultados en una circunstancia dada. Las capacidades de pronóstico están garantizadas por un análisis completo de toda la información que tenemos disponible en un momento dado y la posibilidad inmediata de integrarlos para dar vida a la representación de un escenario futuro. En el caso del paciente hemipléjico, dicha planificación podría ser una acción que se desarrolla con dificultad si pensamos en el deterioro de la atención necesaria para seleccionar la información más relevante a la que referir, las dificultades para sintetizarlos y el deterioro de la percepción. Por este motivo, la estrategia más eficaz durante la caminata es sustituir el canal somatosensorial (percepción del cuerpo) por el canal visual, que es más rápido y económico. Bajar la cabeza para comprobar con la vista la dinámica de un cuerpo percibido con dificultad y los demás defectos descritos anteriormente, son desviaciones definidas de la marcha fisiológica, sin embargo se trata de comportamientos compensatorios y estrategias que utiliza el propio paciente para lograr el propósito de la caminata.

CONSCIENCIA DE LAS DESVIACIONES

Cuando abordo el tema de los defectos característicos de la marcha hemipléjica, mis pacientes muchas veces confirman que no los conocen y que les resulta beneficioso identificarlos uno a uno para poder prevenirlos y corregirlos. La recuperación pasa por un proceso de aprendizaje y es difícil pensar que regresar a caminar, se pueda mejorar simplemente interviniendo sobre las partes del cuerpo involucradas en la acción, fortaleciendo ciertos músculos o aliviando la tensión de otros. En los párrafos anteriores, nos centramos en un análisis de la marcha del paciente examinando principalmente sus características biomecánicas y neuromotoras; la primera, porque se ha descrito el posicionamiento de los distintos segmentos corporales en el espacio y su comportamiento dinámico; la segunda, porque en todo evento crítico para el paciente, se ha descrito cómo la presencia de patología espástica dificulta la expresión del movimiento.

Por otro lado es fundamental mencionar la importancia de realizar un análisis neurocognitivo de las desviaciones observadas en la marcha del paciente hemipléjico. El término estrategia se ha utilizado a menudo, como si los defectos enumerados fueran el resultado de un acto intencional por parte del paciente, casi como si fuera responsable y consciente de ello. La conducta motora en general es el resultado de la coordinación de actos intencionales y actos reflejos. Sería dramático pensar en caminar teniendo que manejar intencionalmente cada componente de la marcha en medio de reflejos corporales incontrolados. Tras la lesión cerebral, el movimiento del paciente pierde en cierta medida el equilibrio entre la acción intencional y la refleja; donde esta última, asume connotaciones anormales y la parte residual intencional se ve obligada a gestionar la acción ideando las estrategias más efectivas, apropiadas y eficaces para completar la tarea establecida. Por lo tanto, aspectos como la hiperextensión de la rodilla durante la carga o el movimiento circular del miembro inferior durante el balanceo, son defectos condicionados por elementos de la patología que nacen como consecuencia de la lesión cerebral, pero al mismo tiempo asumen el papel de estrategias porque representan en ese momento la mejor respuesta conductual ideada para hacer frente a la nueva dificultad a trabajar en la recuperación de la marcha.

Cuando caminamos sobre las rocas no nos damos cuenta de la complejidad de las operaciones que realiza nuestro cuerpo. Nuestros pies se adaptan a cada paso sobre una superficie completamente diferente a la anterior; se moldean de forma completamente plástica sobre la roca para asegurar el mejor agarre. La adaptabilidad es una característica fundamental de nuestro cuerpo en movimiento y sin embargo viene dada por nuestra capacidad de percibir las características del terreno sobre el que estamos haciendo el "agarre". Cuando el pie descansa, estamos percibiendo cómo se hace el contacto de la roca con nuestra planta y cómo el pie se va moldeando para encontrar los puntos de contacto más efectivos. Mientras tanto, el peso del cuerpo se transfiere al pie de apoyo y los puntos de contacto comienzan a sentirse como puntos de presión. El desplazamiento de todo el peso del cuerpo sobre un pie y luego sobre el otro, requiere el conocimiento exacto del posicionamiento de cada segmento en el espacio y en relación a los demás mientras que con la vista identificamos el siguiente trozo de roca sobre el que se apoyará nuestro pie. Mentalmente elaboramos una predicción del momento que contendrá todo lo que será necesario para percibir el próximo paso a dar y que este tenga el éxito necesario. Por lo tanto, nuestra atención se compromete a analizar y resumir la información relevante, precisamente para asegurar una interacción eficaz con el entorno. Durante nuestra caminata sobre rocas, en cada nuevo paso podremos confiar en la experiencia, recordando las características de los pasos anteriores a nuestra memoria, y, en su caso, también las caminatas ya realizadas en circunstancias similares. Tras la evidente torpeza de los primeros pasos, donde el equilibrio era incierto y las rocas picaban bajo nuestros pies, comenzamos a aprender las mejores estrategias para desarrollar una mayor familiaridad y fluidez de movimiento. La contracción muscular es una parte fundamental del movimiento, pero no la única y representa solo uno de los eslabones de la cadena del movimiento. La base de la organización motora son los procesos neurocognitivos, mencionados en la descripción del paseo sobre las rocas; que son los mismos en cualquier caso, circunstancia o superficie. La percepción, la atención, el aprendizaje, la memoria y la capacidad de crear predicciones y representaciones son una parte integral del movimiento, pero a diferencia de los músculos y las articulaciones, estos son invisibles y escapan a la observación inmediata del

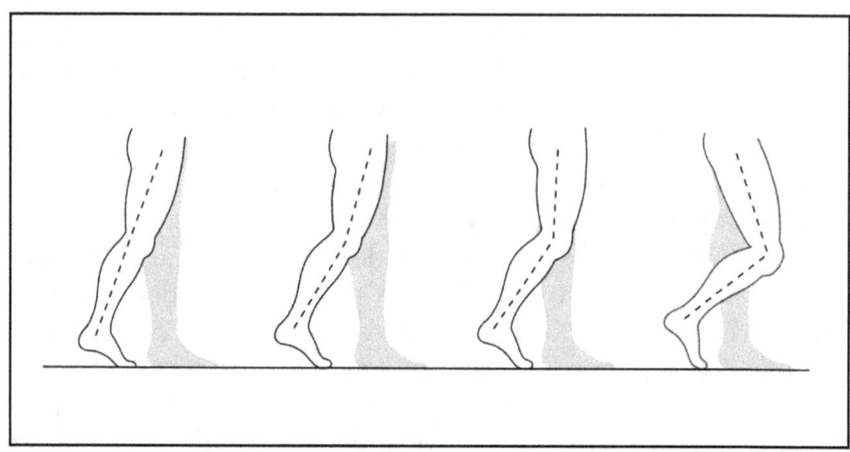

médico. El propio paciente cuando se entera de la rehabilitación neurocognitiva, a menudo quiere decir una frase:

«Necesito más la parte motora porque desde el punto de vista cognitivo estoy bien».

Insinuando que el derrame cerebral no lo entontece, sino que sólo lo debilita físicamente. Este es un aspecto muy delicado y un fatal malentendido al que también contribuye el nombre atribuido a este enfoque de rehabilitación. De hecho el término rehabilitación neurocognitiva también se usa en el área psicológica para manejar casos de deterioro cognitivo. La diferencia sustancial en la rehabilitación neurocognitiva concebida por Perfetti se debe a la presencia necesaria del cuerpo y la acción que son difíciles de separar del componente cognitivo. El paciente que afirma que no necesita rehabilitación desde un punto de vista cognitivo, se refiere a la consciencia de que no ha sufrido cambios en su intelecto, no ha visto cambiar su inteligencia y su memoria no se ha alterado. Los pacientes a menudo refieren que recuerdan mucho mejor que antes; por lo tanto, sienten que su necesidad es exclusivamente de tipo motor, sin considerar, que la inteligencia, la personalidad y las facultades mentales que nos permiten sentirnos a nosotros mismos no siempre se superponen a las capacidades cognitivas que necesitamos para lograr el movimiento. Durante las vacaciones de rehabilitación, pasé veladas muy agradables con mis pacientes y sus familias; haciendo conversaciones interesantes donde estaba claro que los procesos cognitivos deteriorados en los pacientes no eran lo que definen a una persona más o menos inteligente o afable. La mayoría de mis amigos son los mismos pacientes que he tenido el placer de conocer y ayudar a lo largo de mi carrera y durante los momentos que pasamos juntos, nunca he dudado de la integridad de su intelecto, pero en los momentos terapéuticos y de observación de la conducta motora, las alteraciones cognitivas siempre quedaron en evidencia. El recuerdo que nos ayuda a recordar la sensación de nuestro cuerpo o las emociones producidas en un determinado evento es un recuerdo diferente al que nos permite recordar el pin de la tarjeta de crédito. La atención que se necesita para seleccionar la información más relevante durante un paseo por las rocas, pero también sobre el piso de nuestra casa, es una atención diferente a la que se utiliza durante una charla con un amigo. Predecir los resultados del movimiento y construir una representación de la acción antes de realizar el mismo, representa una actividad absolutamente inconsciente y su alteración no es perceptible excepto dentro de un contexto terapéutico, ya que las dificultades de aprendizaje del movimiento son tan evidentes en un análisis rápido y superficial. El desconocimiento preciso de los procesos cognitivos y su participación en el movimiento, son elementos que dificultan la comprensión de la rehabilitación neurocognitiva.

EJERCICIOS PARA EL CAMINO

Los últimos teléfonos móviles te permiten identificar códigos QR automáticamente, si tu móvil no puede hacerlo entonces puedes descargar una de las muchas aplicaciones gratuitas que hay en las app store o puedes copiar y pegar esta dirección web en tu navegador: https://neurocognitiveacademy.org/video-guia-recuperacion-camino/

17. ESTE ES UN EJERCICIO

Cuando construyes una relación entre paciente y terapeuta vas a construir un nuevo mundo intermedio

A.M. Iacono

Me alegré de recibir a Fabio y su familia durante sus vacaciones de rehabilitación. Fabio venía de Cerdeña y fue uno de los primeros pacientes con los que trabajé de forma remota. Nos reuníamos en mi centro en Roma cada dos meses para organizar su programa de ejercicios, pero después de mi traslado a Malta, las reuniones se realizaron exclusivamente por Skype, ahora en cambio, podíamos trabajar juntos tres horas al día durante diez días consecutivos. Fabio aún no había cumplido los cuarenta cuando sufrió un derrame cerebral que le paralizó el lado izquierdo del cuerpo. Un joven alto y atlético; un maestro de artes marciales. Su problema más obvio era una espasticidad muy fuerte en el miembro superior, pero también ocultaba muchos trastornos de sensibilidad. En el primer día de rehabilitación durante sus vacaciones. estábamos realizando un ejercicio de muñeca y a partir de ahí sucedió algo extraordinario; uno de esos eventos que te proyecta a un nuevo mundo y como siempre lleno de maravillas. La muñeca de Fabio estaba rígida, como pocas veces había visto en mi carrera, sin embargo, estábamos realizando con éxito el ejercicio de reconocimiento de la posición de la muñeca. Estaba claro que tal ejercicio no podía ser suficiente para hacer frente al problema de una muñeca tan comprometida. Le hice a Fabio una pregunta que inmediatamente parecía extraña:

«Fabio, pero digamos que esta muñeca se recupera y la vuelves a utilizar, ¿Qué vas a hacer con ella? O, mejor dicho, ¿Qué cosa tan importante has hecho en el pasado que tienes que recuperarla?

La pregunta era tonta en apariencia, pero la respuesta de Fabio habría sido fundamental para mí y para todos los pacientes. Fabio todavía estaba con los ojos cerrados, no los había abierto, aunque le hice mi pregunta y fue precisamente de los párpados apretados que vi caer una lágrima.

Inmediatamente se cubrió la cara con la mano derecha mientras estallaba en lágrimas liberadoras. Sentí haberle arrojado a un estado de profunda tristeza, pero también me asombré ya que Fabio siempre había demostrado ser muy fuerte, decidido e impermeable a la adversidad. Al mismo tiempo tenía curiosidad por entender qué cuerda profunda había pellizcado mi pregunta y continué:

«¿Pensaste en algo en particular Fabio?»

Fabio, tratando de contener las lágrimas, asintió y respondió:

«Sí, cuando era niño en el coche, sacaba la mano por la ventana y jugaba con las ondas de aire».

Mientras Fabio me contaba este fragmento de su vida pasada, con la mano derecha imitaba el gesto de montar el aire con la mano. Mientras hacía la pregunta, estaba seguro de que Fabio me contaría algunas anécdotas relacionadas con su disciplina deportiva, un golpe contra el oponente o una técnica para parar un ataque, pero no fue así, Fabio había decidido contar un evento que había ocurrido treinta años antes. ¿Qué podría significar su llanto? Ciertamente recordar que podía mover una parte del cuerpo que en ese momento parecía paralizada podría generar en Fabio un sentido de emoción, pero ¿fue sólo eso o había algo más? Fabio, sin más preguntas mías, reanudó su historia:

«No sé porqué, pero de repente me acordé cuando con mi padre fuimos a la playa y puse mi mano por la ventana y jugué con el aire. Estaba sereno, en la radio escuchábamos a Susanna, la canción de Adriano Celentano y recuerdo como si fuera ayer el olor de los campos que cruzamos para ir al mar. Mi padre conducía, yo estaba sentado en el asiento trasero y desde el parabrisas casi no podía ver el camino por el rayo del sol que estaba allí».

Era una imagen muy vívida en la mente de Fabio, un fragmento de memoria de hace treinta años, pero tan fuerte que podía provocar emociones incluso después de tanto tiempo. Le pedí a Fabio que recordara un movimiento, pero fue más lejos, recordó un fragmento de existencia dentro del cual ocurría mucho más que un movimiento, existía un universo de significados. El padre de Fabio había muerto recientemente y esto hizo que el recuerdo de ese momento fuera aún más intenso. Fabio mientras jugaba con el viento integró todos los sentidos, de hecho estaba el olfato con el olor de los campos, lo somático con la sensación del aire entre los dedos, la audición con la canción en la radio y finalmente la vista con el resplandor del sol en el parabrisas. Una experiencia previa a la patología, tan rica e integrada, un repertorio de significados y movimientos a los que podía recurrir. De repente, el ejercicio de reconocimiento de la posición de la muñeca perdió todo interés y ese momento intenso no pudo ser interrumpido para volver a una ejecución fría y disciplinada del reconocimiento de las posiciones de la muñeca. Entonces Fabio respondió a mi pregunta: en el pasado con su muñeca vivió una experiencia llena de emociones y significados, ahora me tocaba a mí orientar el momento terapéutico con estas nuevas coordenadas. Durante todo el tiempo de su relato no le solté la mano y en el momento más intenso de llanto sentí un aumento en la rigidez de su muñeca, mientras que Fabio se tranquilizaba, parecía que la muñeca también había vuelto a su estado inicial, demasiado rígida.

«Fabio, ahora no te preocupes por la cantidad de posiciones, al contrario, trata de sumergirte aún más en ese momento del que me hablaste, intenta escuchar las notas de Celentano, oler los campos y ver el reflejo de la luz en el parabrisas mientras tu padre te guía para llevarte al mar. Mientras tanto, con mis manos guiaré las tuyas para reproducir el movimiento del juego con el aire. Intenta hacer que la memoria sea lo más completa y viva posible ».

Fabio asintió con la cabeza y mientras yo movía las suyas con mis manos para hacerlo jugar con el aire, de alguna manera yo también vivía el mismo recuerdo que él. Inmediatamente sentí un cambio en la muñeca de Fabio, era más flexible y con cada balanceo fui capaz de hacer el movimiento más y más amplio, como nunca había podido. Seguía siendo una muñeca rígida, pero la diferencia entre lo que estábamos logrando con el ejercicio de posiciones para la muñeca y lo que estábamos logrando con este modo completamente nuevo y poco convencional era clara y evidente.

MUNDOS INTERMEDIOS

Como cada año en otoño, tuvo lugar la conferencia internacional organizada por el profesor Carlo Perfetti, un evento esperado por todos los terapeutas del entorno neurocognitivo porque en esa ocasión Perfetti delineó los futuros panoramas de investigación. Cada año era una carrera contra el tiempo porque los estudiantes todavía estábamos luchando con los temas promovidos el año anterior y Perfetti ya estaba saliendo con una nueva línea de investigación. Los más fieles recordarán entre las memorables conferencias, aquellas en las que se introdujo el concepto de experiencia consciente del paciente, la imagen motora, la carpeta de rehabilitación, el valor de la metáfora en la rehabilitación, la interpretación neurocognitiva del dolor, la información, los mundos intermedios y muchos otros momentos increíbles de estudio.

Cada uno de estos nuevos temas enriqueció la teoría neurocognitiva de la rehabilitación y transformó inexorablemente nuestra forma de vivir el ejercicio con el paciente. Por ello, hablar del Método Perfetti es inapropiado, porque la teoría de referencia del enfoque terapéutico concebida por Perfetti siempre ha sido una teoría plástica capaz de adaptarse y modelarse a la par de las ciencias básicas de las que se inspira.

Los nuevos descubrimientos en el mundo de la neurofisiología lograron cambiar la teoría de referencia y también reflexionar sobre los ejercicios realizados en el gimnasio por el fisioterapeuta y viceversa, las experiencias realizadas con el paciente podrían a su vez enriquecer el conocimiento común y reflexionar sobre el tejido teórico de la disciplina. Estos cambios siempre han estado catalizados por la capacidad de Perfetti para traducir en actos rehabilitadores todo lo que pudiera mejorar la calidad de la recuperación del paciente en el panorama del conocimiento y su talento siempre ha sido poder aprovechar todas las ramas del conocimiento.

Perfetti vio la rehabilitación en todas partes y no solo en la neurociencia, sino también en un cuadro de Pontormo, en un cuento de Lewis Carroll, en la naturaleza y en un poema. En el congreso de 2011, la última realizada directamente por el profesor, todos seríamos testigos de la exposición de un nuevo paradigma de rehabilitación que volvería a cambiar todas las cartas sobre la mesa. Se trataba de una propuesta de estudio orientada precisamente a valorar las vivencias pre-lesionales del paciente como fuente inagotable de repertorio de movimientos, emociones, percepciones y significados. El terapeuta se encuentra cada día para cumplir con su mandato que es ayudar al paciente en la recuperación del movimiento, que aparece alterado, inadecuado y en muchas circunstancias inexistente, pero como hemos visto en el caso de Fabio, el movimiento se guarda en la memoria. De repente el rehabilitador se encontró en condiciones de explotar un tesoro escondido en el sistema nervioso del paciente donde se escondía un registro de experiencias de gran impacto emocional y contenido sensorial altamente integrado. El rehabilitador siempre ha tenido que afrontar el problema del significado del ejercicio, no debidamente identificado por el paciente como una acción relevante para su recuperación y por tanto como una experiencia de la que aprender. Para Fabio, aprender a reconocer la posición de su muñeca en el espacio habría sido fundamental para su recuperación. ¿Cómo es posible mover una muñeca de manera efectiva sin poder sentir su posición en el espacio? Sin embargo, una vez terminados los ejercicios a los que Fabio se sometió con disciplina y confianza, no podía esperar que pudiera traducirlos en experiencias útiles para su vida diaria. El problema de trasladar los ejercicios propuestos en el gimnasio a la vida cotidiana fue un tema recurrente para Perfetti al que sintió que debía dedicar su investigación y en su presentación en la conferencia dijo:

«A diferencia de lo que ocurre con el aprendizaje de actuaciones completamente nuevas, el resultado esperado para el aprendizaje en condiciones patológicas, es decir, la recuperación, ya está presente en el cerebro del paciente.

No debes enseñarle al paciente a andar en bicicleta si nunca ha ido, debes enseñarle al paciente a caminar, tomar, tocar, acariciar, mirar, acciones que ha realizado toda su vida, por eso en su cerebro ya hay estas cosas. Las hay en forma de imágenes, representaciones, mundos intermedios ... Mirando hacia atrás a lo que hemos hecho hasta ahora, nos hemos olvidado que las cosas que queríamos enseñarle al paciente ya lo sabía hacer».

¿Qué fue más valioso para Fabio, reconocer las posiciones de la muñeca o el recuerdo del momento especial vivido en el auto con su padre mientras se dirigía al mar y jugaba liviano con la mano por la ventanilla? En ese momento en el que sentí que la muñeca comenzaba a perder algo de tensión, le pedí a Fabio que siguiera disfrutando ese momento y que lo viviera de la forma más vívida posible, mientras yo seguía moviendo su mano como lo hubiera hecho el viento. Era mi primera experiencia con esta nueva forma de interpretar el ejercicio y era consciente de que aún faltaban muchos pasos, pero sentí que íbamos en la dirección correcta, no solo por el control en la tensión de la muñeca que Fabio demostró con esa actividad, sino porque Sentí que ambos estábamos conectados a la acción de una manera que nunca antes había sucedido. Viví el mismo recuerdo de él y mientras con mis manos simulaba el movimiento que generaría el flujo de aire por la ventana, escuché la pieza de Celentano, vi el resplandor del sol reflejado en el parabrisas y experimenté la emoción de ir al mar con la familia.

Esta experiencia con Fabio plantea numerosas interrogantes y la más urgente es la relacionada al lugar de la acción: ¿dónde estábamos Fabio y yo en ese momento? ¿Estábamos en el salón de mi casa o en el coche con el padre para ir a la playa? Una pregunta similar también podría abordarse con el componente temporal: ¿cuándo tuvo lugar esa acción? Estas cuestiones no se pueden abordar si la teoría de referencia del rehabilitador está conformada por saberes y deducciones que pertenecen únicamente al mundo de las ciencias naturales como la neurofisiología y la neurología, por eso es necesario que la rehabilitación establezca un diálogo directo también con las humanidades como en el caso de la filosofía, que puede ofrecer las herramientas para responder a estas preguntas y, lo que es más importante, para plantear otras nuevas.

Perfetti describió la acción refiriéndose a imágenes, representaciones y mundos intermedios y estos últimos, que son el objeto de estudio del filósofo, pueden ayudarnos a definir el espacio y el tiempo de la acción y a aclarar dónde y cuándo, Fabio y yo estábamos en ese momento. El filósofo Alfonso Maurizio Iacono participó en el desarrollo de la teoría neurocognitiva desde los primeros años y sus estudios sobre los mundos intermedios permiten una reflexión más profunda sobre la naturaleza de la acción y sus posibles representaciones. Iacono en su ensayo Mondi intermedi e complessità (2005) desafía la creencia en la realidad absoluta al sugerir que normalmente vivimos en mundos intermedios. Incluso tú que estás leyendo este libro, en este momento estás inmerso en el mundo de mis historias, pero mientras tanto estás viviendo al mismo tiempo en otros mundos intermedios de los que eres consciente o como sugiere Iacono; percibes su existencia por el rabillo del ojo y justo cuando me volví hacia ti directamente, percibiste el encuadre del mundo de la lectura con mayor claridad, como cuando en el cine se apaga la pantalla y se encienden las luces. Fabio y yo estábamos a la vez inmersos en dos mundos, el de mi salón y el del recuerdo de la acción de jugar con la mano por la ventana. La implicación emocional de Fabio ligada a un recuerdo significativo de su vida le permitió vivir una experiencia llena de sentido, de la que sacar y aprender. Se habla mucho de realidad virtual en rehabilitación, como si fuera lo último en tecnología y las instalaciones sanitarias invierten millones de euros en dispositivos robóticos: brazos mecánicos que mueven las extremidades del paciente colocados frente a un monitor que proyecta imágenes estilizadas de la mano lidiando con un objeto. En ese momento con Fabio habíamos creado el dispositivo de realidad virtual más avanzado de la historia, capaz de catapultar al paciente a un recuerdo de su vida hecho de emociones y sensaciones, y en lugar del brazo mecánico estaban mis brazos, miembros humanos, para guiar el movimiento de la mano del paciente. El ingeniero y neurofisiólogo Alain Berthoz, en una de las jornadas organizadas por Perfetti, sobre los avances tecnológicos en rehabilitación dijo: «Para recuperar un sistema complejo como el hombre, necesitamos un sistema igualmente complejo». A menudo, en rehabilitación, confundimos el desarrollo tecnológico con el desarrollo científico, nos atrae el último robot o el último software, cuando en cambio el descubrimiento tecnológico más avanzado es el propio ser humano.

Esa experiencia con Fabio había sido emocionante, incluso si estaba claro que aún faltaban demasiados pasos. No habíamos aclarado qué acciones mejorar gracias al ejercicio y los déficits de percepción de Fabio aún requerían el ejercicio para ayudarlo a sentir mejor su cuerpo. Sin embargo, era evidente que a partir de ese momento, el ejercicio debía referirse a las experiencias previas al período de la lesión del paciente y permitirle aprovechar muchos más mundos intermedios.

EL ACOSADOR

Una vez trasladado a Malta, también evité decirle a la gente de la isla que estaba a cargo de la rehabilitación, porque quería evitar esas situaciones clásicas en las que el interlocutor, mirándote, se toca el cuello adolorido y te pide cita, así que a los que me preguntaron les dije que hacía los más variados trabajos, del informático al chef, para no volver a caer en ese círculo vicioso del que había huido, pero no podía decirle que no a Joseph. En ese momento, tenía como invitado en mi casa a Angelo, uno de mis pacientes históricos, que había venido a visitarme para tomar sus vacaciones de rehabilitación. Un día, al volver a casa de un paseo por la bahía con su esposa, me dijo que le había dado mi número de teléfono a un tal Joseph a quien había conocido y que me llamaría para hacer una visita porque él también era un paciente hemipléjico. No estaba nada feliz, ya que hasta ese día había evitado a cualquier posible paciente, pero cuando Angelo me contó la historia, me hizo reír tanto que incluso me alegré de conocer a Joseph. Angelo tenía una hemiparesia derecha y caminaba con un bastón a la izquierda. El caminar de Angelo estaba en un buen nivel, pero cuando salía de la casa o estaba cansado, viejos defectos salían a la superficie. Así es como sucedió el encuentro con Joseph:

«Lo encontré frente a mí y casi parecía como si estuviéramos frente a un espejo, este tipo caminando hacia nosotros con su esposa tenía el problema a la izquierda, pero supe de inmediato que había tenido un derrame cerebral. Me detuve y mi esposa conmigo para mirarlo mejor y ellos que ahora estaban a unos metros de nosotros hicieron lo mismo! Él también se dio cuenta de que yo tenía el mismo problema que él, nos indicamos y dijimos: «¡ictus!»

Angelo, Joseph y sus esposas se habían detenido a hablar, fue entonces cuando Angelo dijo que había venido a la isla para conocerme y hacer rehabilitación. Joseph, que había estado luchando con su hemiparesia durante tres años, se sorprendió de que en su pequeña isla hubiera un terapeuta con experiencia en su problema y que los pacientes también hicieran un largo viaje para conocerlo, por lo que le rogó a Angelo que le dejara mi número. Cuando Angelo y Joseph entraron al restaurante de enfrente para pedirle al camarero un papel y un bolígrafo para anotar mi número de teléfono, Angelo me dijo que el camarero que había presenciado la escena le había confirmado a Joseph que yo era un profesional conocido en la isla para ir tranquilamente. Obviamente no conocía al camarero y subestime el hecho de que todos en la isla se conocían y que por lo tanto, los secretos son efímeros. Joseph era un arquitecto muy conocido en su país, una persona culta, un verdadero intelectual, un hombre de unos sesenta años, pero que parecía al menos diez años más joven. Después de nuestra primera visita, lo asumí como paciente y comenzamos a trabajar por su recuperación. Durante una de las primeras sesiones pensé que, a diferencia de lo que había pasado con Fabio, esta vez tendría que poner en juego de inmediato la presencia de la acción para recuperar. El ejercicio no habría tenido el mismo valor si el paciente no hubiera sido consciente de su significado para la recuperación. Entonces le pregunté a Joseph directamente:

«Joseph, ¿qué movimiento te gustaría recuperar hoy? Lo explicaré; si tuvieras que elegir un movimiento para trabajar hoy, ¿cuál sería?»

Joseph sin dudarlo extendió su brazo derecho, colocando su mano frente a él. Realizó el gesto repetidamente cuando me dijo que para él recuperar la capacidad de estirar el codo y llevar la mano hacia adelante sería fundamental para su recuperación. Tomé su brazo izquierdo y comencé a imitar el movimiento que estaba haciendo con el derecho y le pregunté:

«¿Y si realmente lo logramos?» Me pregunto qué estabas haciendo con este movimiento que fue tan importante en el pasado, tanto que hoy me pides que lo recuperemos antes que todo lo demás».

La respuesta de Joseph me ayudó a comprender que la experiencia del paciente es un mundo íntimo, inescrutable e impredecible. El intento del terapeuta de reemplazar las elecciones del paciente es inútil, porque el valor que el paciente ofrece a las acciones y al movimiento de su cuerpo es suyo y de nadie más. Mientras movía su brazo extendiéndolo y flexionándolo repetidamente, traté de imaginar qué acción me describiría Joseph, a que mundo intermedio me llevaría. Siendo intelectual, podría haberme imaginado un recuerdo de él sacando un libro antiguo de su biblioteca, haciéndolo con mimo para no desgastar la delicada portada, o el gesto de dibujar uno de los monumentos que diseñó para alguna de las plazas del pueblo. Nada de esto, con una sonrisa burlona, Joseph el intelectual dijo:

«Para golpear a Fortunato.»

Fortunato era un acosador del instituto, que le dificultaba la vida a muchos estudiantes, y un día, fuera de la escuela, mientras Joseph estaba a punto de sufrir otro acoso de Fortunato, se rebeló lanzándole un puñetazo en la nariz, rompiéndola y poniendo fin a su carrera como acosador. Mientras relataba este evento, su rostro se iluminó de satisfacción, su esposa y yo sonreímos ante la inusual historia. Joseph acababa de darme acceso a un camino que conectaba nuestro mundo real, con el mundo de significados relacionados con ese movimiento de flexión y extensión del codo. Ahora me tocaba a mí ayudarlo a revivir ese momento para aprovechar ese repertorio oculto de sensaciones, emociones, movimientos y poder utilizarlos para la necesaria recuperación de la vida actual. Le pedí a Joseph que se sumergiera en ese recuerdo que en su caso también estaba lleno de

conexiones entre múltiples sentidos. De hecho, recordó los gri-
tos de los chicos al salir de la escuela y luego el repentino silencio para la sorpresa de todos tras el golpe infligido a Fortunato,
la sensación de algo rompiéndose en la nariz del acosador y la
explosividad con que, sin pensarlo, el brazo se había ido, en su
memoria también estaba el componente visual que incluía a
todo el público de compañeros que ya lo habían rodeado y lo
miraban con gratitud y admiración, porque a cada uno de ellos
le hubiera gustado golpear a Fortunato, pero ninguno antes que
Joseph, había tenido el valor de hacerlo. Si bien era un recuerdo
que no hubiera esperado de un intelectual como Joseph, que-
riendo recuperar la extensión del codo tomando como referencia un puñetazo dado a un chico egresado del bachillerato, sin
embargo podía imaginar la carga emocional que estaba ligada a
esa acción y estaba seguro de que construir un ejercicio sobre
esa base experiencial produciría más resultados que un ejercicio
de reconocimiento de la posición del codo, donde el movimiento de flexión y extensión sería muy similar, pero desde el punto
de vista de la experiencia no tendría ningún valor para mi paciente. Mientras Joseph estaba reviviendo su momento de gloria,
lo ayudé a mover su brazo. Desafortunadamente, esta vez, a diferencia de lo que sucedió con la muñeca de Fabio, el brazo de
Joseph se puso rígido en lugar de aflojarse como yo quería. No
era aceptable que la patología que queríamos superar apareciera
en una sesión terapéutica. Joseph estaba muy concentrado en
revivir el momento de la pelea, su intención era volver a golpear
a Fortunato, quien con los ojos cerrados veía frente a él con una
nariz que volvía a romperse. Sentí que Joseph ponía fuerza en el
movimiento y que cuanto más fuerza usaba, más se tensaba su
brazo, por lo que no me permitía ayudarlo a estirarlo. El camino
que conectaba el pasado con el presente se había disuelto, la ilusión de Joseph por revivir ese intenso momento de su juventud
se había estrellado una vez más ante su parálisis y un cuerpo que
se ponía rígido sin su voluntad. La satisfacción que antes alber-
gaba cada arruga de su rostro ahora dejaba lugar para la decepción y la frustración. La acción a recuperar, la extensión del
codo, no podía ser la misma que la acción previa a la lesión y no
debió ser una copia de la misma, pero tuvimos que coincidir en

diferencias en la ejecución, porque esa rigidez no le permitiría revivir ese momento de manera fiel y eficaz: deberíamos haber definido algunas reglas. La primera regla era que Joseph tendría que acompañar el movimiento, pero no realizarlo en absoluto, mientras que yo habría sido responsable de la cantidad del movimiento. Joseph debería haber disfrutado de la elasticidad y flexibilidad del movimiento, pero sin ejercer fuerza y explosividad. Otra diferencia, la segunda regla, era que en relación a la velocidad, el aumento en la extensión del codo desencadenaba una reacción contraria de sus músculos, contrayéndolos y endureciéndolos, por lo que sugerí revivir ese momento como si fuera un Fútbol a cámara lenta, que permite apreciar el gol del actual campeón a velocidad reducida. Estas diferencias introducidas en la experiencia del ejercicio ya eran suficientes para reducir las contracciones reflejas de su brazo y permitirle tanto extenderlo como flexionarlo con mayor libertad. Mientras Joseph y yo estábamos ocupados repetidamente rompiéndole la nariz a Fortunato, llamé su atención sobre la calidad del movimiento que mejoraba con cada repetición y le pedí que describiera cómo sentía el movimiento de su brazo.

«Es un movimiento satisfactorio, tanto cuando adelanto la mano como cuando la devuelvo para prepararme para el nuevo golpe; es un movimiento satisfactorio».

No sabía si lo satisfactorio estaba relacionado con el movimiento o si la satisfacción era el recuerdo de la nariz rota del acosador, pero me importaba que Joseph hubiera recurrido al repertorio de sus experiencias pasadas y una acción importante para él, para la recuperación y que hubiera captado la esencia devolviéndola a su vida real. La esencia reside precisamente en esa etiqueta que se le da al movimiento: satisfactorio. Sin embargo, había llegado el momento de trasladar esta etiqueta a la vida cotidiana de Joseph, de lo contrario el riesgo habría sido convertir la experiencia en un fin en sí misma sin que pudiera ofrecer ventajas concretas a la recuperación. Con Fabio estaba demasiado ocupado con la novedad y no quería contaminar ese momento catártico hecho de recuerdos y emociones, pero con Joseph sabía que la experiencia tendría que enriquecerse con un paso extra, dirigido a la realidad de su vida diaria y por eso le pedí:

«Joseph, la experiencia fue muy linda y sentí que el movimiento de tu brazo mejoró significativamente en comparación con el pasado, pero ahora siento que tengo un problema, no podrás andar rompiendo la nariz a la gente para revivir este resultado; ¿Hay algo durante el día en el que crea que este movimiento satisfactorio puede ser útil?»

José respondió sin dudarlo:

«Cuando leo».

Obviamente no entendía qué conexión había entre un golpe de box y la lectura y Joseph, al ver la perplejidad en mi rostro, continuó explicando:

«A veces leo durante horas y me gustaría apoyar la cara en las manos, antes lo hacía usando a veces solo la derecha, la izquierda o ambas, pero ahora solo puedo apoyarme en la derecha, pero me gustaría tomar el relevo. Desafortunadamente, si trato de doblar el brazo para descansar la cabeza, se vuelve difícil y no puedo».

Tan pronto como Joseph terminó su explicación, puse una mesa frente a él y coloqué un libro que había tomado de la biblioteca. Este era su momento, no lo iba a ayudar con mis manos, él tenía todo lo que necesitaba, la mano derecha para ayudarse a sí mismo, la experiencia diaria de leer un libro, la necesidad de tomar una posición cómoda y enseñar. obtenido de la experiencia previa al período de sesiones.

«Joseph, ahora tenemos que unir las dos acciones, incluso si parecen muy diferentes entre sí. Ahora que sabes lo que significa sentir un movimiento satisfactorio con tu brazo izquierdo, sin hacer el movimiento, intenta imaginarte ayudando con tu mano derecha a llevar la izquierda debajo de la barbilla para que apoyes tu cabeza en ella y claramente esta predicción, Joseph, tienes que enriquecerlo con esa sensación satisfactoria que acabas de recordar»

Joseph tenía los ojos cerrados e imaginó la acción de llevar su mano izquierda en contacto con su barbilla y luego de unos segundos con su mano derecha hizo exactamente lo que teníamos planeado, tomó la izquierda y la acompañó muy lentamente en contacto y en apoyo del rostro. Su brazo no se había endurecido y la cabeza de Joseph ahora reposaba y descansaba sobre su mano izquierda como no lo había hecho desde su ataque. Joseph sonrió y dijo:

«Satisfactorio...»

Habría sido responsabilidad de Joseph a partir de ahora durante la lectura volver a recurrir al ejercicio para poder realizar el movimiento con esta nueva característica, al menos siempre que el control no se produjera de forma espontánea y automática. Comparado con Fabio, sentí que la experiencia terapéutica vivida con Joseph había sido más completa, de hecho también contenía la posibilidad de revivir el ejercicio durante el día y durante una acción considerada relevante para el paciente a partir de otra acción rica en valor guardado en sus recuerdos. Si los ejercicios mostrados en los capítulos anteriores son fundamentales para enseñar al paciente las reglas y estrategias para sentir su propio cuerpo y aprender a mantener bajo control consciente los fenómenos patológicos provocados por la lesión como la espasticidad y la hipertonía, este nuevo modo de intervención es centrado en el valor de la experiencia desde el punto de vista del paciente. Una nueva forma de interpretar el ejercicio que también estuvo acompañada de la propuesta de un nuevo nombre a confiar al enfoque rehabilitador, pasando de un ejercicio terapéutico cognoscitivo a una nueva comparación entre acciones.

CÓMO UN HUEVO

Estas experiencias nos llevan a reflexionar sobre la naturaleza del movimiento y el significado que tiene para el ser humano.

Una lesión cerebral afecta la capacidad para mover el cuerpo y para recuperarla es fundamental entender cómo ocurren los procesos de aprendizaje. Cada uno de nosotros tenemos recuerdos de cómo aprendimos una nueva acción, desde conducir un automóvil, manejar nuevos equipos en el lugar de trabajo, aprender a tocar un instrumento o realizar un gesto atlético en el deporte. Yo empecé a jugar tenis justo en los años de estudio como parte de la beca escolar, tomé clases particulares con un profesor y aprendí sin contratiempos todo lo que me enseñó, todo menos el revés que no me quería entrar en la cabeza. Se había convertido en una obsesión incluso para mi maestro, estuve horas con la raqueta en la mano escuchando instrucciones cómo:

«Gira las caderas 90° y los hombros muévelos un poco más»

«Antebrazo en pronación»

«Ahora forma una L con la raqueta»

«Ahora la raqueta, ¿ves? ¡Es paralela a la línea del campo!»

Cada nueva instrucción aumentaba mi confusión y me hacía perder el sentido del movimiento.

En cada lección, tanto el profesor cómo yo sabíamos que tendríamos que invertir al menos un cuarto de hora de nuestro tiempo para entrenar el revés. Un día sucedió algo extraordinario, un chico del club que pasaba frente al campo donde entrenaba y al verme en dificultad con el revés, gritó una frase que fue inolvidable para mí. El club estaba al pie del monte Summano en Véneto, probablemente yo era el único romano en muchos kilómetros y, a pesar de intentar cubrirlo, mi cadencia dialéctica siempre fue evidente. Ese chico al margen gritaba esas palabras suyas en dialecto romano, tal vez de forma lúdica, cómo hacían muchos en esos meses y siempre me hacía sonreír escuchar a un veneciano hablar en romano. Las palabras del chico, sin embargo, en ese momento tenían otro significado, habrían resuelto el problema del revés para siempre:

«¡Oh, cómo un huevo!»

Esas palabras me guiaron de inmediato en un gesto completo de todo mi cuerpo, de repente todas esas piezas que debían asumir una posición específica en el espacio compuesto por ángulos y coordenadas, se juntaron en un todo que finalmente tuvo sentido: el huevo. La idea de cómo un huevo me hizo doblar las piernas y levantar el brazo hacia mi cuerpo y luego lanzar ese revés que luego se convertiría en mi mejor golpe para siempre. Ni siquiera me di la vuelta para agradecerle, porque estaba demasiado ocupado lanzando revés, todo hecho correctamente. Si por casualidad ese chico está leyendo estas líneas hoy, me encantaría que se pusiera en contacto conmigo porque estoy agradecido… ¡te debo una cerveza!

Todos los días enseñaba a mis pacientes a realizar movimientos de forma adecuada y este evento fue de gran interés para mí, que al igual que mi profesor de tenis a menudo cometía el mismo error, dando sugerencias muy analíticas y técnicas que con toda probabilidad no cobraban significado para ellos.

En ese momento trataba a Giovanni, un señor muy inteligente de Milán, que había trabajado toda su vida como mecánico en los más prestigiosos establos de Fórmula 1. Giovanni tenía hemiplejía izquierda por un derrame cerebral, y yo estaba muy orgulloso de su recuperación, especialmente en el transcurso del caminar. Estaba mejorando drásticamente y cuando caminábamos por el pasillo de la clínica, me enorgullecía guiarlo y verlo caminar. Estaba reestructurando su caminar una pieza a la vez, tal vez como lo hizo con Ferrari y Mclaren; mis instrucciones, a diferencia de las de mi profesor de tenis, fueron comprendidas y utilizadas por mi alumno. Al final de la sesión de caminata guiada, Giovanni solía ir directamente a la cantina y yo volvía al gimnasio, pero un día quise ver cómo caminaba en un contexto real y sin que él supiera que lo estaba observando, así que lo seguí sin que me viera, como un espía acecha al objetivo. Ya desde el primer paso que dio Giovanni fuera del pasillo mientras se dirigía hacia la cantina, me quedé tremendamente sorprendido, no podía creer lo que veía. Giovanni caminaba exactamente como en su primer día de hospitalización: llevábamos un mes trabajando juntos, todos los días lo veía mejorar y también me jactaba con mis compañeros de los resultados obtenidos, pero justo fuera del mundo de la terapia, Giovanni volvía exactamente a su punto de partida. Las instrucciones de mi profesor de tenis no produjeron en mí ninguna modificación con mis movimientos, si bien estaba seguro de que mis instrucciones para Giovanni eran útiles de alguna manera, porque su trayectoria aparentemente había mejorado considerablemente, el problema fue que no las hizo suyas. Al día siguiente Giovanni entró al gimnasio caminando bien, como me había acostumbrado a verlo durante nuestras sesiones de fisioterapia. Ni siquiera tuvo tiempo de darme los buenos días y de inmediato le dije:

«Giovanni ayer me rompiste el corazón, te seguí después de nuestra terapia y te vi caminar: parecías el mismo desgraciado que cuando te conocí, pero ¿cómo es posible? ¿Dónde quedó toda la recuperación que sé que has tenido?»

Parecía una escena de celos y Giovanni sin embargo rápidamente me dio una respuesta de la que aprendí mucho y que todavía me guía en mi práctica laboral:

«Ves Valerio, yo camino bien contigo porque tú me dices qué hacer; doble el tobillo, ahora flexione la rodilla, ahora ponga el talón. Pero cuando estoy solo para recordar todo, ¡necesito un disco duro externo!»

Giovanni tenía razón, así como para mí las coordenadas y los grados no tenían sentido para mejorar mi revés, así para Giovanni las instrucciones que le ofrecía solo le ayudaban a modificar temporalmente su forma de caminar, pero estaban demasiado fragmentadas para poder recordarlas y reutilizarlas por sí mismo. De repente recordé una de las numerosas recomendaciones literarias del profesor Perfetti: *La conciencia de Zeno*. Perfetti nos sugería que lo leyéramos porque en un pasaje de la obra maestra de Italo Svevo, el protagonista que solía pensar mucho en las cosas y diseccionar los eventos con detalle, se dio cuenta de que la acción de caminar es el conjunto de cincuenta y cuatro dispositivos, es decir, los músculos que se activan durante la locomoción. Pero, comenzando a prestar atención a estos elementos únicos de la acción de caminar, Zeno inexorablemente comenzó a cojear. Una vez más, Perfetti había encontrado la rehabilitación fuera de ella y esta vez en una novela. En ese pasaje de *La conciencia de Zeno* fue posible identificar la diferencia entre segmentos y globalidad, entre parte y todo y entre elemento y propiedad emergente.

Recordé las siguientes palabras «Enseñe al paciente lo que debe sentir y no lo que debe hacer»

Esta sugerencia dada a menudo por Perfetti, comenzó a cobrar un significado repentinamente más claro y por eso le dije a Giovanni:

«Caminemos juntos una vez más»

Giovanni obedeció se puso a andar, mientras yo le daba todas mis instrucciones habituales hasta que llegué a ese hermoso sendero del que me sentía orgulloso luego dejé de darle las instrucciones y Giovanni se detuvo como un electrodoméstico al que le desconectas la corriente.

Me paré frente a él y le pregunté:

«¿Pero cómo te sientes cuando caminas conmigo?»

Giovanni, poniendo los ojos en blanco, como para encontrar la respuesta en su memoria, me dijo con una sonrisa:

«Me siento elegante».

Cuando un paciente te dice algo significativo, que podría tener un impacto en la terapia, lo notas de inmediato, y esa palabra elegante era ciertamente una palabra que pronto tendría un valor y lo tenía, pero necesitaba más detalles:

«¿Te sientes elegante? ¡Dime más!»

La respuesta de Giovanni no se hizo esperar:

«Cuando había fiestas de gala en Fórmula 1, vestía con esmoquin y era como todos los demás, no necesariamente el mecánico; podría ser un emprendedor, una persona adinerada, un inversionista, tal vez incluso un príncipe, así que cuando caminaba por la habitación lo hacía con la cabeza en alto y me sentía elegante. Bueno, cuando caminamos juntos y me ayudas a juntar todas las piezas, tengo la misma sensación de caminar elegante de nuevo».

El elegante de Giovanni podía ser como mi "huevo", así que le pedí que diéramos unos pasos más juntos, pero esta vez no habría disparado sus dispositivos uno a uno, tendría que caer en ese recuerdo de caminar con la cabeza en alto, en el pasillo, sabiendo que él también puede ser el hombre más importante del mundo a los ojos de los demás. El recuerdo debería haber sido claro y específico, no cualquier noche de gala, sino aquella noche tan especial en la que se sintió más elegante que nunca. Giovanni comenzó a caminar y noté algunos elementos más que no consideré en mis instrucciones, como la actitud de la cabeza y la mirada. Caminaba tan bien como cuando se lo mostré con orgullo a mis compañeros, pero esta vez no necesitaba mis instrucciones, había encontrado su educación interna mucho más inmediata, más barata y efectiva. Ambos habíamos aprendido algo importante y estable, de hecho Giovanni en los tiempos posteriores que decidí "seguirlo" mostró una mejora efectiva en su caminar y yo aprendí una pregunta fundamental para hacer a mis pacientes, la cual me permitiría conocer el valor de su experiencia con respecto a la acción.

LOS OJOS DE MI NOVIA

Para conocer e interpretar la experiencia del movimiento del paciente, es primordial estudiar y comprender la diferencia que puede existir entre el sentimiento elegante de Giovanni, el movimiento satisfactorio de Joseph, mi colocación en huevo y las instrucciones de mi profesor de tenis. Todas son expresiones que hacen referencia a la acción y cada una está cargada de una experiencia, sin embargo es posible identificar diferentes niveles de profundidad de la propia experiencia. En el capítulo en el que nos hemos ocupado del tema del cuerpo-máquina ya nos hemos enfrentado a la cuestión de cuál es el nivel de experiencia de un individuo hacia el cuerpo. Vivir como si él cuerpo fuera solo un medio de transporte mecánico también significaría identificar el movimiento con sus propiedades mecánicas eliminando así la posibilidad de poder acceder a un nivel de experiencia capaz de generar emociones relevantes permitiendo la integración de múltiples sentidos y fijando la experiencia en nuestra memoria. Hemos aprendido que el movimiento no es solo el resultado de contracciones musculares bien organizadas, ni siquiera la única combinación coordinada de activación e inhibición de reflejos nerviosos, sino también una acción dirigida del conocimiento capaz de permitir un intercambio continuo de información con el entorno. Según esta perspectiva, la tarea del rehabilitador se enriquece con nuevos mundos, si una interpretación del movimiento como consecuencia de la capacidad contráctil del músculo permite al fisioterapeuta simplemente dotarse de todas aquellas herramientas capaces de afectar esta capacidad, a través de una óptica donde el movimiento es parte de la acción y donde este último tiene un significado para el sujeto, las herramientas que dispone el rehabilitador deben ser necesariamente muy diferentes. El paciente debe poder recibir de un profesional la oportunidad de hacer más íntima y adecuada su relación con el cuerpo a su rol biológico, elevándolo de una máquina a parte integrante del mismo entorno en el que se desenvuelve. Para ello el rehabilitador debe estar preparado para escuchar las palabras del paciente e interpretar la forma en que percibe su cuerpo, el movimiento, la recuperación y en base a estos conceptos, construir las experiencias más significativas para su proceso evolutivo.

¿Cómo entender el nivel de experiencia de una acción por parte del paciente? Las palabras utilizadas por el paciente abren un camino en el misterioso paisaje interior y pueden ser objeto de estudio por parte del profesional rehabilitador. Las descripciones de acciones pueden clasificarse en tres categorías amplias que definen diferentes niveles de experiencia vivida: sensorial, cognitivo y finalmente fenomenológico. Tomaré prestado uno de los ejemplos utilizados por el profesor Carlo Perfetti durante una de sus lecciones que explica estos 3 niveles de manera más clara, comenzando con esta simple oración que define una experiencia:

«Los ojos de mi novia son como el mar».

La experiencia que me lleva a definir los ojos de mi novia como el mar se puede interpretar según diferentes niveles de experiencia. El primero, estrictamente sensorial, crea una asociación entre el color de los ojos y el mar. Es una asociación a nivel sensorial: azules son los ojos y azul es el mar. La misma experiencia puede cobrar un valor más intenso, desde el punto de vista de la experiencia vivida, accediendo a un nivel cognitivo en el que las características de los ojos se elevan desde un componente estrictamente sensorial para incluir más significados preceptúales al mismo tiempo, de hecho, refiriéndose a los ojos de mi chica como el mar, también podría referirme a su profundidad. En este caso, tuve que realizar una operación perceptiva más compleja que la necesaria para el análisis del color, incluyendo elementos más personales e íntimos de mi experiencia, hasta un nivel fenomenológico en el que la experiencia se carga con todos sus componentes. La experiencia emocional, en este caso asociar los ojos de mi novia con el mar podría recordar la emoción de desconcierto en sus ojos: la misma que sentiría cuando me encontrara solo en la inmensidad del mar abierto. Este ejemplo de Perfetti me llamó la atención de inmediato por su efectividad y belleza y por la posibilidad de llevarlo fácilmente a la práctica diaria con el paciente hemipléjico.

LO SIENTO "MIO"

El propio Angelo, que se había identificado con Joseph, durante una de nuestras terapias me ofreció un ejemplo práctico de la experiencia personal motora. Angelo pudo realizar algunos movimientos con el brazo y algunos también con la mano, pero como muchos pacientes luchó con una rigidez que se había establecido desde el primer año después de su accidente cerebrovascular. Muchas veces nuestra terapia se hacía fuera de casa, bastaba con dar unos pasos y sentarnos en un banco frente al mar de la Bahía, en una ocasión en ese banco, le pregunté qué le gustaría mejorar durante esa sesión, entonces Angelo dijo que quería levantar el brazo hacia el alto. Me senté a su derecha, al lado de su hemiparesia y apoyé su brazo para ayudarlo a realizar el movimiento que acababa de pedirme. Una mueca de enfado apareció en su rostro y mientras su brazo aún no estaba a la mitad del movimiento deseado, me dijo:

«¡Ah, me duele en algún momento!»

Fue el comienzo de la experiencia de Angelo con su movimiento. Mi papel era acompañarlo a experimentar el movimiento explorando significados cada vez más profundos. En casos como estos, yo, como todo terapeuta, habría tenido que dejar fluir las palabras de mi interlocutor, evitando cualquier interferencia personal, utilizando lo que en psicoterapia se llama Lenguaje limpio, capaz de facilitar al paciente un análisis interno, sin interferencia de las experiencias de otros.

Simplemente respondí:

«Y te duele en algún momento…»

No era una pregunta en todos los aspectos, sino una ventaja para Angelo, una forma de invitarlo a continuar su exploración sin introducir palabras nuevas o diferentes a las que ya había elaborado. Angelo inmediatamente respondió:

«Sí, siento que el hombro no se abre».

Angelo con su sensación de dolor y la sensación de que su hombro no se abría, estaba viviendo la experiencia desde un punto de vista sensorial, como cuando los ojos de mi novia son como el mar por el simple hecho de ser azul. Mientras tanto, había bajado su hombro y me estaba preparando para ofrecerle una ayuda adicional:

«Y el hombro no se abre. ¿Por qué?»

Al final de la pregunta realicé nuevamente el movimiento hacia arriba del brazo para ofrecerle a Angelo la experiencia directa para que pudiera investigar la razón por la cual su hombro no se abría y de hecho su respuesta estaba lista:

«Es como si hubiera una banda de goma que jala y evita que se abra»

Angelo, con su mano izquierda mientras contestaba, señaló un punto en su hombro donde, según él, estaba ese elástico que tiraba y limitaba su movimiento. Angelo comenzaba a enriquecer su experiencia con componentes cognitivos, de manera similar a como sucedió cuando interpreté los ojos de mi novia como el mar por su profundidad. Está claro que no hay un elástico en el hombro de Angelo, pero experimentaba el movimiento como si estuviera ahí. La sensación que Angelo percibe en su hombro es interpretada y explicada por él utilizando una metáfora que se basa en el mundo físico y en su experiencia esa nueva sensación era similar y compatible con la que podría haber percibido si realmente hubiera un elástico en su hombro. Si Angelo percibe una goma elástica que tira cada vez que tiene que realizar un movimiento con el brazo, no hace falta decir que su comportamiento también tendrá en cuenta este elemento extraño y lo más lógico que puede hacer Angelo será realizar el movimiento con mayor intensidad. Con más fuerza para superar la resistencia de este elástico.

Al hacerlo, el riesgo es el de caer en un círculo vicioso, con la tensión de los músculos involucrados en la hipertonía que ofrece al paciente la sensación del elástico, y con el paciente que para vencer esta resistencia aplica más fuerza en la realización del movimiento; pero con un uso exagerado de la fuerza provoca un aumento adicional de la tensión muscular. Para ayudar a

Angelo a enriquecer su representación del problema y el movimiento, decido pedir más detalles:

«¿Y qué elástico es?»

Para Angelo la pregunta era evidentemente extraña, pero trató de pensar en ella de todos modos: en ese momento le estaba dando una forma más adecuada a la idea genérica de elástico para ofrecer una descripción más similar a lo vivido, que siempre caería dentro del nivel cognitivo de la experiencia, pero eso le permitiría seguir adelante.

«¿Conoces esas grandes bandas de goma verdes que se usan para carpetas de oficina?»

Tenía en mente el tipo de elástico, pero mi necesidad era que él fuera el que tuviera claro cómo su organismo vivía el problema, para esto comencé a orientar a Angelo:

«Sí, el elástico verde ancho para carpetas; claro... Angelo, si fuéramos buenos resolviendo problemas, ¿en un mes crees que aún sentirías una goma verde aquí?»

Angelo sonriente respondió:

«Bueno, no, al menos mejoraríamos y cambiaríamos por una fina banda de goma amarilla».

Angelo estaba viviendo la experiencia del movimiento y yo no hice más que facilitar esta interacción suya, pero a Angelo no le hubiera bastado solo una idea para producir un movimiento diferente, tenía que vivirlo de una manera más realista: él tenía que crear una imagen de la sensación de su movimiento. Si Angelo no hubiera podido prever la sensación de una tensión menor comparable a la que ofrece una fina banda de goma amarilla, entonces hubiera sido poco probable que él pudiera percibirla realmente frente al movimiento real. Por esto le dije:

«Muy bien, pero ¿sabes cómo sentirías el movimiento si hubiera una goma de las finas amarillas aquí? ¿Puedes predecir la sensación? ¿Cómo se sentirá tu hombro en un mes?»

Angelo respondió: «¡Me sentiré más libre!»

La palabra libre me ayudó a entender que Angelo ya estaba a las puertas del siguiente nivel de experiencia, el fenomenológico, que también incluiría emociones vívidas, así que le pedí que cerrara los ojos e imaginara ese sentimiento, como en ocasiones anteriores le levanté nuevamente el hombro, pero esta vez el movimiento fue más libre, porque había una fina goma amarilla. Luego de que pasaron unos segundos en silencio y con los ojos cerrados, Angelo asintió con la cabeza para decirme que estaba listo y lentamente comencé a levantar su brazo. Esta vez había logrado levantarlo más arriba y había encontrado una mínima resistencia, pero antes que nada tenía que saber si había sido lo mismo para Angelo: «¿Cómo te fue?»

Angelo tenía una cara de asombro como cuando presencias un truco de ilusionismo y no sabes si lo que había pasado es real o sugestión y me dijo: «El hombro estaba libre».

Compartí mi satisfacción con Angelo señalando que en pocos minutos habíamos logrado lo que nos habíamos propuesto en un mes y que podíamos aprovechar para darle más forma a ese elástico amarillo, por lo que repetimos la misma operación varias veces.

Más tarde Angelo transformaba el elástico amarillo en una cinta de seda suave y después en un rollo de masa de pizza y cada vez atribuía diferentes etiquetas al movimiento. La palabra "libre" había evolucionado a suave, luego a "fluida" hasta que, al final del último movimiento que realizamos juntos, Angelo dijo con evidente emoción:

«Esto finalmente lo sentí mío».

No era solo Angelo quien sentía el movimiento internamente con características cada vez mejores hasta que lo definió como Mío , yo también externamente cada vez que lo ayudaba a realizar el movimiento sentía un brazo más natural, más saludable. Esta vez las palabra de Angelo "mío" fue en efecto la palabra con la que expresó una experiencia vivida precisamente a un nivel fenomenológico, esa que al reflejarme en los ojos de mi novia me hace sentir perdido como si estuviera en medio de la inmensidad del mar. El "mío" de Angelo representó una nueva experiencia a la que podía referirse durante los ejercicios o durante su actividad diaria para volver sobre los pasos del control sobre la calidad del movimiento, como hizo Giovanni con su idea de elegante que le permitió unir todos los pasos del caminar y como Joseph con su etiqueta de satisfactorio.

SINFONÍA AGRIDULCE

La etiqueta que contiene una experiencia no tiene que resumirse necesariamente en una palabra, la idea de un movimiento lleno de emociones y vivencias también se puede encontrar en una canción o una imagen. Eleonora era una paciente del centro de estudios de Perfetti, una chica dulce. Una mañana entró al gimnasio más radiante y sonriente que de costumbre. La explicación del motivo de su excelente humor no tardó en llegar y Eleonora confesó haber tenido un sueño extraordinario en el que finalmente había logrado caminar muy bien, con confianza y a la altura de los suyos, como la cantante de The Verve en el videoclip de la muy popular Bitter Sweet Symphony. En el video, Richard Ashcroft, líder de la banda, se pavoneaba por una calle de Londres, de una manera arrogante. Con su chaqueta de cuero caminaba y cantaba y cualquiera que se cruzara en su trayectoria corría el riesgo de caer al suelo, abrumado por el andar de ese galán. Era una metáfora bastante inusual por parte de una joven como Eleonora, siempre tan delicada, menuda, silenciosa, educada, tímida, pero era comprensible su liberación al sentirse caminando con confianza como la estrella de rock inglesa, porque su forma de caminar siempre fue muy incierta, lenta y se sentía el miedo que tenía en cada paso que daba. Esa canción para Eleonora ahora era capaz de evocar las sensaciones que había experimentado durante el sueño y era una nueva etiqueta con la que era capaz de recordar ese universo de significados vividos en unos momentos durante un sueño y por ello en esos días pasando frente al gimnasio donde Eleonora solía trabajar con su terapeuta, a menudo se podían escuchar las hermosas notas de esa sinfonía agridulce.

Carlo Perfetti, en los años en los que introdujo un nuevo paradigma de rehabilitación que no sólo enriqueció la teoría neurocognitiva, sino que también definió nuevas estrategias operativas, a menudo citaba las palabras de Lewis Carroll en el cuento Alicia a través del espejo, sugiriendo finalmente ver el ejercicio desde el punto de vista del paciente, porque sólo si el ejercicio tiene valor para el paciente, el rehabilitador podría obtener resultados significativos y duraderos. Perfetti comunicaba que ciertamente hay que demostrar y comunicar también a través del lenguaje de la ciencia compuesta por números y medidas capaces de descomponer los fenómenos en muchas pequeñas piezas, pero es evidente que la rehabilitación también adquiere otras responsabilidades, como tener que reducir la distancia entre las distintas disciplinas incluso con las que no pertenecen a las ciencias naturales como la neurofisiología y la neuroanatomía, sino también con la filosofía, psicología y sociología.

En este capítulo sólo se han contado algunas de las experiencias personales terapéuticas que he tenido con mis pacientes, ciertamente no pretenden organizar la modalidad de trabajo con el paciente según el paradigma de la comparación entre acciones, sino que representan para mí el placer de compartir algunos aspectos de la interacción con el paciente que nos puede permitir ampliar los horizontes operativos del terapeuta. Es también una invitación a ofrecer un valor decisivo a las palabras y vivencias del paciente, para que nos atrevamos con iniciativa personal e ingenio a la posibilidad de ayudarlo a plasmar la experiencia, llenando el ejercicio no solo con su componente cognitivo y perceptivo sino también con el fenomenológico. Tras la lesión, el paciente pierde las reglas de interacción con el mundo que lo rodea y con ellas la posibilidad de experimentar emociones de placer con su propio cuerpo y ante problemas tan profundos es necesario que el fisioterapeuta también desarrolle nuevas habilidades.

18. RESILIENTS

El río moldea las barrancas y las
barrancas guían al río

G. Bateson

Marzo de 2020. Una fecha que todos recordaremos como el inicio de una prueba muy dura para toda la humanidad que de repente tuvo que lidiar con un enemigo invisible: Covid-19. Por primera vez, el mundo entero estaba comprometido en un mismo frente, la lucha contra una pandemia que había golpeado a todos los sectores; incluida la rehabilitación. Los hospitales convertidos en ayudas para el tratamiento de pacientes con coronavirus, aminoraron los ingresos de pacientes que sufrieron un ictus y los que ya estaban hospitalizados en la clínica de rehabilitación, fueron dados de alta anticipadamente. Los pacientes estaban confinados en sus viviendas y no podían recibir su propia rehabilitación, porque ya no podían ir a las instalaciones y sus fisioterapeutas, también blindados en sus hogares, no podían llegar a ellos en casa; estábamos todos encerrados. Incluso los más fervientes oponentes a nuestro modelo de tele-rehabilitación hicieron todo lo posible para dar continuidad a sus pacientes explotando todos los medios tecnológicos disponibles. En esos meses de encierro fuimos testigos de un aumento evidente en la alfabetización digital, la palabra smartworking se usaba a diario y todos tenían que aumentar obligatoriamente su confianza con las herramientas digitales; especialmente aquellas que nos permitían mantenernos en comunicación. cada uno desde su propia casa. Mientras el mundo de la fisioterapia iba descubriendo las ventajas de la telerehabilitación, para mí, que ya habían pasado dieciséis años desde mis primeras experiencias con Michele, paciente cero, estaba claro que la rehabilitación remota tendría que sufrir una mayor evolución.

El proceso de democratización de la rehabilitación neurocognitiva según Perfetti había alcanzado un buen nivel, cualquier persona y en cualquier lugar del mundo podía tener acceso a un servicio de rehabilitación para la recuperación del ictus. Durante el período en el que todos estuvimos confinados en cuarentena en nuestros hogares tuvimos la oportunidad de reflexionar, cada uno sobre su propia vida y sobre lo que se ha hecho hasta ese momento.

Mirando hacia atrás, ciertamente me sentí satisfecho de cómo había participado en la expansión de la rehabilitación neurocognitiva en el mundo y justo en los días en que ese mismo mundo se había detenido de repente, me di cuenta de lo importante que era la posibilidad de llevar la rehabilitación directamente a los hogares de las personas, sin embargo, ese modelo había que llevarlo a otro nivel, ya no bastaba con darle al paciente, al familiar y al terapeuta las herramientas, estrategias y reglas para realizar los ejercicios en casa, era necesario buscar la forma de incidir en las habilidades individuales de cada paciente, para poder cultivar su cultura rehabilitadora; Resiliencia; el factor X. Más importante hubiera sido poder unir a los pacientes aún más fuertemente y conectarlos con toda la red de familiares y fisioterapeutas involucrados en el manejo del accidente cerebrovascular. Todos y cada uno de los elementos formaban parte de un sistema ecológico real y tenían que estar mutuamente vinculados mediante relaciones más estrechas y significativas, incluso si todo sucedía en línea.

REDESCUBRIMIENTO DE LA COMUNIDAD

Trazando las etapas del desarrollo de la telerehabilitación neurocognitiva en mi memoria, recordé las primeras semanas en las que se creó el grupo de Facebook que alojaba a mis pacientes, los mismos que hasta entonces tenían que afrontar largos viajes para ir a mi centro y recibir su programa de ejercicios. Al principio era un grupo pequeño e íntimo, formado por unos cincuenta miembros, incluidos pacientes, familiares y terapeutas; todos involucrados en su programa de rehabilitación. Sin embargo, cuando comenzaron cada uno de ellos a publicar sus propios videos, mientras lidiaban con los ejercicios, se creó una maravillosa atmósfera de participación colectiva; nunca se habían conocido físicamente, pero era como si todos se conocieran y hubieran creado un vínculo de amistad, disfrutando de los éxitos del otro y dándose consuelo en los momentos difíciles. Una comunidad real estaba cobrando vida y el vínculo emocional entre los miembros duraría muchos años. Durante las vacaciones de rehabilitación algunos de ellos se conocieron en vivo por primera vez y ver su abrazo fue una de las experiencias más conmovedoras de mi vida, parecían abrazos entre veteranos que se encuentran después de que termina la guerra después de cubrirse las espaldas bajo el fuego enemigo. Sin embargo, sólo unos meses fueron suficientes para alterar este ecosistema que descansaba en la complicidad y el apoyo mutuo entre los miembros, de hecho la telerehabilitación se extendió cada vez más y el grupo se expandió muy rápidamente; acogiendo a pacientes de todo el mundo. La cara del grupo empezó a cambiar, la frecuencia de las publicaciones era altísima: decenas al día y si por un lado el equipo de fisioterapeutas podía comentarlas y corregirlas todas, por otra los pacientes ya no podían seguir la oleada de publicaciones y menciones con los demás asistentes; se estaba perdiendo el sentido de comunidad que había sido tan importante al principio. Fue durante los días más duros del encierro, mientras cada individuo estaba aislado en su propia casa, que decidimos reconstruir ese sentido de comunidad que había sido tan importante al principio y que se estaba perdiendo a medida que aumentaba el número de miembros. Creamos clases, tal como se hace en una escuela, en última instancia, el tema central de nuestro programa siempre había sido el aprendizaje, por lo que reunir a un pequeño número de miembros que compartían el mismo objetivo parecía la mejor solución para encontrar la conexión correcta entre la gente. Cada paciente ciertamente apunta a varios objetivos a alcanzar y comúnmente pueden ser identificables en objetivos relacionados con el caminar, el agarre, el lenguaje y en un sentido más general la recuperación de la propia posición existencial en el mundo. A la luz de esta clasificación se crearon clases específicas, de hecho, como ya hemos comentado, no es posible pensar en poder recuperar la capacidad de agarrar un objeto si ni siquiera hemos logrado la capacidad de relajar la mano sobre la mesa. Una de las clases se llama Relaxed Hand (mano rilassata), a cada clase se le permite un número limitado de miembros que se reúnen con su rehabilitador cada mes a través de una reunión en línea. Durante las reuniones grupales, los pacientes aprenden estrategias para lograr su objetivo, aprenden de los demás y, al mismo tiempo, se ayudan mutuamente en su viaje con sus propios descubrimientos e ideas. Finalmente, el sentimiento de comunidad volvió a estar vivo y en comparación con el pasado también había alcanzado un nivel superior, de hecho, los pacientes ahora son más útiles entre sí, no solo desde un punto de vista moral, haciendo amigos y animando a los demás, sino también están involucrados y activos en la recuperación mutua, ya que también comparten los espacios didácticos donde se desarrolla el aprendizaje. Una vez que cada paciente ha logrado su objetivo, se le promueve a una clase en la que puede trabajar hacia un objetivo posterior. Mientras el mundo se detuvo, habíamos dado un paso adelante hacia el sueño de la rehabilitación como sistema ecológico.

UNA FAMILIA EXTENSA

El número de pacientes que se adhirieron al programa de rehabilitación remota aumentó rápidamente y pronto el equipo inicialmente compuesto por Ciotti y yo necesariamente se habría expandido. Decidimos realizar convocatorias de becas para dar la oportunidad a otros jóvenes compañeros de sumergirse en el mundo de la neurocognitiva. Para mí los años de la beca Perfetti fueron los más importantes de mi vida y quise en mi pequeña manera recrear estas oportunidades también en el mundo digital. Con la tele-rehabilitación habíamos creado algo impensable: poder ayudar a las personas afectadas por un ictus a distancia, sin tocarlas y sin haberlas visto nunca en vivo, parecía imposible y en cambio sucedía todos los días. De manera similar, parecía igualmente improbable pensar en poder capacitar a colegas de forma remota y permitirles a su vez ayudar a pacientes que vivían cientos y, a menudo, miles de millas. Mi formación había sido totalmente presencial, compartiendo las mismas habitaciones que compañeros y profesores, tocando los mismos libros y trabajando con los mismos pacientes, mientras que en esta realidad virtual que estábamos creando, el alumno habría seguido caminos de aprendizaje completamente diferentes. Este desafío también nos ofreció resultados muy prometedores, porque los estudiantes que ganaron nuestras becas estaban impulsados por una gran pasión y amor por la neurociencia, por lo tanto, a pesar de la formación que se impartía en línea, al final seguían siendo personas físicas, que vivía en una realidad física y por tanto podía, también trabajando físicamente con sus pacientes, fusionar los dos mundos para integrarlos mutuamente. El equipo de profesionales se ha ido ampliando con el crecimiento de pacientes que se adhirieron al programa, cada equipo fue dividido por el idioma que hablaban los pacientes, estaba el de habla hispana, el de inglés y finalmente el italiano. En los momentos en los que me detengo un momento a pensar en el trabajo realizado a lo largo de los años, mirando hacia atrás y volviendo sobre los momentos importantes de todo el proyecto, me doy cuenta de que la razón por la que fue posible lograr todo esto fue por haber tenido en el equipo personas impulsadas por pura pasión. Ninguno de los miembros del equipo, desde administradores hasta terapeutas, veía su trabajo como un trabajo: todos se sentían parte de un proyecto importante que podría ayudar a muchas personas. Mi hermana Cristina fue la primera en enamorarse del proyecto y permitir su desarrollo al hacerse cargo de la gestión completa de todo el departamento italiano. Esto sucedió junto con mi mudanza al extranjero y el vínculo constante y diario con mi hermana, aunque sobre todo desde el punto de vista laboral fue esencial para mí, para mantener un contacto vivo con toda mi familia en Italia.

CULTIVANDO EL FACTOR X

En los extraños días del encierro también cuestionamos las habilidades innatas de cada individuo para vivir su recuperación de una manera más o menos efectiva, siendo una persona neurocognitiva, ese Factor X capaz de traducir la recuperación de movimientos en la recuperación de la vida. ¿Fue realmente algo innato? ¿Un talento escondido solo en unos pocos individuos? ¿Y qué pasaría si ese Factor X fuera parte del programa de rehabilitación que se ofrece a los pacientes? Un camino de evolución personal dedicado únicamente al paciente que se realizará en paralelo al programa de rehabilitación compuesto por ejercicios y visitas con el rehabilitador. Un curso capaz de hacer crecer a la persona neurocognitiva dentro de cada individuo o ayudarlo a nacer en los casos más complejos. A menudo leo comentarios en las redes sociales como "La rehabilitación neurocognitiva según Perfetti no es para todos", y al final de este libro, muchos de ustedes pensarán lo mismo después de escuchar acerca de la metáfora, el sistema ecológico, la imaginería motora y los mundos intermedios. Muchos, entre los que necesitan rehabilitación para su recuperación, esperan que se les ponga en la caminadora, que se les apliquen electroestimuladores para despertar la musculatura y que hagan mucho esfuerzo físico para reeducar la marcha. Por ello una propuesta de rehabilitación que privilegia la percepción, el uso de los procesos cognitivos y la consciencia del movimiento, es aceptada con gran dificultad tanto por el paciente como por el profesional. Pero si en cambio, la predisposición a comprender la naturaleza de estas opciones de rehabilitación fuera también parte de la rehabilitación en sí, entonces sería una rehabilitación para todos y la responsabilidad recaería finalmente en el profesional y su capacidad para involucrar al paciente en este proceso, en lugar de sobre la capacidad del paciente para comprenderlo. Este camino obviamente no debería haber seguido una didáctica tradicional compuesta por lecciones teóricas, sino que habría utilizado todos los medios disponibles para poder incidir de manera práctica en la capacidad del paciente de ver con otros ojos, su propio cuerpo, recuperación, movimiento, sus emociones y comportamiento. Por ello, el paciente que inicia el programa de rehabilitación remota se ve involucrado de inmediato en un viaje personal, donde periódicamente tiene acceso a algunos de los contenidos que le ayudan a hacer crecer su persona neurocognitiva y así también a potenciar el programa de rehabilitación. El camino se llama Resilientes, de resiliencia, término que en física indica la capacidad de algunos materiales para absorber choques y fuerzas externas, modificándose y adaptándose plásticamente. A lo largo de los años, el término resiliencia también se ha utilizado cada vez más para describir la capacidad psicológica de poder reorganizarse tras eventos negativos, no confundir con la resistencia o la capacidad de soportar, de hecho la resiliencia no es la capacidad de saber sufrir, sino la actitud de aceptar el evento adverso sin dejarse abrumar por la desesperación, transformándolo en algo positivo o, al menos, en un punto de partida para algo nuevo.En el camino, el paciente tiene acceso a contenidos de diferente índole, como una película, capaz de generar algunas reflexiones, un libro, una entrevista o una videolección de un experto en el tema y cada aportación va acompañada de un diario personal del paciente a base de ejercicios internos o, si queremos, también espirituales, capaces de ayudar a cultivar la resiliencia que reside en cada uno de nosotros en diferentes medidas. Implementar un programa que también afectará ese factor X tan importante para muchos pacientes, era un asunto urgente y de primera necesidad, tanto que inmediatamente se establecieron dos reuniones grupales mensuales con un consejero profesional en las que el paciente, el familiar y el propio profesional podrían aprender a conocerse mejor y afinar las mejores estrategias para vivir su vida de una manera más enfocada y consciente, incluso ante un obstáculo tan severo como el ictus.

NEUROCOGNITIVE ACADEMY

Finalmente, con la creación de la nueva comunidad Resiliente y con la organización de estas clases, nació un ecosistema más unido y conectado, faltaba otra comunidad a integrar: la de los fisioterapeutas. En el grupo había varios profesionales, de hecho muchos pacientes que se adhirieron a nuestro programa habían involucrado a sus fisioterapeutas de confianza. Sin embargo, todos aquellos profesionales que se estaban formando en Rehabilitación Neurocognitiva de Perfetti todavía estaban fuera y al igual que los pacientes y familiares estaban viviendo su proceso de cambio. Si a un paciente le cuesta entender que la recuperación no estará compuesta por ejercicios físicos y esfuerzos continuos, muchas veces para el profesional de la rehabilitación lo es aún más, porque gran parte de su formación académica se ha configurado de acuerdo con una metodología analítica y muscular, incluso frente a enfermedades que afecten al sistema nervioso central. Pacientes, familiares y profesionales conviven en un mismo contexto cultural y están todos enredados en una misma red de significados, por lo que el ecosistema ciertamente debería haber incluido a todos aquellos profesionales que habían decidido profundizar en el enfoque neurocognitivo participando en cursos, seminarios y conferencias. Eran dos mundos muy distantes el uno del otro y no era fácil juntarlos.

El profesor Sergio Vinciguerra me había trazado un itinerario formativo completamente diferente, guiándome en la elaboración de la tesis hasta mi inclusión en el plantel de terapeutas de la clínica Perfetti. Inmediatamente nació una hermosa amistad con Sergio que se consolidaría en los años venideros. A mi regreso a Roma, había comenzado a enseñar el enfoque neurocognitivo en la Universidad que él dirigía, la misma universidad a la que había asistido como estudiante poco antes. Sergio y yo nos embarcamos en una nueva aventura educativa, organizando cursos y seminarios en toda Italia que fueron organizados por muchas clínicas públicas y privadas para la formación del personal interno. Este reencuentro con el mentor que lo había iniciado todo representó para mí la cuadratura del círculo, pero también en el lado formativo, la llegada de la pandemia habría jugado un papel clave en su transformación definitiva y habría permitido incluir fisioterapeutas en esa sistema ecológico creado con pacientes y familiares.

En los últimos años había colaborado con muchas universidades de Latinoamérica ofreciendo seminarios y conferencias online sobre la Rehabilitación Neurocognitiva según Perfetti, para muchos de ellos la realización de una lección online fue un evento nuevo, casi inusual, pero durante el período del cierre de las universidades se vieron obligados a realizar una formación online, muchos estaban en apuros y no todos pudieron realizar el programa educativo a distancia. Comenzamos a recibir correos electrónicos de muchas de las universidades donde habíamos enseñado, pidiéndonos que hiciéramos otras conferencias que pudieran agregar a su plan de formación. Con Sergio siempre hemos soñado con poder realizar un proyecto formativo capaz de democratizar la Rehabilitación Neurocognitiva, de hacer girar la rueda inventada por nuestro profesor Perfetti y viajar lejos. Nuestro sueño era crear una academia neurocognitiva, donde cualquier persona, en cualquier parte del mundo, pudiera tener acceso a un plan de formación de posgrado capaz de ofrecerle una preparación de alto nivel en el campo de la rehabilitación neurocognitiva. Una academia que aprovecharía todo el potencial de las telecomunicaciones modernas, las mismas que habían permitido el desarrollo de la tele-rehabilitación. Finalmente, se fijó un programa de estudios donde se consolidó el conocimiento que en los últimos cincuenta años había permitido el desarrollo de la teoría neurocognitiva para ser compartido y transmitido. Un plan de formación que incluiría tanto la parte teórica compuesta por videolecciones impartidas por los mismos investigadores y académicos que habían participado en el desarrollo de la neurociencia de referencia, como la parte práctica, donde los fisioterapeutas eran guiados de forma remota en el trabajo con sus pacientes mientras podrían haber realizado la pasantía en nuestra clínica virtual, gracias a la comunidad de pacientes que seguimos a distancia. Fue uno de esos sueños en el cajón que sacamos durante nuestros viajes, pero nunca tuvimos la determinación o tal vez el coraje para hacerlo realidad. Si un programa de tele-rehabilitación hubiera dividido a la comunidad profesional entre liberales y conservadores del status quo, una academia profesional en línea a escala internacional sin duda habría creado una mayor desestabilización en el medio ambiente. Este llamado de ayuda del mundo académico latinoamericano representó esa chispa que desencadenaría la realización de nuestro sueño. Por lo tanto, decidimos atender las solicitudes de las universidades creando una conferencia unificada para sus estudiantes y para todos los profesionales de la salud interesados en la rehabilitación neurocognitiva según Perfetti. Mientras tanto, aceleramos la construcción de la academia y fue un período de trabajo muy intenso. Creo que nunca he trabajado tanto en mi vida como en el período del primer encierro, por un lado estábamos revolucionando nuestro servicio de telerehabilitación con pacientes y por el otro estábamos creando una academia internacional a distancia para la formación de rehabilitadores neurocognitivos. El tema de la primera conferencia se centró en la introducción a la rehabilitación neurocognitiva y fue un éxito inesperado en el que participaron en vivo cerca de 5000 personas, entre estudiantes y colegas ya graduados. Fue un evento trascendental, nunca habíamos visto tal participación en un evento dedicado a la rehabilitación neurológica. En esa misma ocasión presentamos la Academia y en pocas horas recibimos decenas de inscripciones de fisioterapeutas, terapeutas ocupacionales, fisiatras y lo mismo sucedería en conferencias posteriores que fueron estimuladas y solicitadas de vez en cuando por las propias universidades. Nos encontramos ante dos grandes comunidades, la de las familias y la de los profesionales, dos comunidades que siempre se han encontrado enfrentadas, pero a una distancia segura porque, ambas en la margen opuesta del mismo río. Dos grandes comunidades que, sin embargo, tuvieron en común la decisión de conocer y profundizar un nuevo enfoque de rehabilitación y sobre todo dos grandes comunidades que debían experimentar un cambio. Las dos siempre habían sido parte de un mismo sistema ecológico, pero nunca estuvieron tan integradas entre sí, capaces de establecer relaciones recíprocas tan fuertes, lo cual hubiera sido un paso fundamental para la consolidación de ese sistema ecológico que Sergio y yo soñamos desde hace mucho tiempo, donde cada elemento con su evolución habría participado en la evolución de todos los demás miembros. Por eso decidimos fusionar las dos comunidades y dejarlas participar en los mismos espacios, grupos y reuniones. Cada elemento habría aprendido de los demás independientemente de su función dentro del sistema. Todo profesional aprende de sus pacientes, pero también de sus compañeros y del mismo modo todo paciente aprende de otros pacientes y de sus fisioterapeutas. Viviendo bajo el mismo techo con mis pacientes, durante las vacaciones de rehabilitación, aprendí que observar al paciente solo durante las sesiones de terapia, me ofrecía una visión parcial de sus problemas y cómo se reflejaban en su personalidad y su vida. para ello era fundamental que todos los fisioterapeutas pudieran acceder a la dinámica de la recuperación del paciente de una forma más extensa. Claramente, a diferencia de las vacaciones de rehabilitación, aquí todos nos encontramos bajo el mismo techo digital y obviamente no es lo mismo que vivir físicamente en la misma casa, pero dudo que alguna vez sea posible reunir a cientos de terapeutas, pacientes y familiares de todo el mundo. Los profesionales matriculados en la Academia deben estudiar y actualizarse constantemente, además, entre sus tareas también está la de crear contenidos que contribuyan al aprendizaje de los pacientes, como artículos, lecciones y videotutoriales. Tanto para los pacientes de la comunidad resiliente como para los miembros de la academia, la palabra clave es contribuir porque solo así se puede definir el crecimiento del individuo como completo y efectivo.

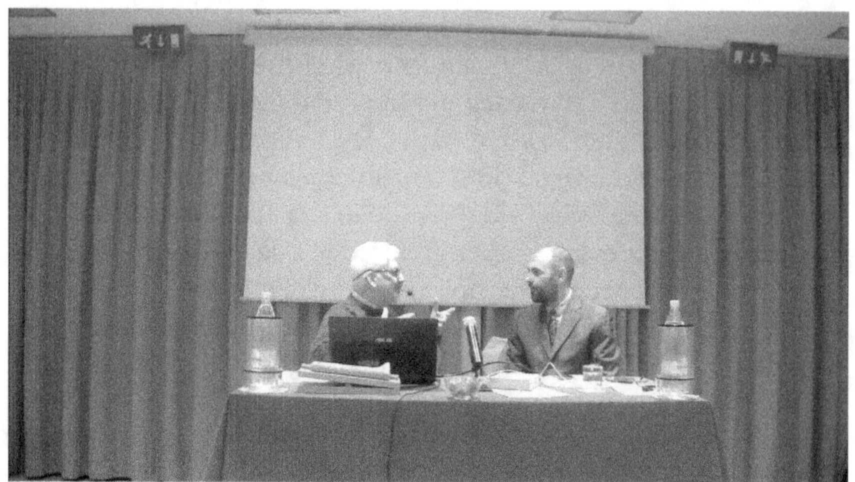

Esta foto es de Vinciguerra y yo durante un curso para terapeutas en Milán, y después de contar la anécdota de *Cerveza sin vaso*, me reveló que su tesis de grado también fue sobre el plexo braquial. Coincidencias…

19. MENSAJE EN LA BOTELLA

En Italia en el año 2018 había un millón de personas que, después de haber sobrevivido a un accidente cerebrovascular, presentaban signos de discapacidad. Hoy hay más de 100.000 casos nuevos cada año. La prevalencia de casos de accidente cerebrovascular aumenta drásticamente por encima de los 65 años de edad y el aumento de la esperanza de vida seguramente hará que el número de víctimas sea aún mayor, para 2035 se estima que el número de nuevos casos en los países de la UE podría aumentar un 34%. Los costos directos a cargo del sistema nacional de salud son de 16.000 millones de euros al año, a los que hay que añadir unos 5.000 millones de costos indirectos por pérdida de la productividad. Desde el punto de vista de la seguridad social, con las pensiones de invalidez y discapacidad hay que sumar otros 2.000 millones de euros para un total de 23.000 millones anuales. También es difícil estimar los costos sociales indirectos del ictus que afectan especialmente al ciudadano y su familia como: los permisos laborales otorgados y los costos de asistencia privada, así como la desorganización social y productiva que se genera en la unidad familiar. El accidente cerebrovascular es una bomba social que pone de rodillas a todos: a los enfermos, a la familia, a los contribuyentes, y al estado. Para hacernos una idea de la urgencia del cambio, se debe tener en cuenta que para el año 2035; se estima la duplicación de números de personas con discapacidad, junto con los gastos a enfrentar. Por tanto, los cambios estructurales son importantes en el manejo del problema; tanto desde el punto de vista de la atención de la salud pública como desde la formación del personal de salud.

Guardo este capítulo en una botella bien sellada y dejo que se aleje con la esperanza de que tarde o temprano, durante su viaje por el mar de ideas, palabras y promesas, será recogido por la persona adecuada. Una persona que se preocupe por el cambio en este pequeño gran mundo del accidente cerebrovascular y que disponga los medios para influir en el sistema que gira en torno al manejo de pacientes a nivel político y estructural.

TIEMPO DE ESTANCIA

En la mayoría de los casos, el paciente que sobrevive a un ictus es hospitalizado para recibir la primera asistencia médica destinada a salvar su vida y estabilizar su estado clínico libre de complicaciones graves que requieran la continuación de la atención hospitalaria. El paciente estará hospitalizado por un período promedio de 20 días, durante el cual es posible que también reciba la primera atención de fisioterapia. Al finalizar la primera hospitalización puede ser dado de alta y derivado a una clínica de rehabilitación, donde pasará un período adicional de internación que en promedio varía entre 15 y 90 días según el país de residencia. Estamos hablando de una hospitalización de unos 2-3 meses puesta a disposición por el Servicio Nacional de Salud; en este lapso de tiempo todas las intervenciones terapéuticas estarán encaminadas a recuperar la autonomía. Solo para tener algunos términos de comparación con otras patologías, es útil mencionar que para recuperarse de una fractura de tibia se necesitan en promedio 40 días, mientras que se requieren al menos 60 días para la recuperación después de una rotura del ligamento cruzado anterior y para la recuperación de una luxación de hombro a menudo 90 días no es suficiente. Está claro que, a diferencia de los traumatismos ortopédicos, las necesidades del paciente que sufre daño en el tejido cerebral requieren una asistencia más amplia en el tiempo.

En los 90 días de estancia promedio en los establecimientos de salud, los familiares del paciente son sometidos a pruebas físicas, económicas y de gestión muy severas. En la mayoría de los casos, el paciente regresará a una casa que no fue diseñada para una futura discapacidad, compuesta por escaleras, puertas por donde no pasa la silla de ruedas y muchas otras barreras arquitectónicas. En muchos casos los familiares del paciente están empleados y tienen su propio trabajo, mientras que el paciente a su regreso necesitará una presencia más constante y muchas veces en casa tendrá que proceder a la contratación de un cuidador para la asistencia diaria, un fisioterapeuta privado para que realice la rehabilitación y un logopeda en caso de que se enfrente a una afasia. Todas estas necesidades, que antes eran absorbidas por los establecimientos de salud, ahora se encuentran en el presupuesto de la empresa familiar. Para permitir que el paciente tenga la máxima comodidad posible y facilitar su autonomía, se solicitará al seguro competente un determinado número de instalaciones sanitarias como camas de hospital, elevadores, calzado ortopédico, sillas de ruedas, bastones, tirantes, medicamentos. Estos dispositivos son en su mayoría prestables, por lo que corren a cargo del Sistema Nacional de Salud, sin embargo es necesario plantear algunas dudas sobre los costos reales de estos dispositivos que, como se mencionó; tal vez asumidos por el Estado. Estoy seguro de la honestidad, buena fe y vigencia de los contratos que se hacen entre el Estado y los fabricantes de estos dispositivos, sin embargo cuando conoces el costo de los zapatos ortopédicos o las sillas de ruedas no eléctricas de cientos de dólares, es legítimo plantear algunas preocupaciones. Las leyes del mercado establecen que el cliente que compra a granel puede disfrutar de una ventaja económica y una reducción en el costo de los bienes y servicios, por lo que nos preguntamos por qué el Estado, que representa el mayor cliente, no disfruta tales ventajas, pero por el contrario, se encuentra comprando bienes y servicios a precios exorbitantes. En un contexto de reformas estructurales encaminadas a mejorar la eficiencia y reducir costos; sería deseable una revisión sistemática de todos los contratos existentes entre el sector privado y el estado sobre el tema de fondos mutuos pasados; el ciudadano, aunque no siempre pague directamente estos gastos, está llamado en todo caso a sufragarlos indirectamente.

Al final de los 3 meses transcurridos entre hospitales y clínicas, el paciente no puede dar por concluido su camino de recuperación y afortunadamente ni siquiera el Sistema Nacional de Salud lo considera así. Con diferencias sustanciales entre regiones, la Salud Pública continuará brindando asistencia en los próximos meses y años, garantizando ciclos de rehabilitación domiciliaria y ciclos periódicos de hospitalización en las instalaciones de rehabilitación afiliadas. Probablemente algunos lectores al leer estas líneas se sentirán indignados comparándolo con su situación personal, donde seguramente habrán tenido que luchar con una máquina burocrática en apuros, para recibir incluso un solo pañal para su ser querido y porque se han afrontado muchos gastos de su propio bolsillo. Eso es todo. El Sistema es un modelo, puesto en práctica por personas humanas y ordenado por muchos otros procesos regulados a su vez por otros modelos y muchas veces estos mecanismos se atascan y hacen que la gestión de la discapacidad sea aún más dolorosa de lo que ya es, alejando aún más al ciudadano de las instituciones. Desafortunadamente, debe reconocerse que el número de casos de accidente cerebrovascular cada año y, por lo tanto, también el número de sobrevivientes que necesitan asistencia es tan impresionante que puede poner de rodillas al país más rico y organizado del mundo para esto, serian necesarias algunas reformas para optimizar los recursos y afinar los resultados obtenidos. Ante todo esto, está claro que la batalla más importante debe jugarse en el campo de la prevención, para reducir los casos de ictus en su origen. La prevención no es mi campo y cedo la palabra a quienes tienen más calificaciones y habilidades en el tema. Siempre he lidiado con las consecuencias de quienes han sufrido accidentes cerebrovasculares y las propuestas de este libro van encaminadas a la recuperación, pero debe quedar absolutamente claro que la opción más justa y humana es ayudar al ciudadano a proteger, mantener y promover su estado de bienestar. ¿Qué pasaría si el paciente pudiera contar con una estancia hospitalaria más prolongada en la fase aguda de su patología? Esta es una hipótesis y, como tal, debería contrastarse con un estudio de economía de la salud, pero intentemos pensar por un momento a nivel teórico sobre esta posibilidad. El costo del manejo de un paciente que ha sufrido un ictus se define como directo, cuando el servicio de salud pública invierte dinero en contratar profesionales que lo tratarán, mantener en un estado de eficiencia. Los ambientes hospitalarios que lo recibirán, dotarse de los medios necesarios y de todos los consumibles que se utilizarán para su cuidado. Al costo directo de mantener en funcionamiento la máquina de bienestar, hay que sumar el costo indirecto que enfrentan las familias, que tendrán que revolucionar su organización diaria, enfrentar gastos auxiliares, solicitar redes de seguridad social como exenciones laborales y controles de asistencia y finalmente verán una reducción de la capacidad de producción de todos los miembros de la familia. También existe un costo social incalculable e intangible, que está vinculado a la pérdida del bienestar psicofísico de todos los miembros de la familia involucrados en el proceso de cuidado.

Si el paciente pudiera contar con un mayor período de hospitalización en los primeros 6 o incluso mejor 9 meses después del accidente, muchas de las necesidades demostradas por las familias en materia de protección; redes de seguridad social y asistencia privada se reducirían y en muchos casos se cancelarían. . El estudio deseado para contrastar esta hipótesis, debe poder calcular el gasto sanitario en relación con un intervalo de tiempo de varios años, ya que las necesidades del paciente que ha sobrevivido a un ictus no se limitan al primer año posterior al evento sino que también se extienden a los años siguientes. Un estudio a gran escala debería poder identificar si existe una relación entre la duración de la estancia y la calidad de la recuperación y entre esta última y las necesidades de salud posteriores. Si el paciente que se recupera más, cuesta menos y el paciente que recibe tratamiento durante más tiempo se recupera más, entonces, a la luz de estos datos, sería posible repensar las ventanas de hospitalización que se le ofrecen al paciente. El regreso al entorno familiar es sin duda un elemento clave para la recuperación del paciente, por lo que me gustaría aclarar que la extensión del período de hospitalización debe ser proporcional a las necesidades del paciente y si existieran las condiciones para un rápido regreso al hogar este sin duda habrá que facilitar.

LAS ESCALAS DE EVALUACIÓN

A pesar de otros aspectos relevantes, este estudio de viabilidad es más complejo por las siguientes dos razones: las escalas de medida utilizadas para cuantificar la mejoría del paciente y la definición del tipo de propuesta de rehabilitación ofrecida. En pocas palabras, deberíamos preguntarnos cómo medimos los resultados de los pacientes. ¿Qué se propone realmente al paciente para obtener su recuperación? Las escalas más utilizadas para evaluar los resultados de la recuperación son las funcionales, es decir, miden el grado de autonomía en el manejo de las actividades de la vida diaria; el más famoso y utilizado se llama Índice de Barthel. Sin embargo, detrás del uso de esta escala, hay un escalón metodológico, ya que el paciente, con el tiempo, la mayoría de las veces logra volverse inteligente al vestirse, caminar y cuidar su higiene, pero podría aprender a hacerlo incluso sin la menor recuperación del movimiento de su brazo y con una trayectoria patológica como se describe en los capítulos anteriores.

El paciente podría aprender a realizar estas acciones incluso con metodologías de enseñanza puramente motivacionales, pero sin afectar su recuperación real, arriesgándose a considerar todo como rehabilitación, incluso actividades repetitivas y estereotipadas dirigidas a superar las actividades de la propia prueba de medición. La autonomía representa solo uno de los índices de recuperación del paciente, por lo que es deseable que la medición de su independencia también examine con más detalle las mejoras de la calidad de funciones básicas como el lenguaje, la marcha y el agarre. Claramente, ni siquiera el análisis detallado de los parámetros relacionados con la autonomía, el agarre, la marcha y el lenguaje dará una imagen absolutamente realista del paciente, pero representaría un importante avance.

LA REHABILITACIÓN

Admitimos que el Ministerio de Salud pueda extender el período de hospitalización de 3 a 6 meses o incluso a 9, el tipo de rehabilitación que se brinda durante este período quedaría abierto. La posibilidad de la extensión del período de hospitalización representa una hipótesis basada en un modelo de razonabilidad que debe ser probada con un estudio científico de planificación de la salud y debe tenerse en cuenta la participación del cerebro en el proceso de recuperación post-ictus, el cual debe seguir el mismo proceso científico.

La medicina basada en la razonabilidad debe ir acompañada de la medicina basada en la evidencia y viceversa. Si bien en la literatura incluso las prácticas tradicionalmente implementadas en los establecimientos de atención pública gozan de publicaciones que verifican sus ventajas, estos resultados suelen medirse con el nivel de autonomía del paciente. Estas medidas suelen realizarse dentro de una ventana de tiempo de recuperación del paciente, que, como hemos visto, disfruta en gran medida de una recuperación espontánea, y se refieren a un tipo de evolución que favorece los aspectos más elementales del movimiento, precisamente los que facilitan autonomía, sin embargo se manifiesta en deterioro de la calidad del comportamiento motor. De hecho, tras la lesión cerebral, se le somete a prácticas de rehabilitación que apuntan a obtener una autonomía rápida; el paciente responderá utilizando las herramientas a su disposición, que desde el punto de vista neurofisiológico corresponden a los circuitos nerviosos más simples, capaces de permitir movimientos reflejos y estereotipados como los identificados en la espasticidad. El período de hospitalización actual es tan corto que obliga a los profesionales sanitarios a realizar elecciones terapéuticas rápidas que solo afectan a la autonomía del paciente. Tras el alta, una vez de vuelta a casa, el paciente dispondrá de cierta autonomía personal, pero durante los años restantes de su vida deberá afrontar los problemas que le ocasiona la aparición de la espasticidad: para ello siempre necesitará tratamientos en los meses y años venideros, tratamientos que, muchas veces estarán dirigidos precisamente a reducir la espasticidad que fue aprovechada por las prácticas rehabilitadoras anteriores por considerarse útil para obtener una rápida autonomía. Los ciclos de hospitalización o cuidados domiciliarios que se pondrán a disposición en los años posteriores al accidente, propondrán principalmente la movilización y el estiramiento para intentar aliviar la tensión muscular y desde un punto de vista farmacológico, el paciente será sometido a tratamientos con toxina botulínica para reducir temporalmente la tensión. Entonces, por un lado, el Sistema Nacional de Salud promueve la autonomía al facilitar la aparición de espasticidad y luego el mismo sistema de salud ofrecerá tratamientos para intentar contener ese mismo fenómeno. Cabe preguntarse, qué pasaría si en los primeros meses posteriores al ictus, el paciente pudiera disfrutar de un tratamiento que en lugar de apuntar a obtener la autonomía rápidamente a expensas de la calidad del movimiento, pudiera actuar sobre este último limitando la aparición de patología espástica en lugar de promoverla. También en este caso, la correlación entre espasticidad y gasto sanitario sería uno de los parámetros que se espera sea incluido en el estudio de planificación sanitaria ya sugerido.

FORMACIÓN DEL FISIOTERAPEUTA

Para ser claros, si un fisioterapeuta trabaja en un centro de rehabilitación, donde el 80% de los pacientes tienen que recuperarse de un ictus, su formación deberá estar más centrada en adquirir las habilidades necesarias para ofrecer el mejor tratamiento al paciente con ictus. Puede que no sea del todo razonable que un terapeuta de esta clínica, en su período de formación logre créditos para conseguir especializaciones, masters, participando en cursos para la recuperación del paciente deportivo o en el tratamiento de enfermedades ortopédicas que obviamente tienen poco que ver con las necesidades de un paciente hemipléjico.

PREVENCIÓN

Como ya se mencionó anteriormente, el área de prevención, cae dentro de las disciplinas para las que no soy competente, por lo tanto, este párrafo lo escribe el ciudadano y no el clínico. El ictus es una enfermedad cerebrovascular cuyas causas se encuadran en las condiciones que alteran el buen funcionamiento de nuestro sistema cardiovascular. Los hábitos alimenticios, el ejercicio, el estrés y la adicción al tabaco afectan la salud. El Ministerio de Sanidad y las asociaciones del sector desarrollan campañas para sensibilizar a la ciudadanía sobre los riesgos para la salud asociados a los hábitos de vida inadecuados. Dicen que soñar es gratis, por eso me lanzo a la ensoñación preguntándome si el estilo de vida de cada uno de nosotros no depende también del contexto social y laboral en el que estamos inmersos. En China, en estos años de extraordinario desarrollo económico, el concepto 9-9-6 está de moda, es decir, pasa de las 9 de la mañana a las 9 de la noche durante 6 días a la semana. En los últimos años, China ha presumido de un notable crecimiento de su producto interior bruto, pero al mismo tiempo obtiene otro récord que es el de la prevalencia de ictus en la población. El sueño que tengo es; ver el producto interno bruto no solo como el ingreso total de los ciudadanos, sino como el resultado del bienestar de la nación, entendido como la calidad del medio ambiente y de la vida de cada individuo.

Despertarse una hora antes para evitar el tráfico y dormir menos de lo que debería, luego subir al coche y seguir encontrando tráfico, mientras discute con los otros conductores por un atasco o una prioridad, y finalmente llegar al lugar de un trabajo del cual en muchas ocasiones no disfrutamos, simplemente lo hacemos como una obligación más que debemos cumplir. Llegar a fin de mes para pagar impuestos, pagos hipotecarios, seguros y la suscripción a Netflix. Finalmente, volver a casa cansados y sin ningún deseo de cultivar una pasión o interés que no sea encender un cigarrillo más merecido e intercambiar esas pocas palabras con la pareja con la que habíamos soñado una vida completamente diferente. Dar a conocer es absolutamente importante, pero también me pregunto si no es igualmente válido dirigir la atención a todo el modelo productivo de nuestro país. La empresa define los márgenes dentro de los cuales el individuo es aceptado y en los que el paciente que ha sufrido un ictus ya no regresa, quedando definitivamente marginado y recibiendo la clasificación de discapacitado. En este caso, el concepto de discapacidad se refiere a la incapacidad del individuo para participar en la máquina de producción, la misma que provocó su alienación, socavando su bienestar e identificando al ictus como el monstruo responsable.

Aquí termina el mensaje colocado en una botella y dejado a la deriva, con la esperanza de que algún día ayude a quienes lo recojan a ver el mundo del ictus como un todo: EnteraMente.

BIBLIOGRAFÍA

ALTMAN J. (1962), *Are New Neurons Formed in the Brains of Adult Mammals?*, Science.

ANOCHIN P. K. (1975) *Biologia e neurofisiologia del riflesso condizionato*, Bulzoni Editore, Roma.

ASRATIAN E. (1965), *Compensatory Adaptation, Reflex Activity & Brain*, Pergamon Press, Oxford.

BARTHOLOW R. (1874), *Experimental Investigations into the Functions of the Human Brain*, Amer. Journ. Med. Sci.

BARTHOLOW R. (1874), *Experiments on the functions of the Human Brain*, British Medical Journal.

BATESON G (1977), *Pasos hacia una ecología de la mente*, ed. Johlé-Lumen.

BATESON G (1984), *Espíritu y naturaleza*, Amorrortu.

BATESON G. (1996), *«Questo è un gioco» Perché non si può mai dire a qualcuno «gioca!»*, Raffaello Cortina Editore, Milano.

BERTHOZ A. (2015), *La vicarianza. Il nostro cervello creatori di mondi*, Codice Edizioni, Torino.

BISIACH E. LUZZATTI C. (1978), *Unilateral neglect of representational space*, Cortex.

BOWER J.M. (1997), *Control of sensory data acquisition*, International review of neurobiology.

COLLODI C. (2018), *Las aventuras de Pinocho*, Akal.

DE GIOVANNINI E. (1993), *Il trattamento riabilitativo nelle lesioni traumatiche dell'arto inferiore*, Monduzzi Editore, Bologna.

DECETY J. *Do imagined and executed actions share the same neural substrate?* (1996), Cognitive Brain Research.

DECETY J. *The neurophysiological basis of motor imagery.* (1996) Behavioural Brain Research.

DRONKERS N. et al. (2007), *Paul Broca's historic cases: high resolution MR imaging of the brains of Leborgne and Lelong,* Brain.

EDELMAN G. M., TONONI G. (2000) *El universo de la consciencia,* Critica.

ERIKSSON P. S. et al. (1998), *Neurogenesis in the adult human hippocampus,* Nature Medicine.

FEENEY D M., BARON J. C. (1986) *Diaschisis,* Stroke.

FRITSCH G., HITZIG E. (1870), *Electric excitability of the cerebrum,* Epilepsy & Behavior.

GARGANI A., IACONO A.M. (2005), Mondi Intermedi e complessità, Edizioni ETS, Pisa.

GOLDMAN S.A., NOTTEBOHM F. (1983), *Neuronal Production, Migration, and Differentiation in a Vocal Control Nucleus of the Adult Female Canary Brain,* Proc. Natl. Acad. Sci.

GOOD B. J. (1999) Narrare la malattia. Lo sguardo antropologico sul rapporto medico-paziente. Edizioni di Comunità, Torino.

GOULD E. et al. (1997), *Neurogenesis in the Dentate Gyrus of the Adult Tree Shrew Is Regulated by Psychosocial Stress and NMDA Receptor Activation,* The Journal of Neuroscience.

GOULD E. et al. (1999), *Learning enhances adult neurogenesis in the hippocampal formation,* Nature Neuroscience.

GOULD H. J. et al. (1986), *The relationship of corpus callosum connections to electrical stimulation maps of motor, supplementary motor, and the frontal eye fields in owl monkeys.* J Comp Neurol.

GRAZIANO M. S. A., TAYLOR C. S. R. (2002), *Complex Movements Evoked by Microstimulation of Precentral Cortex,* Neuron.

IACONO A.M. (2010), *L'illusione e il sostituto. Riprodurre, imitare, rappresentare,* Bruno Mondadori, Milano.

IACONO A.M. (2016), *Storie di mondi intermedi,* Edizioni ETS, Pisa.

JENKINS W.M., MERZENICH M.M. (1987), *Reorganization of neocortical representations after brain injury: a neurophysiological model of the bases of recovery from stroke,* Progress in Brain Research.

JENKINS W.M., et al. (1990), *Functional Reorganization of Primary Somatosensory Cortex in Adult Owl Monkeys After Behaviorally Controlled Tactile Stimulation,* Journal of neurophysiology.

KEMPERMANN G. et al (1997), *More hippocampal neurons in adult mice living in an enriched environment,* Nature.

KIM S.G. et al. (1994), *Activation of a Cerebellar Output Nucleus During Cognitive Processing,* Science.

KOSSLYN S.M. (1994), *In search of occipital activation during visual mental imagery,* Trends Neurosci.

LAKOFF G., JOHNSON M. (2004), *Metafora e vita quotidiana,* Bompiani, Milano.

LAWLEY J., TOMPKINS P. (2003) *Mente e metafore,* Gruppo editoriale Infomedia, Pisa.

LIGAZZOLO M.A., PERFETTI C.C. (2002), Biblioteca A.R. Lurija, Forte dei Marmi.

LURIJA A. R. (2019) L*as funciones corticales del hombre,* Fontamara.

LURIJA A. R. (1987) *Autobiografia. Il farsi della mente,* Armando Editore, Roma.

MAGUIRE E. A. et al. (2000), Navigation-related structural change in the hippocampi of taxi drivers, PNAS.

MALACARNE M. V. (1791), *Neuroencefalotomia,* Pavia.

MERZENICH M. et al. (1983), *Topographic reorganization of somatosensory cortical areas 3b and 1 in adult monkeys following restricted deafferentation,* Neuroscience.

MERZENICH M.M. et al. (1984) *Somatosensory Cortical Map Changes Following Digit Amputation in Adult Monkeys,* Journal of comparative neurology.

MORRIS R. G. M. (1982), *Place navigation impaired in rats with hippocampal lesions,* Nature.

NUDO R. J. et al. (1996), *Use-Dependent Alterations of Movement Representations in Primary Motor Cortex of Adult Squirrel Monkeys,* The Journal of Neuroscience,

PASCUAL-LEONE A. et al (1995), *Modulation of Muscle Responses Evoked by Transcranial Magnetic Stimulation During the Acquisition of New Fine Motor Skills,* Journal of Neurophysiology.

PASCUAL-LEONE A., TORRES F. (1993), *Plasticity of the sensorimotor cortex representation of the reading finger in Braille readers,* Brain.

PAVLOV I. (1927), *Conditioned Reflexes. An investigation of the physiological activity of the cerebral cortex,* Oxford University Press: Humphrey Milford, Oxford.

PEARCE A.J. et al. (2000), *Functional reorganisation of the corticomotor projection to the hand in skilled racquet players,* Exp. Brain Res.

PENFIELD W., BOLDREY E. (1937), *Somatic motor and sensory representation in the cerebral cortex of man as studied by electrical stimulation,* Brain.

PERFETTI C.C. (1979), *Rieducazione Motoria dell'Emiplegico,* Libraio Ghedini Ed., Milano.

PERFETTI C.C. (1986), *Condotte terapeutiche per la rieducazione motoria dell'emiplegico*, Libraio Ghedini Ed., Milano.

PERFETTI C.C. (1992), *Esercizi per una memoria riabilitativa*, Idelson Liviana, Napoli.

PERFETTI C.C., GHEDINA R., HERNÁNDEZ D.J. (1999), *El ejercicio terapeutico cognoscitivo para la reeducacion motora del hemipléjico adulto*, Edikamed.

PLAUTZ E.J. et al (2000), *Effects of Repetitive Motor Training on Movement Representations in Adult Squirrel Monkeys: Role of Use versus Learning*, Neurobiology of Learning and Memory.

RAMACHANDRAN V. S. et al. (1992), *Perceptual correlates of massive cortical reorganization*, Neuroreport.

RAMACHANDRAN V. S. et al. (1995), *Anosognosia in Parietal Lobe Syndrome*, Consciousness and cognition.

RAMON Y CAJAL S. (1914), *Estudios sobre la degeneración y regeneración del sistema nervioso, Vol 2*, Hijos de Nicolás Moza, Madrid.

RECANZONE G.H. et al. (1992), *Topographic Reorganization of the Hand Representation in Cortical Area 3b of Owl Monkeys Trained in a Frequency-Discrimination Task,* Journal of neurophysiology.

REGGIANI P., PERFETTI C.C. (1999), *L'immagine motoria come strumento dell'esercizio terapeutico*, Biblioteca A.R. Lurija, Forte dei Marmi.

ROSENZWEIG M. R. et al, (1962), *Effects of environmental complexity and training on brain chemistry and anatomy*, Journal of Comparative and Physiological Psychology.

SAMSA G. (2018), *Arcipelago Ictus. Viaggio straordinario per ritrovare la vita,* Youcanprint, Treviso.

STRICK P. L., PRESTON J. B. (1982), *Two Representations of the Hand in Area 4 of a Primate. I. Motor Output Organization,* J Neurophysiol.

STRICK P. L., PRESTON J. B. (1982), *Two Representations of the Hand in Area 4 of a Primate. II. Motor Output Organization,* J Neurophysiol.

VYGOTSKIJ L. S. (2004), *Pensiero e linguaggio*, Editori Laterza, Bari.